U0259503

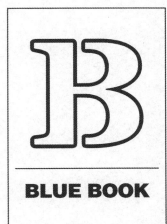

BLUE BOOK

智 库 成 果 出 版 与 传 播 平 台

健康中国蓝皮书

BLUE BOOK OF HEALTHY CHINA

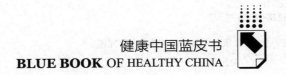

健康中国建设研究报告（2023）

ANNUAL REPORT ON HEALTHY CHINA CONSTRUCTION (2023)

主　编／刘远立

社会科学文献出版社

SOCIAL SCIENCES ACADEMIC PRESS (CHINA)

图书在版编目（CIP）数据

健康中国建设研究报告 . 2023 / 刘远立主编 . --北
京：社会科学文献出版社，2023.12
（健康中国蓝皮书）
ISBN 978-7-5228-2823-7

Ⅰ. ①健… Ⅱ. ①刘… Ⅲ. ①医疗保健事业-研究报
告-中国-2023 Ⅳ. ①R199.2

中国国家版本馆 CIP 数据核字（2023）第 219439 号

健康中国蓝皮书

健康中国建设研究报告（2023）

主　　编／刘远立

出　版　人／冀祥德
责任编辑／高　雁
责任印制／王京美

出　　　版／社会科学文献出版社·经济与管理分社（010）59367226
　　　　　　地址：北京市北三环中路甲 29 号院华龙大厦　邮编：100029
　　　　　　网址：www.ssap.com.cn
发　　　行／社会科学文献出版社（010）59367028
印　　　装／天津千鹤文化传播有限公司

规　　　格／开　本：787mm×1092mm　1/16
　　　　　　印　张：26.5　字　数：401 千字
版　　　次／2023 年 12 月第 1 版　2023 年 12 月第 1 次印刷
书　　　号／ISBN 978-7-5228-2823-7
定　　　价／158.00 元

读者服务电话：4008918866

"健康中国蓝皮书"编委会

主　　编　　刘远立

主编助理　　裴晨阳

编委会成员　（按姓氏笔画排序）

马　晶	王　芳	王　晖	王笑频	尤莉莉
邓惠鸿	卢祖洵	朱铭来	刘　丹	刘张林
刘庭芳	刘寰忠	关天嘉	孙　静	李长宁
李　青	李英华	杨俊涛	吴　静	沈群红
陈英耀	孟庆跃	赵国祥	胡琳琳	胡颖廉
侯胜田	姚冠华	顾雪非	徐　勇	郭建军
郭默宁	常　春	董雨星	蒋　锋	詹积富
熊先军				

本书作者　　（按文序排列）

刘远立	刘庭芳	姚冠华	蔡嫒青	胡颖廉
邓惠鸿	林立丰	严维娜	罗焕金	张　媚
马　晶	裴晨阳	裘　洁	蒋　锋	胡琳琳
贾溜溜	李屹玲	顾雪非	赵东辉	郭默宁
陈　吟	支梦佳	朱铭来	申宇鹏	胡裕涵
俞清源	詹积富	李　青	关天嘉	廖子锐

主要编撰者简介

刘远立　国务院参事，现任北京协和医学院卫生健康管理政策学院卫生政策与管理学长聘教授，博士生导师。2020～2023 年担任北京协和医学院卫生健康管理政策学院执行院长，2013～2020 年担任北京协和医学院公共卫生学院院长，1993～2013 年执教于哈佛大学，卫生健康体系学的创始人之一。曾任哈佛大学公共卫生学院中国中心（China Initiative）创始主任，2011 年创立中美健康峰会，曾任联合国"千年发展目标"顾问委员会委员，世界卫生组织、世界银行等国际组织以及世界 500 强企业的战略顾问。兼任第二、三届国务院深化医药卫生体制改革领导小组专家咨询委员会委员、中央统战部党外知识分子建言献策专家组成员、国家卫健委健康促进指导委员会副主任委员、国家基本公共卫生服务项目专家组成员、欧美同学会留美医学专业委员会主任委员、现代医院管理能力建设专家委员会医改分委会主任委员。1993 年以来，深入参与中国卫生健康领域一系列重大政策研究与战略咨询，包括《"健康中国 2030"规划纲要》《中华人民共和国基本医疗卫生与健康促进法》的相关研究。出版学术专著 7 部，在国内外期刊上发表文章 400 余篇。2022 年度入选爱思唯尔中国高被引学者榜单，2022、2023 年度连续入选全球前 2%顶尖科学家"职业生涯影响力"榜单及全球前 2%顶尖科学家"年度影响力"榜单。

序

党的二十大报告提出到 2035 年基本实现中国式现代化，主要标志是"6个建成"，即建成教育强国、科技强国、人才强国、文化强国、体育强国、健康中国。可见，健康中国建设是中国式现代化的重要组成部分。到目前为止，相关政策和实施过程的迭代大致可以分为三个阶段。

第一个阶段是提出核心目标。2016 年 10 月颁布的《"健康中国 2030"规划纲要》（以下简称"《纲要》"）提出了一系列到 2030 年要达到的、可测量的人群健康指标，例如，婴儿死亡率到 2030 年下降到 5.0‰及以下，人均预期寿命达到 79.0 岁，人均健康预期寿命显著提高。总体目标是到 2030 年我国人群健康指标达到高收入国家水平。与此同时，《纲要》还紧紧围绕健康的主要决定因素而组织多部门协同发力，具体体现在五项重点任务的内涵和外延上：（1）普及健康生活，包括加强健康教育，塑造自主自律的健康行为，提高全民身体素质；（2）优化健康服务，包括强化覆盖全民的公共卫生服务，提供优质高效的医疗服务，充分发挥中医药独特优势，加强重点人群健康服务；（3）完善健康保障，包括健全医疗保障体系，完善药品供应保障体系；（4）建设健康环境，包括深入开展爱国卫生运动，加强影响健康的环境问题治理，保障食品药品安全，完善公共安全体系；（5）发展健康产业，包括优化多元办医格局，发展健康服务新业态，积极发展健身休闲运动产业，促进医药产业发展。

第二个阶段是制定重点行动。2019 年 7 月，国务院印发《国务院关于实施健康中国行动的意见》，成立健康中国行动推进委员会，出台《健康中国行动组织实施和考核方案》。《健康中国行动（2019—2030年）》是落实健康中国战略的重要举措，旨在关口前移，采取有效干预措施，努力使群众不生病、少生病，提高生活质量，延长健康寿命。"重大行动"一共有15项，分别针对重点因素（知识、膳食、健身、控烟、心理、环境）、重点人群（妇幼、中小学生、职业人群、老年人群）、重点疾病（心脑血管疾病、癌症、慢性呼吸系统疾病、糖尿病、传染病和地方病）。第三个阶段是聚焦系统工程。2021年3月，《中华人民共和国国民经济和社会发展第十四个五年规划和2035年远景目标纲要》发布，提出到2035年要建成健康中国。"十四五"规划中，"第四十四章 全面推进健康中国建设"共有6个章节，重点是医疗、医保、主动健康（包括构建强大公共卫生体系、建设体育强国、深入开展爱国卫生运动）这三大体系建设。

应当指出，党和政府历来高度重视人民健康，十八大之后更是把健康放在了"优先发展"的战略位置。自党的十八届五中全会首次正式提出"健康中国"理念以来，我国各级党和政府组织、社会各界对卫生健康的重视程度、投入力度、改革强度不断提高，特别是经历了三年多抗疫实践，我国举国体制的比较优势得到彰显，健康中国建设取得阶段性重要成果。与此同时，我们也应当清醒地认识到，作为一个复杂的系统工程，健康中国建设还面临宏观经济增长乏力、发展不平衡、不充分的矛盾依然突出等挑战。2023年是"十四五"的中期，我们在这个时候组织出版这本"健康中国蓝皮书"，是本着"知识报国"的理念，通过从理论和实践两个角度，梳理总结过去健康中国建设工程中的成功经验，分析主要问题存在的原因，探索科学可行的解决之道，从而助力各级各类决策者和实践者更好地完成"十四五"期间"全面推进健康中国建设"的各项任务。

本书有两个特点，一是在强调系统性的基础上，以重点问题为导向。与以往各种蓝皮书所不同的是，我们用卫生健康体系学的理论框架，来统筹全书的内容，既抓住了"十四五"规划所强调的医疗、医保、主动健康三大体系建设，又注意研究这三大体系之间如何有效地协同发展和治理。

二是理论紧密结合实际。24篇研究报告的作者既有各个相关领域的专家学者，也有来自健康中国建设第一线的领导者。例如，健康城市建设是健康中国建设的重要组成部分，为了进一步发挥示范作用，我们特邀江苏省扬州市卫健委主任赵国祥介绍江苏扬州的实践经验；聚焦我国公共卫生体系建设的关键点和薄弱环节，广东省 CDC 主任邓惠鸿的报告介绍了广东省如何为贯彻落实习近平总书记"要把增强早期监测预警能力作为健全公共卫生体系当务之急"的指示精神，在全国率先启动了智慧化多点触发疾病防控预警系统的建设；鉴于公立医院薪酬制度改革的重要性，我们特邀著名的深化医改先进模范人物詹积富主任，详细介绍了福建省三明市在深化医药卫生体制改革过程中，开展公立医院薪酬制度改革的做法和成效；而对于如何通过技术创新和制度创新的有机结合来强基层的问题，福建省厦门市卫健委主任姚冠华介绍的厦门实践给我们带来重要的借鉴和启发。

在时间紧、任务重的情况下，本书得以顺利出版，首先要感谢全体作者，没有你们的敬业、奉献精神，就没有这本书的诞生；其次，我要衷心感谢所有审阅者，你们在百忙之中拨冗对每一篇研究报告的初稿进行了认真审核，并且提出具体的修改完善意见，对保证本书的质量做出了不可或缺的贡献；当然，作为本书的主编，大量编辑工作我要靠以裴晨阳为团队长的编辑助理团队，团队成员包括：张馨怡、李明坤、杜昕昱、俞清源、胡裕涵、郭然、郭楚祎，我无法想象还能找到比你们更干练的助手；最后，我要特别感谢社会科学文献出版社的高雁老师，跟高素养、高要求的你们的第二次"蓝皮书"合作，也是我的又一次很好的学习和成长机会。希望读者在读完全部或部分研究报告后能够有所收获、有所启发，同时也恳请你们在阅读的过程中如果发现任何错误或问题，及时给我们提出批评意见和建议。我们真诚地希望以文会友，结识一批志同道合者，共同为健康中国建设持续添砖加瓦。

刘远立

2023 年 10 月 6 日于河北省滦平县的一个山村

摘　要

健康中国建设是新时代重要的国家战略，2016 年 10 月《"健康中国 2030"规划纲要》的颁布为推进健康中国建设提供了宏伟蓝图和行动纲领。2022 年 10 月，习近平总书记在党的二十大报告中强调，要"推进健康中国建设"，"把保障人民健康放在优先发展的战略位置，完善人民健康促进政策"，报告同时指出"高质量发展是全面建设社会主义现代化国家的首要任务"。2023 年是全面贯彻落实党的二十大精神的开局之年，也是实施"十四五"规划承前启后的关键一年，在此背景下，课题组邀请相关专家和学者撰写了"健康中国蓝皮书"2023 年度报告《健康中国建设研究报告（2023）》，本报告是中国医学科学院医学与健康科技创新工程重大协同创新项目"基于卫生健康体系学的健康中国建设战略研究"（2021-I2M-1-046）的阶段性成果。

本报告以"卫生健康体系高质量发展"为重点，从卫生健康体系学的视角梳理健康中国战略的实施情况，分为总报告、健康服务篇、支撑保障篇、主动健康篇和健康产业篇共五个部分。

总报告从卫生健康体系学的视角，阐述了如何抓好医疗、医保、主动健康三大体系的功能完善以及相互之间的协同发展和治理，从而深刻理解、有效地推进健康中国建设；健康服务篇梳理总结了我国公立医院高质量发展、公共卫生体系治理变革、厦门基层医疗卫生服务体系建设实践、广东省传染病的多点触发智慧化预警系统建设实践以及三大专科（妇幼健康、精神卫生、老年健康）服务体系的高质量发展之路，分析新时期面临的挑战，并

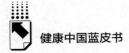

对未来发展提出展望；支撑保障篇从中国医疗保障体系的发展、医保支付制度的改革与实践、我国长期护理保险和商业健康保险的发展现状等角度探讨了我国多层次医疗保障体系的高质量发展道路，同时介绍福建省三明市开展公立医院薪酬制度改革的策略，以及我国医药科技支撑体系建设遇到的挑战和机遇，探讨健康中国建设过程中的人力和科技支撑策略；主动健康篇归纳总结了我国健康环境、乡村振兴与健康县域的建设现状，介绍江苏扬州的健康城市实践经验，分析我国居民健康素养变化趋势，梳理我国体医融合发展现状，并提出未来展望；健康产业篇首先从政策角度阐述我国推进健康产业高质量发展的重要性以及可选方案，其次梳理了我国医药产业，尤其是中医药产业的发展现状、挑战和机遇，最后聚焦我国医药产业创新生态的建立健全。

本报告立足于对"十三五"的总结，从卫生健康体系学的视角梳理健康中国建设的进展，并提出健康中国建设的核心和关键是抓好医疗、医保、主动健康三大体系的功能完善以及相互之间的协同发展和治理，为全面推动健康中国建设在"十四五"乃至更长时期内更高质量发展提供决策依据和参考。

关键词： 健康中国建设　高质量发展　卫生健康体系

目 录 ↰

I 总报告

II 健康服务篇

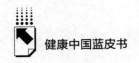
Ⅲ 支撑保障篇

Ⅳ 主动健康篇

Ⅴ 健康产业篇

皮书数据库阅读**使用指南**

总 报 告
General Report

B.1

卫生健康体系学视角下的健康
中国建设研究报告（2023）

——深刻理解、有效开展健康中国建设

刘远立*

摘　要： 健康概念内涵和外延的复杂性，使得健康中国建设必然成为一
个复杂的系统工程。本报告首先梳理健康的定义以及主要影响
因素；其次回顾健康中国战略产生的背景和 2016~2023 年战
略实施的情况；最后，为了更好地理解和推进健康中国建设，
本报告在介绍卫生健康体系学的主要理论和方法的基础上总结
了"十四五"规划提出的"全面推进健康中国建设"的主要
内容。在上述研究的支撑下，本报告认为，从卫生健康体系学
的视角来看，健康中国建设的核心和关键是抓好医疗、医保、
主动健康三大体系的功能完善以及相互之间的协同发展和

---

* 刘远立，国务院参事，北京协和医学院卫生健康管理政策学院卫生政策与管理学长聘教授，
博士生导师，研究方向为卫生政策与管理等。

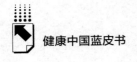

治理。

关键词： 健康中国建设　卫生健康体系学　主动健康

健康中国建设是新时代重要的国家战略，从 2016 年颁布《"健康中国 2030"规划纲要》到 2019 年出台《健康中国行动（2019—2030）》、再到 2021 年发布《中华人民共和国国民经济和社会发展第十四个五年规划和 2035 年远景目标纲要》（以下简称"十四五"规划），相关政策的推出和实施过程的推进经历了提出核心目标、制定重点行动、聚焦系统工程三个阶段。本报告首先介绍健康中国战略涉及的相关概念，回顾健康中国战略提出的重要背景，其次应用卫生健康体系学相关理论和方法分析健康中国建设的相关要素，梳理总结"十四五"规划中全面推进健康中国建设的相关内容和任务。

一　健康中国战略的提出与实施

（一）健康的内涵与外延

1. 健康的定义和意义

世界卫生组织将健康定义为："健康不仅仅是不生病，而是人的生理、心理和社会的一种完好状态。"相对于生理层面的健康，人们对心理层面、社会层面和精神层面的健康普遍理解不深、重视不够。随着心理学（特别是积极心理学）的发展，人们认识到：心理层面的健康主要表现为发育正常的智力、对环境变化的适应以及稳定而快乐的情绪。至于社会层面的健康，可以从个体和群体这两个不同的角度来分析：考量个体社会层面的健康，主要可以看他对社会规范的遵守以及与他人相处的和谐程度；而考量一个社会群体的健康，则可以考量社会给每个社会成员提供了多大程度的公平保护和全面发展的机会，还可以测量这个社会的"社会资本"，主要是指是否有社会成员可以共同遵守的社会规范、社会成员之间信息交流与合作渠道是否畅通以及社会成员是否诚信。

精神病学是临床医学的重要组成部分，但人们对精神健康的内涵和外延的认识还存在很大的局限性。三个学说可以给我们提供参考和启发。一是马斯洛的"需求层次"理论。马斯洛的需求层次理论（Maslow's Hierarchy of Needs）涉及心理学中的激励理论，包括人类需求的五级模型，通常被描绘成金字塔式的等级结构，从层次结构的底部向上，需求被分成五个层次，分别是生理（食物和衣服）、安全（工作保障）、社交（友谊）、尊重和自我实现。马斯洛认为，人类的这五种需求是最基本的、与生俱来的，构成不同的等级或水平，并成为激励和指引个体行为的力量。高级需求出现之前，必须先满足低级需求，因为低级需求直接关系个体的生存，所以也叫缺失需求（Deficit or Deficiency Need）。高级需求虽然不是维持个体生存所绝对必需的，但是满足这种需求可以使人健康、长寿、精力旺盛，所以称为生长需求（Growth Need）。因此，有些人出现精神健康问题，很有可能是由于某个层面的需求没有得到满足。二是弗洛伊德的潜意识理论。弗洛伊德是 20 世纪最具有影响力的心理学家之一，被誉为"心理分析之父"。他在 19 世纪末 20 世纪初开创了心理分析学派，提出了许多重要的理论和概念，如无意识、儿童性欲、潜意识、心理防御机制等。弗洛伊德主要关注人的内心世界，认为人的行为与情感是由无意识的冲动和经验所驱动的，而人的内心冲突和压抑会导致各种心理问题。因此，他的心理治疗方法主要是进行心理分析，通过探讨和挖掘患者的无意识，帮助患者了解自我，从而缓解内心的冲突和痛苦。三是维克多·弗兰克尔（Viktor Frankl）的生命意义理论。弗兰克尔认为，人的主要动机是理解生存的目的与意义，揭示生存的秘密。他把这种动机称作"探求意义的意愿"。人的本性在于探求意义。由于"探求意义的意愿"是人的主要动机，因此，倘若在现实生活中这一内在的欲求受到阻碍，就会引起心理障碍。启发患者探索生活的意义，是其发明的"意义疗法"（logotherapy）的核心。

习近平总书记 2021 年 3 月 23 日在福建省三明市视察时指出："健康是

幸福生活最重要的指标，健康是1，其他是后面的0，没有1，再多的0也没有意义。"因此，可以用三句话高度概括健康的重要意义：健康是人民幸福之根，健康是国家强盛之基，健康是经济发展之源。前两句比较好理解，但人民健康与经济发展之间的关系如何？人类社会在经济和科技尚未发展起来的相当长一段时间里，人的生命健康基本上是被动地"听天由命"。随着经济和科技的发展，在一定程度上控制疾病、改善健康状况成为可能，在相当长一段时间内，人们又认为改善健康的前提条件是经济发展，因为只有一个国家的收入增加了，才有可能投入更多的资源来改善人群的健康状况。自世界卫生组织2001年发布《宏观经济与健康》之后，健康是促进经济发展的一项重要"投入"（而不仅是消费）这一观念逐渐得到认同。以疫情为例，如果一个社会长期遭受疫情的影响，则不仅会缺乏健康的劳动力持续创造社会财富，而且也无法吸引外来投资，从而无法实现经济增长，摆脱贫困；相反，在国民健康领域增加投入，不仅有助于涵养人力资源，而且因减少疾病而节约的医疗支出也是重要的"回报"。更重要的是，作为国民经济的重要组成部门，健康产业的发展可以完善产业链、提供就业岗位、创造社会财富，从而有助于建设和谐社会。

2. 影响人民健康的主要因素

既然健康如此重要，那么如何有效而持续地提高人民的健康水平呢？这就要求我们探索健康的决定因素。如图1所示，根据McGinnis的研究估算，大约40%的死亡是由行为模式（Behavioral Patterns）造成的，30%归因于遗传因素（Genetic Predispositions），15%归因于社会环境（Social Circumstances），5%归因于环境暴露（Environmental Exposures），其余10%归因于医疗保健不足（Shortfalls in Medical Care）。

显而易见，针对健康决定因素进行公共卫生干预是一项跨部门的系统工程，健康中国战略也正是这样一项系统工程。

（二）健康中国战略产生的背景

党和政府历来高度重视人民健康，特别是党的十八大以来，健康被放在

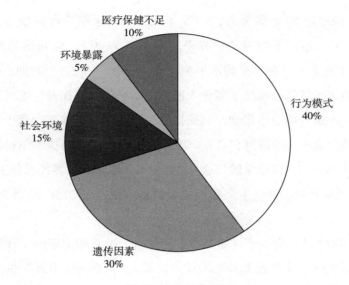

图 1　健康决定因素

资料来源：McGinnis。

了优先发展的位置。党的十八届五中全会首次提出"健康中国"的国家战略，从 2016 年 10 月颁布《"健康中国 2030"规划纲要》到 2021 年《中华人民共和国国民经济和社会发展第十四个五年规划和 2035 年远景目标纲要》提出到 2035 年建成健康中国，健康中国战略完成了从规划到行动、从重大项目到系统工程的转变。《"健康中国 2030"规划纲要》序言指出："推进健康中国建设，是全面建成小康社会、基本实现社会主义现代化的重要基础，是全面提升中华民族健康素质、实现人民健康与经济社会协调发展的国家战略，是积极参与全球健康治理、履行 2030 年可持续发展议程国际承诺的重大举措。"也就是说，健康国情的变化和全球健康状况发展的进程是健康中国战略产生的两大重要因素。

1. 中国的健康国情变化

（1）社会主义革命和建设时期（1949 年 10 月至 1978 年 12 月）

新中国成立之前的 1947 年，全国仅有 1437 所县医院，平均每家医院只有十几张病床，传染病大肆流行，寄生虫病分布广泛，全国人口预期寿命只

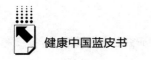
有 35 岁。经过近 30 年的努力，1978 年我国人口预期寿命男性为 66.9 岁，女性为 69 岁，超过了当时的世界平均水平（57 岁），而我国当时的人均 GDP 只有 156 美元（世界平均水平为 2004 美元）。① 在这个时期，中国何以在经济发展水平较低的情况下实现人群健康水平的大幅提升？ 主要有两个方面的原因：一是爱国卫生运动，二是初级卫生保健。1978 年，受中国初级卫生保健事业伟大实践的鼓舞和启发，世界卫生组织在《阿拉木图宣言》中提出了"人人享有基本医疗保健"这一人类的共同愿望和世界各国奋斗的目标。

（2）改革开放和社会主义现代化建设新时期（1978 年 12 月至 2012 年 11 月）

1978 年 12 月，党的十一届三中全会做出了把党和国家的工作重心转移到经济建设上来、实行改革开放的伟大决策。"发展是硬道理"的理念体现在医疗卫生相关政策上，最大的改变就是允许并鼓励医疗卫生机构靠"创收"来发展事业，提升医务工作者的薪酬待遇。市场经济的激励手段给广大医疗卫生机构和医务工作者带来了"多劳多得"、以创收促发展的动力和活力，推动了医疗卫生事业的快速发展，迅速改变了"缺医少药"的局面。衡量医疗卫生总体量的指标——卫生总费用从 1978 年的 110 亿元提高到 1998 年的 3678 亿元，20 年间增加 32 倍之多。② 然而，居民看病就医的成本也明显增加，大部分城乡居民自费就医，低收入群体和大病患者面临"因病致贫"这一新的重大挑战。因此，从 20 世纪 90 年代末启动医疗保障制度改革到 2009 年实施新医改，卫生领域的发展和改革聚焦于缓解"看病贵、看病难"的就医问题。

然而，随着工业化、城镇化、人口老龄化的发展及生态环境、生活行为方式的变化，卫生事业面临着肝炎、结核病、艾滋病等重大传染病和新发传染病以及各种慢性非传染性疾病（以下简称"慢性病"）加剧的双重挑战，心脑血管疾病、癌症、慢性呼吸系统疾病、糖尿病等慢性病导致的负担占总

---

① 刘远立：《实现人人享有基本医疗保健的中国道路》，《行政管理改革》2021 年第 4 期。
② 刘远立：《实现人人享有基本医疗保健的中国道路》，《行政管理改革》2021 年第 4 期。

疾病负担的 70%以上，成为制约国民预期寿命提高的重要因素。同时，重大安全生产事故和交通事故也时有发生。

（3）中国特色社会主义建设新时期（2012 年 11 月至今）

2012 年 11 月，以习近平同志为核心的党中央提出了"两个一百年"奋斗目标：第一个一百年，是到中国共产党成立 100 年（2021 年）时全面建成小康社会；第二个一百年，是到新中国成立 100 年（2049 年）时建成富强、民主、文明、和谐、美丽的社会主义现代化强国。由于人民健康与"两个一百年"奋斗目标紧密相关，所以党的十八大以来，党中央始终把健康放在优先发展的战略位置，出台了一系列政策。

2014 年，习近平总书记在江苏调研时就提出了"没有全民健康，就没有全面小康"的著名论断；2016 年 8 月，全国卫生与健康大会召开，习近平总书记提出了"以基层为重点，以改革创新为动力，预防为主，中西医并重，将健康融入所有政策，人民共建共享"的新时期卫生与健康工作方针，并且要以普及健康生活、优化健康服务、完善健康保障、建设健康环境、发展健康产业为重点，加快推进健康中国建设，努力全方位、全周期保障人民健康，为实现"两个一百年"奋斗目标、实现中华民族伟大复兴的中国梦打下坚实的健康基础。

2. 全球健康促进运动

中国的卫生健康发展实践既为解决全球健康发展过程中的主要问题提供了中国方案和中国智慧，也受到全球发展形势变化的影响。1986 年 11 月，世界卫生组织在加拿大渥太华市举办了第一届全球健康促进大会，通过了《渥太华宪章》，提出健康促进的五大策略。

（1）制定健康的公共政策

健康促进超越了保健范畴，把健康问题提到各个部门、各级领导的议事日程上，可以使他们了解其决策对健康的影响并承担健康责任。健康促进政策由多样而互补的各方面综合而成，包括政策、法规、财政、税收和组织改变等。

（2）创造支持性环境

人类与其生存的环境是密不可分的，这是针对健康采取社会—生态学方

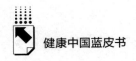

法的前提。健康促进在于创造一种安全、舒适、满意、令人愉悦的生活和工作条件。任何健康促进策略的提出都必须以保护自然、创造良好的环境以及保护自然资源为前提。

（3）强化社区性行动

健康促进工作是通过具体和有效的社区行动，包括确定需优先解决的健康问题，做出决策，设计策略及有效执行，从而实现促进健康的目标。这一过程的核心是赋予社区以当家做主、积极参与和主导自己行为的权利。

（4）发展个人技能

健康促进通过提供信息、进行健康教育和提高人们的生活技能支持个人和社会的发展，这样做的目的是使人们能更有效地维护自身的健康和生存环境，并做出有利于健康的选择。

（5）调整卫生服务方向

卫生部门不仅要提供临床与医疗服务，而且必须把握健康促进的方向。把握卫生服务方向要求更加重视卫生研究、专业教育与培训，并立足于把一个完整的人的总需求作为服务对象。

世界卫生组织每隔三年与一个承办国合作举办一届全球健康促进大会。2016年11月，第九届全球健康促进大会在上海市举办，通过了《上海宣言》。与历届全球健康促进大会通过的宣言相比较，《上海宣言》更加强调将健康促进工作与经济社会发展工作有机结合，使健康城市建设、健康治理体系和能力现代化理念深入人心，并充分利用现代信息通信技术加快健康传播，从而实现对全人群的有效覆盖。

卫生健康发展作为经济社会发展的重要组成部分，与经济社会紧密联系、相辅相成。特别值得一提的是，联合国自成立以来首次于2000年提出所有成员共同努力、实现未来15年若干可测量的发展目标。2000年"联合国千年发展目标"（2000~2015年）共涉及8项内容，其中3项与卫生健康直接相关。2015年9月，习近平主席出席联合国特别峰会，此次峰会提出了联合国成员第二个十五年发展规划共同纲领，即《2030年联合国可持续发展议程》，该议程共有17项可持续发展目标，其中第三项发展目标是

"保障健康生活，促进全人群的福祉"。2015年10月召开的党的十八届五中全会讨论通过了《中共中央关于制定国民经济和社会发展第十三个五年规划的建议》，首次正式提出"推进健康中国建设"。参与"健康中国2020"规划（五年规划）相关研究和起草工作的相关人员，接到了新的任务：迅速开始研究制定"健康中国2030"规划纲要，这是我国首个卫生健康领域的15年规划。

（三）健康中国战略与健康中国建设

健康中国战略是规划蓝图，而健康中国建设则涉及战略实施的全过程。截至2023年，相关政策和实施过程的迭代大致可以分为三个阶段。第一个阶段是提出核心目标，这是2016年10月颁布《"健康中国2030"规划纲要》的主要目的。第二个阶段是制定重点行动，体现在2019年7月国务院印发的《国务院关于实施健康中国行动的意见》中，成立健康中国推进委员会，出台《健康中国行动组织实施和考核方案》。第三个阶段是聚焦系统工程。2021年3月，《中华人民共和国国民经济和社会发展第十四个五年规划和2035年远景目标纲要》发布，提出到2035年要建成健康中国，"十四五"期间要全面推进健康中国建设，重点是医疗、医保、主动健康三大体系建设。下文简要阐述这三个标志性文件的主要内容。

1.《"健康中国2030"规划纲要》

《"健康中国2030"规划纲要》（以下简称《规划纲要》）有三大特点，概述如下。

一是目标导向。《规划纲要》提出一系列到2030年要达到的、可测量的人群健康指标，如婴儿死亡率到2030年下降到5.0‰及以下、人均预期寿命达到79.0岁、人均健康预期寿命显著提高。总体目标是到2030年我国人群健康指标达到高收入国家水平。

二是系统工程。《规划纲要》紧紧围绕健康的主要决定因素，组织多部门协同发力，具体体现在五项重点任务的内涵和外延上：（1）普及健康生活，包括加强健康教育、塑造自主自律的健康行为以及提高全民身体素质；

（2）优化健康服务，包括强化覆盖全民的公共卫生服务、提供优质高效的医疗服务、充分发挥中医药独特优势以及加强重点人群健康服务；（3）完善健康保障，包括健全医疗保障体系以及完善药品供应保障体系；（4）建设健康环境，包括深入开展爱国卫生运动、加强影响健康的环境问题治理、保障食品药品安全以及完善公共安全体系；（5）发展健康产业，包括优化多元办医格局、发展健康服务新业态、积极发展健身休闲运动产业以及促进医药产业发展。

三是多维视角。长期以来，卫生健康工作被看作一项社会福利事业，这主要强调的是卫生健康的社会属性。《规划纲要》作为首个统筹协调政府主导的"卫生健康事业"和市场主导的"卫生健康产业"的政府文件，在强调卫生健康的社会属性时，也体现其经济属性，旨在促进健康产业规模不断扩大，建立起体系完善、结构优化的健康产业体系，构建一批具有较强创新能力和国际竞争力的大型企业，预计到2030年健康服务业总规模达16万亿元。

2.《健康中国行动（2019—2030年）》

2019年7月颁布的《健康中国行动（2019—2030年）》（以下简称《行动》）是落实健康中国战略的重要举措，旨在实现关口前移，采取有效的干预措施，努力使群众不生病、少生病，提高其生活质量，延长健康寿命。《行动》共涉及15项内容，分别对应重点因素（知识、膳食、健身、控烟、心理、环境）、重点人群（妇幼、中小学生、职业人群、老年人群）和重点疾病（心脑血管疾病、癌症、慢性呼吸系统疾病、糖尿病、传染病和地方病）。

《行动》除了延续《规划纲要》以目标为导向的特征（每项行动都有约束性或指导性指标）外，还明确了每项重大行动的具体牵头部门，并对个人、家庭、社会、政府的行为进行了规定。同时，为保证《行动》的有效落实，国务院成立了健康中国行动推进委员会，负责《行动》的组织实施，包括统筹政府、社会、个人参与健康中国行动，设立专项行动工作组负责落实相关任务，组织开展行动监测评估和考核评价等。

3. "十四五"规划

2021年3月11日，第十三届全国人民代表大会第四次会议表决通过了《关于国民经济和社会发展第十四个五年规划和2035年远景目标纲要的决议》，明确提出"到2030年建成健康中国"。

"十四五"规划中，第四十四章全面推进健康中国建设共6个章节，从体系建设的角度来看，可以将其主要内容概括为三大体系建设：医疗体系建设，包括第二节深化医药卫生体制改革、第四节推动中医药传承创新；医保体系建设，包括第三节健全全民医保制度；主动健康体系建设，包括第一节构建强大的公共卫生体系、第五节建设体育强国以及第六节深入开展爱国卫生运动。

（四）健康中国建设面临的主要挑战

从体系建设的角度来看，"十四五"期间，健康中国建设的两个核心任务都涵盖了医疗、医保以及主动健康三大体系建设，以及这三大体系之间的协同发展。从中长期来看，面临的主要挑战是这三个关键领域如何协同推进。

一是医疗与预防的协同。资源集中于疾病的治疗或防控方面，将可能削弱另一方面的作用，应重视长期健康，重点关注新发传染病的监测以及慢性病的预防工作。

二是中央与地方的协同。中国的基本国情决定了健康中国建设既不能搞"齐步走""一刀切"，也不能完全放任自流。首先，中央政府在制定目标和考核指标时应充分考虑基本国情。其次，各级地方政府应本着因地制宜的原则充分发挥自身的积极性和创造性。

三是事业与产业的协同。卫生健康事业最终的发展目标是在资源一定的前提下最大限度地改善人群的健康状况，或是在人群健康状况不变的前提下实现成本的最小化。而卫生健康产业的主要目标则是追求卫生健康的产出，即增加在GDP中的份额。可见，二者有时会产生矛盾。因此，在制定和实施卫生健康政策与健康产业政策时需要紧密协同、统筹兼顾、相辅相成。

二 卫生健康体系学涉及的主要理论和研究方法

卫生健康体系学是一个新兴的交叉学科，涉及经济学、伦理学、政治学、社会学、组织行为学等多个学科的交叉融合。卫生健康体系学是一门应用性学科，它通过对卫生健康体系绩效的客观测量、对影响因素的系统分析以及对各种改革方案有效性和可行性的探索，为制定卫生健康政策和卫生发展战略提供科学依据。体系是一种客观存在，体制是主观的反映。基于此，卫生体制是为了让卫生体系正常运行以实现预期的绩效目标，而在程序上做出的一系列制度性安排和规则。规则的设计和制度的制定是建立在对事物的运行机制，即对因果关系的认识与判断的基础上的。因此，所谓的卫生健康体系改革，实际上就是通过改革卫生健康体制，提升整个卫生健康体系的运行绩效。

1995~2013 年，世界卫生组织均定期发布年度《世界卫生发展报告》（World Health Report）。2000 年，世界卫生组织发布主题为"Health Systems：Improving Performance"的《世界卫生发展报告》，首次基于三项指标对联合国 100 多个成员的卫生体系绩效进行排名，三项指标即人群的健康状况（健康）、医疗卫生服务的反应性及筹资的公平性，这标志着世界各国对医疗卫生体系的重视，成为影响学科发展的重要里程碑。自 2000 年以来，世界卫生组织发布的《世界卫生发展报告》，其内容都与医疗卫生体系息息相关。到 2013 年以后，世界卫生组织不再发布《世界卫生发展报告》，但会每年统计并发布联合国各成员的全民健康覆盖（Universal Health Coverage）数据。

（一）卫生健康体系的功能与结构

根据世界卫生组织提出的分析框架，卫生健康体系与建筑类似，它由若干"建筑板块"（Building Blocks）构成。鉴于卫生健康体系实际上是一个活跃的复杂系统，我们可以把它比作一个人体，用两只手提供服务（一手抓预防，一手抓治疗），靠两条腿走路（物质与人力资源的供应，可持续的财务保障），受一个大脑指挥（有效的规制与监管）。具体而言，整个卫生健康体系由四个功能子系统组成，各子系统相辅相成。（1）资源供应系统，包括物质资源和人力资源供应。（2）服务提供系统，分为预防服务和医疗服务，包括健康促进、疾病预防、疾病诊疗、康复等方面的专业服务。（3）筹资支付系统，从有组织的筹资方式上看包括政府筹资、社会保险、商业保险；从功能上看包括筹资、福利包设计、承办服务，特别是对服务提供方的支付结算。（4）规制监管系统，包括制定规则和标准、监督评估、实施奖惩（见图2）。

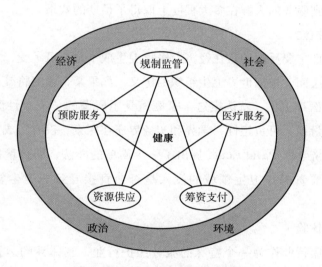

图2 卫生健康体系的功能与结构

（二）卫生健康体系的运行绩效

测量卫生健康体系的运行绩效，国际上公认的有三大类指标。

1.健康相关指标

衡量卫生健康体系是否健康运行，首先要考虑的是在该卫生健康体系下人群的健康水平。在衡量一个国家或社会的健康状况时，不能仅依赖单一指标，如生存率、婴儿死亡率、人均期望寿命或总体死亡率，而必须从生理、

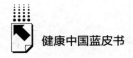

心理以及社会三个维度加以考量。

鉴于这三个维度对健康的影响十分复杂，因此一个国家或社会的总体健康水平，反映的更多的是这个国家或社会的经济发展水平、生态环境、行为因素等。我们应当构建更能综合、灵敏地反映卫生健康体系运行绩效的健康指标。

世界卫生组织提出，可以使用"健康干预有效覆盖率"这个指标来测量卫生健康体系的运行绩效。这个指标是两个指标的乘积：其一是人群覆盖率，即测量需要得到某种健康干预的人群在多大程度上得到了这个服务；其二是测量得到服务的人群在多大程度上取得了预期的效果。

2. 可负担性

可负担性主要反映的是在经济上医疗卫生成本是否可承受，它包括个人和社会两个层面。根据世界卫生组织的定义，如果某个家庭将其可支配收入的40%用于医疗卫生，就认定这个家庭遭受了所谓的"灾难性医疗支出"。关于如何测量社会可负担性，学界和实务界还在探索，没有达成共识。美国哈佛大学经济学家 David Cutler 提出了一个简单的办法，即测量社会的可负担性，首先要看医疗卫生领域的投入是否会直接导致非卫生领域投入的减少。

3. 客户体验

卫生健康行业作为一个特殊的服务照护行业，其体系的运行需要收集"客户"（特别是患者）的反馈。因此，应当关注包括满意度在内的主观就医体验指标，以便改进健康服务。与此同时，"患者报告结局"（Patient Reported Outcome）成为越来越受国际重视的临床疗效指标。除了直接测量患者对医疗成本、医疗过程以及医疗质量等的满意度，还可以使用"反应性"这一更加客观的指标来反映患者就医的体验，包括询问患者具体的等候时间、就诊时间，以及医疗机构对病情解释得是否清楚、是否尊重患者的隐私等。

总之，健康相关指标、可负担性、客户体验是评价卫生健康体系总体运行绩效的三大核心指标，这些指标在不同人群中的分布情况可以在一定程度上反映卫生健康体系的公平性，这些指标与投入成本的比较可以在一定程度上反映卫生健康体系的效率。

（三）卫生健康体系的影响因素

哈佛大学的 Marc Roberts、William Hsiao、Michael Reich 以及 Peter Berman 将影响卫生健康体系运行绩效的主要因素概括为五个抓手（Five Control Knobs），即筹资（Financing）、支付（Payment）、组织（Organization）、监管（Regulation）和说服（Persuasion）。基于心理学、组织行为学等相关学科理论以及相关实践，本报告提出"三力"理论，即能力、动力和压力，用以测量卫生健康体系的绩效。

首先，卫生健康体系的运行绩效与能力紧密相关。一定的技术能力、组织能力、管理能力等（硬件和软件）是支撑系统运行的必要条件，但不是充分条件。其次，任何系统的运转最终还是取决于人，卫生健康系统的从业人员是否具备足够的动力和承受一定的压力都会对运行绩效产生影响，而动力和压力又常常源自卫生健康体系的激励和约束机制。

（四）医药卫生体制改革

医药卫生体制改革（深化医改）本身并不是目的，而是在于调整提升卫生健康体系运行绩效的手段。深化医改是一个发现问题—分析原因—实施改革—评估效果的循环往复的过程。由上述分析可见，整个医药卫生体系的高效运转，离不开四个功能子系统的完善以及相互间的良性互动。因此，医药卫生体制改革需通过改变四个功能子系统的互动方式，从而提升整个体系的运行绩效。医保、医疗、医药协同发展和治理（即"三医联动"）涉及筹资支付、服务提供、资源供应三个功能子系统之间的互动，其中服务提供和筹资支付是整个医药卫生体系的两个核心功能子系统，前者针对有需要的群体和个体实施各种类型的健康干预措施（公共卫生、基本诊疗、专科、康复等）、提供各个层次的服务（基层社区卫生、三级综合医院、专科医院及国家区域医疗中心等），服务提供系统所具有的能力、动力和压力之大小，决定了其在多大程度上能实现提供优质高效服务、提升患者满意度的核心目标。筹资支付系统有三大功能，第一是资金的筹措，筹资渠道包括政府财政投入、社会医疗保险、商业健康保险等；第二是设计福利包，包括决定覆盖的人群、覆盖的服务项目以及覆盖的程度；第三是确定支付方式，包括确定支付单元和定价。其中，支付方式的确定非常重要，因为其决定了医药卫生服务提供过程中所产生的费用在多大程度上能够实现成本的合理补偿，财务风险如何在保方和供方之间分摊，以及经济激励和约束机制如何促使供方的行为转变为以人民的健康福祉为导向。医药的生产和流通属于资源供应系统，俗话说，"兵马未到，粮草先行"，由于医药供应的数量和质量受到医保的直接影响（通过纳入、定价、支付等环节）以及间接影响（通过服务提供方的处方），因此医保对于医疗、医药来说，起着"牵一发而动全身"的作用。

运用卫生健康体系学的主要理论和方法来研究健康中国建设问题，不难发现：有效推进健康中国建设，关键在于将能力、动力、压力建设（"三力"建设）贯穿到三大体系的完善和协同之中。

三　全面推进健康中国建设的三大系统工程

在本报告第一部分，我们将"十四五"规划中的"第四十四章全面推进健康中国建设"的主要内容概括为三大体系建设：医疗体系建设，包括第二节深化医药卫生体制改革，第四节推动中医药传承创新；医保体系建设，包括第三节健全全民医保制度；主动健康体系建设，包括第一节构建强大公共卫生体系、第五节建设体育强国以及第六节深入开展爱国卫生运动。因此，考量"十四五"期间健康中国建设的进展主要看这三大体系的建设进程以及相互之间的协同程度。下文首先梳理和总结三大体系建设的主要内容，进而探讨各体系建设的主要进展和面临的主要问题。

（一）医疗体系建设

"十四五"规划中与医疗体系建设密切相关的内容主要包括深化医药卫

生体制改革和推动中医药传承创新两个部分。

1. 深化医药卫生体制改革

一是目标导向。坚持基本医疗卫生事业公益属性，以提高医疗质量和效率为导向。二是加强公立医院建设。加快创建现代医院管理制度，深入推进治理结构、人事薪酬、编制管理和绩效考核改革；加快优质医疗资源扩容和促进区域均衡布局，建设国家医学中心和区域医疗中心。三是加强基层医疗卫生队伍建设。以城市社区和农村基层、边境口岸城市、县级医院为重点，完善城乡医疗服务网络；加快建设分级诊疗体系，积极发展医疗联合体；稳步扩大城乡家庭医生签约服务覆盖范围，提高签约服务质量。促进预防、治疗、护理、康复有机衔接。四是推进国家组织药品和耗材集中带量采购使用改革。五是发展高端医疗设备。完善创新药物、疫苗、医疗器械等快速审评审批机制，加快临床急需和罕见病治疗药品、医疗器械审评审批，促进临床急需境外已上市新药和医疗器械尽快在境内上市。六是提升医护人员培养质量与规模。扩大儿科、全科等短缺医师规模，每千人口拥有注册护士数提高到 3.8 人。实施医师区域注册，推动医师多机构执业。支持社会办医，鼓励有经验的执业医师开办诊所。

2. 推动中医药传承创新

一是目标导向。坚持中西医并重和优势互补，发挥中医药在疾病预防、治疗、康复中的独特优势，并大力发展中医药事业。二是传承创新。加强古典医籍精华的梳理和挖掘、传承，建设中医药科技创新支撑平台。三是规制监管。改革完善中药审评、审批机制，促进中药新药研发保护及产业发展。强化中药质量监管，促进中药药品质量提升。四是人才培养。强化中医药特色人才培养，加强中医药文化传承与创新，推动中医药走向世界。

（二）医保体系建设

"十四五"规划中的第四十四章第三节题为"健全全民医保制度"，提出六项重点内容。一是健全基本医疗保险稳定可持续筹资和待遇调整机制。二是统筹层次。在做实基本医疗保险市级统筹的基础上，推动省级统筹。三

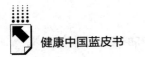
是福利包的结构调整。完善基本医疗保险门诊共济保障机制，完善医保目录动态调整机制，将符合条件的互联网医疗服务纳入医保支付范围，落实异地就医结算。四是支付制度改革。推行以按病种付费为主的多元复合式医保支付方式。五是提升经办服务水平。扎实推进医保标准化、信息化建设，健全医保基金监管机制。六是促进医保体系扩容。健全重大疾病医疗保险和救助制度，稳步建立长期护理保险制度，积极发展商业医疗保险。

（三）主动健康体系建设

"十四五规划"中的第四十四章第一节"构建强大公共卫生体系"，第五节"建设体育强国"、第六节"深入开展爱国卫生运动"，都是围绕"主动健康"这个核心理念而开展的三大工程。"主动健康"是相对于"被动治病"而提出的，其理念在中国由来已久，中国古代就崇尚"上医治未病"。主动健康的《成都宣言》提出：从全民健康覆盖到全民健康行动。每个人应该也必须是健康的联合生产者；整个医疗体系应该也可以从以被动治病为中心转变为以主动健康为导向。①

1. 构建强大公共卫生体系

我国构建公共卫生体系的重点工作主要包括四个方面。一是建立稳定的公共卫生事业投入机制，改善疾病预防控制的基础条件。二是强化对突发公共卫生事件的防控，完善突发公共卫生事件监测预警处置机制，加强实验室检测网络建设，强化监测预警、风险评估、流行病学调查、检验检测、应急处置等职能。健全医疗救治、科技支撑、物资保障体系，提高应对突发公共卫生事件的能力。建立分级分层分流的传染病救治网络，建立健全统一的国家公共卫生应急物资储备体系，大型公共建筑预设平疫结合改造接口，筑牢口岸防疫防线。三是创新医防协同机制。强化基层公共卫生体系，落实医疗机构公共卫生责任，加强公共卫生学院和人才队伍建设。四是完善公共卫生

---

① 《北京协和医学院刘远立：对付慢病需构建主动健康体系》，健康时报网，http：//jksb.com.cn/html/2018/activityreport_1018/129837.html，2018-10-18。

服务项目。扩容国家免疫规划，强化慢性病预防、早期筛查和综合干预，完善心理健康和精神卫生服务体系。

2. 建设体育强国

建设体育强国包含两大部分的内涵，一是进一步发展竞技体育的国际竞争力，二是进一步推动全民健身运动，而全民健身主要内容包括三大方面。一是改善场地设施。推进社会体育场地设施建设和学校场馆开放共享，提高健身步道等便民健身场所覆盖面，因地制宜发展体育公园，支持在不妨碍防洪安全前提下，利用河滩地等建设公共体育设施。二是强化学校体育。保障学校体育课时长和课外锻炼时间，以青少年为重点开展国民体质监测和干预。三是推动健康关口前移。深化体教融合、体卫融合、体旅融合。

3. 深入开展爱国卫生运动

主动健康的核心是国民健康素养的提高，具体包括四个方面：一是推进城乡环境卫生整治，强化病媒生物防治，推广垃圾分类投放；二是深入推进卫生城镇创建；三是加强健康教育和健康知识普及；四是开展专项行动，如树立良好饮食风尚，制止餐饮浪费行为，推广分餐公筷等生活习惯，开展控烟限酒行动，坚决革除滥食野生动物等陋习。

（四）三大体系的协同发展和治理

全人群、全生命周期健康的促进、维护、修复离不开每个子系统发挥其特有的功能，使其各个功能子系统相互配合、相互支持。在资源有限的情况下，如果各个子系统各自为战，机械地完成"本职工作"，将会导致"内卷"并产生矛盾，进而阻碍系统整体目标的实现。例如，医疗系统如果单纯从高收入出发，普通伤风感冒动辄不计成本使用进口药，将会导致医保总费用不足，并影响患者的就医可及性和可负担性。党的二十大报告明确提出促进医保、医疗、医药协同发展和治理，这意味着不仅"三医联动"十分重要，医疗、医保与主动健康的联动（医防融合）也同样重要。

1. 医保、医疗、医药的协同发展和治理

尽管我国的"三医"各自取得了长足的进步，但是三者之间仍存在不

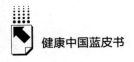

可忽视的矛盾关系。医疗系统直接面对患者，是保障整个卫生健康体系健康运行的主力军，医保和医药系统通过为医疗系统提供支撑保障，间接地为人民服务。当前，医保一方较为强势，控制医疗费用成为新一轮深化医改的主旋律。然而，单纯强调医疗费用控制，将限制医疗卫生行业的创新与发展，无法满足人民群众日益增长的优医优药需求，也不利于调动广大医务工作者的积极性。作为我国最大的医疗保健服务购买者，社会医疗保险可以通过实施战略性购买、探索按绩效付费等措施，促进医疗服务向优质高效的方向发展。

2. 医保、医疗、主动健康的协同发展和治理

落实预防为主、关口前移的卫生工作方针，是以最小的代价实现健康中国目标的有效手段。全国各地的实践表明，激励机制是关键。例如，2016 年，深圳市罗湖区医疗集团成立，医保部门在全国率先对其住院费用实施按人头总额预付包干、结余留用的支付制度改革，这使罗湖区医疗集团的经济利益与辖区居民的健康利益高度一致，促进其平衡疾病治疗和预防工作，如为高龄老人家庭免费安装防跌倒设施，从而实现了医疗与医保的平衡发展。

四　发展健康产业

（一）中国式现代化

党的二十大报告提出中国式现代化的一系列目标和任务。首先，实现现代化要有必要的经济基础。因此，党的二十大报告提出到 2035 年，我国人均 GDP 达到中等发达国家水平；同时，还有"六化"的标志：新型工业化、信息化、农业现代化、城镇化、国家治理体系和治理能力现代化、民主和法制化。

国际货币基金组织（IMF）按照人均 GDP 的水平，从低收入、中低收入、中等收入、中高收入到高收入，把联合国成员分成了五类，我国 2022

年人均 GDP 约为 1.2 万美元，属于中高收入国家。图 3 列出了 32 个高收入组国家的人均 GDP 排序，如果将高收入国家视同发达国家的话，人均 GDP "中等发达国家的水平"就相当于 32 个高收入组国家的中位数，即 4.9 万美元，要达到这个水平，我们需要在现有的人均 GDP 基础上翻两番。

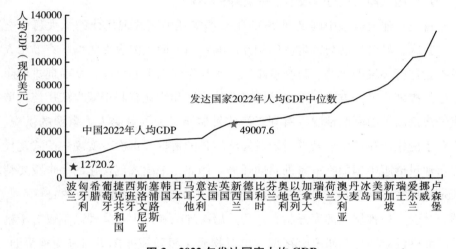

图 3　2022 年发达国家人均 GDP

资料来源：世界银行国民经济核算数据、经济合作与发展组织国民经济核算数据。数据更新时间：2023 年 9 月 19 日。

当然，测量一个国家的发达水平，不能只看人均 GDP。联合国建议在人均收入的基础上，再增加健康长寿、教育水平两方面的指标共同构成人类发展指数（HDI）。2021 年在国家和地区排名中，中国内地人均 GDP 排名为第 73 名，HDI 排名为第 79 名；香港地区为人均 GDP 排名为第 23 名、HDI 排名为第 4 名。也就是说，相对于其他国家以及香港地区，中国内地在健康长寿、教育水平的提高方面，任务更重。

什么是中国式现代化？党二十大报告对这个问题的解释是，中国式现代化有六大特征：中国共产党领导、人口规模巨大、全体人民共同富裕、物质文明和精神文明相协调、人与自然和谐共生以及走和平发展道路。

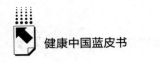

（二）中国式现代化与健康中国建设的关系

从中国式现代化和健康中国建设的核心内容上不难看出，二者密不可分、相辅相成；但与此同时，在推进中国式现代化和健康中国建设的进程中，我们还面临一些重要的挑战。

1. 中国式现代化与健康中国建设相辅相成

首先，建成健康中国是到 2035 年基本实现中国式现代化的六大目标之一。其次，经济发展与人群健康相互影响：一方面经济水平的增长有助于人民衣食住行环境的改善、科技进步以及医疗保健水平的提高，从而促进健康水平的提高；另一方面，卫生健康事业的发展和优化有利于减少疾病流行造成经济活动被阻断的情况，有利于经济发展所必需的健康人力资源的供应，有利于健康产业的发展及其对宏观经济增长的贡献。再次，实现中国式现代化与建设健康中国面临一系列共同任务。例如，中国式现代化的一个重要特征是物质文明和精神文明相协调，而健康中国建设强调的是人的身体、心理、社会、精神层面的完好状态，需求层次理论和人生意义理论不仅对于精神层面的健康防控与康复有帮助，也对物质文明和精神文明相协调有帮助。此外，建设健康环境对于人与自然相和谐，信息化对于优化健康服务，完善健康保障对于解决因病致贫问题、促进全体人民共同富裕目标的实现，发展健康产业对于经济稳定增长都会产生重要影响。

2. 中国式现代化与健康中国建设面临的挑战与机遇

在看到并抓住机遇，充分发挥中国式现代化和健康中国建设的合力作用的同时，我们应当清醒地认识到诸多内外矛盾的存在。从系统工程的角度来看，产生诸多矛盾背后的主要原因是某些重要的功能子系统拘泥于部门站位、过分强调单位立场，而忽视了国家站位和人民立场。举例而言，在市场经济条件下，医疗保障系统作为一个大规模有组织的投融资系统，其目标和行为对健康服务的优化和健康产业的发展都会产生重要的影响。

迈向共同富裕，在覆盖全民的基本医疗保障制度建立起来并有效解决了因病致贫问题后，目前凸显出一个重要的短板：亟待建立长期护理保险制度。受国家医疗保障局的委托，北京协和医学院卫生健康管理政策学院于2023 年 8 月在东、中、西部地区 6 个城市开展了入户调查，旨在了解居民长期护理保险的参保和支付意愿。基于对 5421 份有效调查问卷数据的分析，课题组发现三个主要"民意"。

（1）超过半数的被调查者（57%）认为所有人员或 18 岁以上的人都应该参加国家建立的长期护理保险。

（2）绝大部分被调查者（93.9%）希望长期护理保险能够得到政府资助，其中 43.4% 的被调查者希望国家或用人单位承担一半的长期护理保险费，40.2% 的被调查者希望国家或用人单位承担的比例为 1/3。

（3）40.6% 的被调查者希望缴费水平与收入挂钩，41.3% 的调查者认为缴费应该人人平等；44.2% 的被调查者愿意每年个人缴纳保费 30 元及以下，超过半数的被调查者（55.8%）愿意每年个人缴纳保费 30 元以上，其中22.5% 的人愿意缴纳 30~50 元，19.1% 的人愿意缴纳 51~99 元，14.2% 的人愿意缴纳 100 元及以上。

"十四五"期间三大体系建设的目标：主动健康与医保控费没有矛盾，但医疗服务系统的高质量发展目标与医保系统的控费目标就构成了一对矛盾。公立医疗机构对于医保的依赖度越来越大，很多公立医院亏损，是不是因为医保基金吃紧？并非如此，医保基金实际上年年有结余，《2022 年医疗保障事业发展统计快报》的数据显示，2022 年，我国基本医疗保险基金（含生育保险）总收入、总支出分别为 30697.72 亿元、24431.72 亿元，年末基金累计结存 42540.73 亿元。

如果说医保对于医疗的影响是直接的，那么它对于健康产业发展的影响则是间接的，但同样不可忽视。长期以来，卫生健康看作一项社会福利事业，主要强调的是其社会属性。《"健康中国 2030"规划纲要》作为首个统筹考量卫生健康的社会属性和经济属性、统筹协调政府主导的"卫生健康事业"发展和市场主导的"卫生健康产业"发展的政府文件，其提出的战略目标在强调卫生健康的社会属性时，也体现其经济属性，包括"健康产业规模显著扩大，建立起体系完整、结构优化的健康产业体系，形成一批具

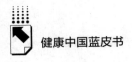

有较强创新能力和国际竞争力的大型企业，成为国民经济支柱性产业，到 2030 年健康服务业总规模要达到 16 万亿元人民币"。

2019 年国家统计局首次发布健康产业分类，将健康产业范围确定为医疗卫生服务、健康保障与金融服务、医药制造、健康用品等 13 个大类，覆盖面广，产业链长。我国健康产业的蓬勃发展，不仅对于人群健康和公共安全水平的提高、人民日益增长的保健需求的满足有重要的支撑作用，而且健康产业作为一个新的经济增长点，也可以带动我国经济"双循环"新格局的实现，并通过提供大量的就业岗位，促进社会和谐稳定发展。随着人均 GDP 的增加，健康经济占国民经济的比重越来越大，这也是国际上有学者认为卫生健康领域的革命将带来财富第五波的原因。由于很多疾病的攻克需要大量的研发投入，一种药品从研发到批准上市需要长时间、高成本的投入，习近平总书记提出四个面向，即"坚持面向世界科技前沿、面向经济主战场、面向国家重大需求、面向人民生命健康，不断向科学技术广度和深度进军"。除了政府的投入，资本市场的支持也十分重要。然而，医保一味地控费，就会影响整个医药创新生态的持续和发展。医保部门必须要转变观念：从"守好人民的救命钱"转变为"投好人民的健康资"。

我们应当清醒地认识到，在推进中国式现代化和健康中国建设的进程中，我们需要积极应对一些新的重大挑战，如何有效控制由于环境和生活方式的变化带来的新发传染病间隔周期缩短以及慢性病发病率的迅速上升的趋势，如何在坚持党的集中统一领导的基础上，注重调查研究、实事求是、科学决策，有效防范风险，从而发挥好举国体制办大事、办好事的比较优势。总之，道路曲折，使命光荣，与诸君共勉：挑战背后是机遇，办法总比问题多！

参考文献

［1］WHO, WHO Commission on Macroeconomics and Health. Macroeconomics and Health: Investing in Health for Economic Development, Report of the Commission on Macroeconomics and Health, 2001.

［2］McGinnis, J. M., Williams-Russo, P. & Knickman, J. R., "The Case for More Active Policy Attention to Health Promotion," *Health Affairs* 21, 78-93（2002）．

［3］World Health Organization, Ottawa Charter for Health Promotion, International Conference on Health Promotion: The Move towards a New Public Health, November 17-21, 1986 Ottawa, Ontario, Canada, 1986. Accessed（when）at http://www. who. int/hpr/archive/docs/ottawa. html.

［4］Reich, M. R., Yazbeck, A. S., Berman, P., et al., "Lessons from 20 Years of Capacity Building for Health Systems Thinking", *Health Systems & Reform*, 2016, 2（3）: 213-221.

［5］中华人民共和国国务院：《坚定不移沿着中国特色社会主义道路前进，为全面建成小康社会而奋斗——在中国共产党第十八次全国代表大会上的报告》，http://www. gov. cn/ldhd/2012-11/17/content_ 2268826. htm，2012-11-8。

［6］《习近平在江苏调研时指出——没有全民健康就没有全面小康》，《健康报》，http://www. nhc. gov. cn/jws/hdmtbd/201412/301c85526aa4462e95d154602aa3b205. shtml，2014-12-16。

［7］中华人民共和国国务院：《全国卫生与健康大会 19 日至 20 日在京召开》，http://www. gov. cn/xinwen/2016-08/20/content_ 5101024. htm，2016-08-20。

［8］WHO, *Health System Building Blocks*, https://extranet. who. int/nhptool/Building Block. aspx, 2010.

［9］Roberts, M. J., Hsiao, W., Berman, P., et al., *Getting Health Reform Right*, Oxford University Press, 2004.

［10］WHO/World Bank Group Report. Tracking Universal Healthcoverage: 2017 Global Monitoring Report. December 2017, Geneva https://www. who. int/healthinfo/universal_ health_ coverage/report/2017/en/.

［11］WHO, Health System Performance Assessment a Framework for Policy Analysis, https://www. who. int/publications/i/item/9789240042476, 2022-04-13.

［12］Yuanli Liu, Keqin Rao, et al., "China's Health System Performance," *Lancet*, 2008.

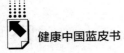

［13］ Chernew, M. E., Hirth, R. A., Cutler, D. M., Increased Spending on Health Care: Long-term Implications for the Nation, Health Aff (Millwood). 2009 Sep-Oct; 28 (5): 1253-5. doi: 10. 1377/hlthaff. 28. 5. 1253.

［14］ 刘远立:《促进医保、医疗、医药协同发展和治理》,《行政管理改革》2023 年第 3 期。

［15］ 王辰、刘远立:《打造防治融合的新型卫生体系》,《中国卫生》2019 年第 2 期,第 83~85 页。

［16］ 孙喜琢、宫芳芳、林锦春、李文海:《罗湖医改 5 年探索与实践》,《新发传染病电子杂志》2020 年第 4 期,第 234~238 页。

健康服务篇

Health Services Reports

B.2
构建世界一流医院的方法与评价体系研究

刘庭芳*

摘　要： 随着我国社会经济的快速发展，国内医疗水平已有长足进步。尽管国内在高水平医院建设方面取得明显成效，但与世界一流医院相比仍存在较大差距。为全面贯彻落实习近平总书记推动构建人类卫生健康共同体的指示精神，推动公立医院高质量发展，充分发挥我国医疗的国际辐射与影响力，有必要大力开展创建世界一流医院的科学研究工作。打造世界一流医院，需要掌握世界一流医院在管理运营、医教研协同、医疗质量与安全管理、产业聚焦、辐射带动等方面的主要做法和经验，分析比较国际国内已有的高水平医院评价系统，了解其评价标准，同时制定创建世界一流医院的标准，提出建设世界一流医院的总体思路、模式路径、

---

* 刘庭芳，北京协和医学院卫生健康管理政策学院医院领导力与管理学系创始系主任，特聘教授，博士生导师，国际医疗质量与安全科学院终身院士，国务院医改领导小组专家咨询委员会委员，国家中医药管理局改革与发展专家咨询委员会委员，清华大学医院管理研究院创始人，主要研究方向为卫生健康政策与医院管理。

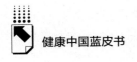
政策保障等，为推进国家医学中心建设、打造若干具有全球影响力的医院提供研究支撑。

关键词： 卫生健康体系　世界一流医院　医院评价

近年来，随着我国医疗体制改革的不断深化，医疗服务体系顶层设计也不断得到强化，目的是构建更加健全和高效的医疗服务体系，以满足人民日益增长的医疗需求和提升其健康水平。中共中央、国务院2016年发布的《"健康中国2030"规划纲要》，明确指出要依托现有机构，建设一批引领国内、具有国际影响力的国家医学中心。2021年，国务院办公厅发布的《关于推动公立医院高质量发展的意见》，进一步强调打造国家级和省级高水平医院，带动全国医疗水平迈上新的台阶。

习近平总书记多次就加强国家医学中心、区域医疗中心建设，提高关键核心技术创新能力做出重要批示指示。2021年9月，国务院领导在北京协和医院召开的医学专家座谈会讲话中指出，支持一批高水平医院瞄准国际一流、聚焦治病需要，在临床医学研究和成果转化上走在前列，提升医疗水平[3]。随着各项事业的快速发展，医疗行业已取得长足进步，一部分医疗机构跻身高水平医院之列，即便如此，我国高水平医院在医疗、教学、科研、管理等方面与世界一流医院相比尚有一定差距。为全面落实习近平主席推动构建人类卫生健康共同体的指示，推动公立医院高质量发展，充分发挥我国医疗的国际辐射与影响力，有必要就建设世界一流医院的相关议题展开研究。

一　研究资料与方法

（一）数据来源

本报告数据来源分为两大部分，分别是中文和外文，具体如下：

（1）中文数据来源：①知网、万方数据知识服务平台、维普中文科技期刊数据库和中国生物医学文献数据库；②相关医院排名和评估评价网站。

（2）外文数据来源：①英文数据库：PubMed、Embase、Web of Science、Emerald；②国际相关医院排名和评估评价网站。

（二）检索策略

本报告采用主题词与自由词相结合的方式，中文数据库检索词为"医院""评价""评估""排名""排行""指标""体系"等，英文数据库检索词为"hospital""evaluate＊""assess＊""index""indicator""ranking""rating"等。我们采用逻辑符"并"（AND）与"或"（OR）连接获得检索结果。根据此原则，结合各数据库的特点和要求，制定相应的检索式，并在多次预检索后确认。检索截止日期为2022年5月。

（三）文献纳入与排除标准

纳入标准：①研究主题为医院综合评价指标体系，同时对构建策略以及实际应用等具体内容进行描述研究；②研究类型包括描述性研究、观察性研究、实验性研究、效果评价性研究以及综述等；③语言类型为中文和英文。

排除标准：①研究其他医疗机构、具体科室等评价指标；②文献中涉及医院综合评价指标体系和构建策略，但没有具体描述研究指标；③包括医院医疗质量评价、绩效评价、竞争力评价等专项评价文献；④研究类型包括观点性文章、书信、新闻、评论、社论、文献目录、会议摘要、项目介绍等。

（四）文献筛选

在文献筛选的过程中，采用4个步骤确保筛选的准确性和一致性：①预筛选与筛选标准完善：对筛选标准中的问题以及筛选者的错误理解进行调整和纠正；②正式筛选：筛选者首先阅读文献的题目和摘要，以排除明显不符

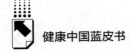

合纳入标准的文献，再根据预先设定的筛选标准，对全文进行二次筛选；③独立完成与交叉核对：所有文献的初筛和全文筛选都由两名研究人员分别独立完成，最后两名研究人员会交叉核对彼此的筛选结果，确保一致性；④不一致意见解决：如果在独立筛选和核对过程中出现不一致的意见，研究者会通过讨论的方式加以解决，确保选择的文献符合标准。

（五）数据提取

提取的主要内容包括五个方面，主要如下：①文献基本情况，包括研究机构/人、题目、发表时间、文献来源；②评价指标体系，包括指标维度、具体指标、权重、指标计算方法、数据来源；③评价指标体系应用情况，如典型案例；④评价指标体系特点，如优缺点；⑤其他内容。

二　研究结果

（一）文献筛选结果

中文数据库：检索后共得到 8956 条记录，对获得的文献进行去重后得到 3975 篇文献，遵照 PRISMA 流程图，按照纳入排除标准进行初筛余下 254 篇文献，精读摘要和全文进行二筛，最终纳入 32 篇文献和 5 份方法学报告。

外文数据库：将筛选出的文献导入 EndNote，去掉 202 篇重复文献，共检索到 2653 篇相关文献，遵照 PRISMA 流程图，按照纳入排除标准进行初筛余下 122 篇文献，精读摘要和全文进行二筛，最终纳入 10 篇文献和 6 份方法学报告。

（二）国内医院综合评价指标体系

1. 全国层面主要评价体系

梳理我国医院排行榜方法和评价体系，主要为"中国医院专科声誉排行榜"和"中国医院排行榜"、中国公立综合性医院社会贡献度排名、中国医院科技影响力排行榜、中国医院互联网影响力排行榜、全国公立医院绩效考核排名，具体如表1所示。

表1　中国医院排行榜情况

序号	机构	起始年份	名称	指标维度
1	复旦大学医院管理研究所	2010	中国医院排行榜 & 中国医院专科声誉排行榜	社会声誉、可持续发展能力、年度发表的 SCI 论文影响因子与获得的国家科研成果奖
2	四川大学中国公立医院社会贡献度研究所	2011	中国公立综合性医院社会贡献度排名	2 个一级指标：医疗水平和社会照护能力及学术贡献与医学人才培养,11 个二级核心指标
3	中国医学科学院医学信息研究所	2014	中国医院/医学院科技量值排行榜	科技产出、学术影响和科技条件
4	中国社会科学院健康业发展研究中心	2016	中国医院互联网影响力排行榜	基于互联网医疗平台"好大夫在线"的患者浏览轨迹、互联网医疗照护记录、医患交流、患者在医院就诊后的线上评价等进行指数研究
5	国家卫生健康委医管中心	2019	三级公立医院绩效考核	医疗质量、运营效率、持续发展、满意度评价

2. 国际学术研究机构构建的医院评价体系

我们通过对中文文献的分析梳理发现，不同学者从不同角度出发，提出了医院综合评价指标体系，主要包括科研成果评价、医院软实力测量、医院技术创新能力等[4~6]。然而，学术界对我国医院综合评价指标体系的相关研究相对较少，原因在于对医院进行综合评价难度较大，且难以构建各级医院、各类型医院皆能适用的综合评价指标体系，在进行医院综合能力排名时，具体纳入哪些维度的指标值得商榷，且各维度的具体指标是否具备可及性、代表性、准确性及权威性，均需进行深入研究和探讨。表2提供了中文研究文献的医院评估指标。

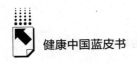

表 2　中文文献医院评估指标总结

序号	指标	内容
1	医院文化	研究型医院文化、良好的研究传统和文化、患者满意度、顾客与社会公益、医院发展潜力、服务理念
2	医疗服务	综合服务能力、中医药特色、质量安全、服务效率、费用控制、医疗技术水平、医疗服务水平、医疗费用水平、公益性、信息公开程度、医疗绩效、经济管理、诊疗能力、工作质量、工作效率、工作效益、临床医疗技术、患者识别、用药安全、患者及家属权益
3	医院管理	卫生资源、医院规模(建筑、人员、设备、物资等)、综合管理、医疗质量管理、员工资格管理、感染预防管理、设施设备管理、医疗信息管理、资源消耗、经营状况、管理效能、患者安全指标:可及的、连续的医疗护理服务,患者识别,用药安全,患者及家属权益
4	教学和科研建设	优势学科群、科研平台、高水平的研究产出、教学水平、发展创新、本专科教学、研究生教学、继续教育、科研项目、科技成果、科技奖励、学术道德、队伍数量、队伍结构、队伍质量、博士后培养、医疗平台、学科平台、教育教学平台
5	人才培养	可持续的人才队伍、科技创新能级、成果转化能力、学科平台建设、研究成果转化和应用、人才数量、学术声誉、教学培训

(三)国外医院综合评价指标体系

1. 发达国家主要的评价体系

梳理国际医院排行榜方法学报告,主要有美国《新闻周刊》的"年度最佳医院"、Healthgrades 公司医院评比、美国非营利监督组织 Leapfrog Group 医院评比、美国医疗保险和医疗补助服务中心(Centers for Medicare & Medicaid Services,CMS)医院综合质量星级评定、加拿大研究型医院排名、世界卫生组织医院质量改进绩效评价工具(Performance Assessment Tool for Quality Improvement in Hospitals,PATH),部分列表如表 3 所示。

表3 国际部分医院排行榜情况

序号	机构	年份	榜单名称	指标维度
1	U. S News	1990	Best Hospitals	Structure, Process, Expert opinion, Outcomes, Patient experience, PROMs
2	Healthgrades	1998	America's Best Hospitals for Clinical Excellence Award	Patient safety indicator, Clinical outcomes, Patient Experience, Women's Care, specialty-care
3	WHO	2003	PATH	Clinical effectiveness, Efficiency, Staff orientation, Responsive governance, Safety, Patient centeredness
4	Research Infosource Inc. Canada	2011	Top 40 Research Hospitals List	Research spending, Research intensity (Research spending per researcher, Research spending as % of total hospital spending)
5	Leapfrog Group	2012	Hospital Safety Grade & Safe Practices Top Hospitals	Structural, Outcomes, Patient experience
6	CMS	2017	Overall Hospital Quality Star Ratings	Mortality, Safety of care, Readmission, Patient experience, Timely and effective care

2.国际学术研究机构构建的医院评价体系

在梳理外文文献时，我们发现关于制定、验证和评价医院指标的科学论文较少，大多数指标是从医院排行评比报告、技术报告、正式出版物或医疗卫生专业协会获得的，发表于科学期刊上的文章通常是构建某一特定指标[7~9]。表4提供了英文研究文献的医院评估指标。

表4 英文文献医院评估指标总结

序号	指标	内容
1	Hospital-based structure indicators	Number of employees, Equipment and facilities, Employees/bed capacity ratio, Mean adult intensive care unit stay, Average daily census, Occupancy rate, Technical, Turnover, Measures to ensure priority care for vulnerable people, Advanced technologies, Rehabilitation model

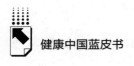

续表

序号	指标	内容
2	Hospital-based process indicators	Social support, Patient education, Access/waiting time, Internal business process, Learning and growth, Responsiveness, Iterative Improvement, Transparency, Usability, Timely and effective Care, Public transparency
3	Hospital-based outcome indicators	Readmission, Overall quality, Clinical outcomes, Financial performance, Customer performance, Managerial performance, Environmental quality, Scientific acceptability, Patient experience, Patient safety indicator

（四）医院评价的理论与方法

现有对医院开展综合评价的理论模型，较常用的是 Donabedian 的结构—过程—结果（SPO）三维质量评价理论模型，其次还有投入—产出框架、平衡计分卡（BSC）框架等。现有对医院综合评价的研究，多采用德尔菲（Delphi）专家咨询法构建评估指标体系，使用不同的模型和方法进行医院综合评估，如数据包络分析（Data Envelopment Analysis，DEA）、综合指数法、层次分析法（Analytic Hierarchy Process，AHP）、TOPSIS 法、RSR 法和功效系数法等[10]。表 5 和表 6 对国内外文献中涉及的医院评价指标选择原则和标准进行了汇总。

表 5　综合评估指标选择原则

序号	原则	内容
1	综合衡量	指标体系应推进医疗系统的核心目标和质量改进目标（IOM，2001）：安全性、有效性、以患者为中心、及时性、效率和公平性
2	循证目标和指标	应遵循循证方法选择指标体系，实现改进的目标
3	纵向评估	指标应标准化，保证在不同环境下随时间推移能够表征医疗服务的特性

续表

序号	原则	内容
4	面向多种用途	应面向不同利益相关者、为不同用途提供信息,包括医院主导的改进工作、向公众报告、医保支付设计和人群健康规划等
5	评估医疗的本质	应能够测量医疗过程的内在因素
6	以患者为中心	应包括来自患者和家人的直接报告和评价
7	患者/机构和人群层面评估	应评估个人和人群的健康和医疗服务以及医疗机构
8	共同责任	不应受某一代理人/管理者缺位的限制
9	持续学习进化	应是一个持续改进的系统,并推进相关新知识的应用
10	独立和可持续	应不断强化、持续资助开展,并确保其独立性和可持续性

表6　综合评估指标选择标准

序号	标准	内容
1	科学合理	该标准涉及以证据为基础的可靠性、有效性和明确性。可靠性意味着在相同的人群和环境中重复测量时始终产生相同的结果。效度解决了一个度量是否反映了它打算度量的问题。最后,得出衡量标准的证据基础必须是明确的
2	可行性	为了评估可行性,测量所需的数据必须在当前使用中,在整个系统中可用,并检查提供者的测量成本或负担
3	重要性	一项措施所解决的健康问题应该是导致死亡或残疾的主要原因,或者与高资源使用有关。一项措施必须对健康产生影响,与国家目标挂钩,并且容易受到医疗保健系统的影响
4	一致性	应该从现有的主要衡量标准中选择衡量标准,这些衡量标准是按照分子和分母的相同技术规范计算的,以减少冗余和报告负担
5	全面性	选择的指标应该是反映医疗领域质量或针对特定条件的必要健康照护服务的一部分。指标池中的每一个指标都应符合重要性标准,以保证纳入。为了证明全面性,这组指标必须解决提供医疗的方式和所涉及的质量问题的性质——使用不足、误用或过度使用

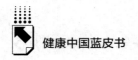
三　讨论与分析

（一）国内医院综合评价指标体系的特点

就国内而言，国家三级公立医院绩效考核指标主要注重医疗质量、运营效率、持续发展和满意度评价，这些指标全面评价了医院的运行和管理水平，是公立医院发展的目标，也是医改的方向；中国医学科学院重视科技产出、学术影响、科技条件；四川大学聚焦医疗水平和社会照护能力及学术贡献与医学人才培养；复旦大学医院管理研究所主要关注专科声誉、科研学术；中国社会科学院则侧重于对患者采用互联网方式就诊的评价。目前，国内医院绩效排名主要通过一系列指标对医院绩效进行分类，包括医院设施、医疗服务和人员的可用性，社会声誉以及科学研究的投入和产出。这在一定程度上反映了医院的绩效，当前的排名对医疗照护的核心领域医疗照护质量和安全关注较少，主要是因为数据支持不足[11]。

（二）国外医院综合评价指标体系的特点

在国外医院综合评价指标体系中，不同国家、地区或组织的医院评价指标体系各有特点，但也有一些共同点可以参考。在评价思路上，都有明确的目标和规范要求，评价内容一般涵盖医疗、健康照护、医院管理等多个核心维度和指标，力图多层面、多角度反映医疗行为和结果。评价指标一般会分为核心指标和补充指标。在评价框架上，以患者体验、医疗质量、患者安全为核心，意在提高患者的满意度。从整体看，医院在管理层面较少考虑医疗费用控制，而是更看重医疗技术、健康照护和质量控制等。在评价导向上，注重医院战略目标的有效实现和公众满意度的提升。为实现医院战略目标，更加注重学科的发展、医疗技术的创新和职工满意度的提升；为提升公众满意度，更注重患者意愿和体验。在评价结果应用上，重视对职工的支持和绩效的持续改进[12]。

（三）医院综合评价指标体系构建面临的挑战

尽管医院排名可以成为医疗行为指南，并能作为临床资源配置的依据，但排名存在客观性不足、可信度有待提升等问题。美国一项对医院排名体系的研究表明，利用医院绩效误差、影响力、可接受度、改进速度、透明度和实用性六个指标进行评估，没有一家医院能被评为高绩效医院。在被一个评级系统评为高绩效的 844 家医院中，只有 10% 被另外三大评级系统评为高绩效医院。医院评级系统使用多种方法来区分"高"绩效者和"低"绩效者，通常会产生一个悖论，即根据不同的评级系统，某家医院会同时被评为最佳和最差医院。这一矛盾给关注医院质量的利益相关者带来了挑战。对于患者来说，不同评级机构给出的不同评级结果也增加了了解医院实际质量的复杂性。对于支付者来说，相互冲突的评分让他们很难识别和定位优质医院。对于医院领导层来说，不同评级系统之间的差异使其改进工作面临决策复杂化的困境[13]。综上，不同评级系统给出的医院评价结果可能是不一致的，甚至是矛盾的。如何构建明晰、一致的评价系统是医院评级面临的重大挑战[14]。

四　研究建议

（一）探索构建世界一流医院评估指标体系

研究表明，国外医院评价体系多采用 Donabedian 的 SPO 三维质量评价理论模型。根据该模型，医疗质量的信息可以分为结构、过程和结果三类。在三者中，只有结构与过程良好无法有效验证医疗照护质量，卓越医院其结构、过程与结果三个维度均需表现卓越[15,16]。在过去 40 年中，尽管很多学者曾多次尝试构建其他更全面的医疗质量评价理论模型，但 SPO 理论模型一直被认为是最有影响、最有用及最常用的质量评价模型，适用于不同层次、不同类型的医疗机构照护质量评价。

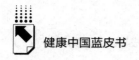

打造中国特色的世界一流医院指标体系应将 SPO 模型作为主要的理论框架，进一步创新评价方法，即采用多种方法进行组合评价。在实际中，应根据指标性质、指标层次合理选择方法，如进行专家咨询可采用改良的德尔菲专家咨询法；进行主观定性指标分析可选择 AHP 法、模糊法等；对客观指标进行分析可选择 TOPSIS 法、功效系数法等[17]。综上，可在国际比较研究的基础上，围绕学科建设、以患者为中心的医疗照护提供、患者体验、可持续发展评价对标国际标准，提出我国高水平研究型医院建设的评价指标。

（二）加强现场调查，构建一流医院评估指标

构建世界一流医院评估指标，应该综合考虑医院的医疗质量、医疗技术、患者体验、管理效率等维度，全面评估医院的综合实力和服务水平，避免过分侧重某一方面的指标。评估指标应该重点关注医院的医疗质量和安全，包括手术成功率、医疗纠纷处理效率、感染控制等。建议引入国际通用的医疗质量认证标准，并结合中国的国情进行细化和调整。评估指标应该考察医院的科研成果、创新能力和技术引领地位，鼓励医院开展前沿医疗技术研究，促进医疗技术的创新和应用，提升医院的国际竞争力。

患者体验和公众满意度是评估医院服务水平的重要指标之一。建议进行患者问卷调查，采集患者评价医院服务的信息；考虑医院参与公益活动的程度，推动医院在健康宣教、健康教育等方面做出贡献。当下，国际合作与交流日益紧密，评估指标也应关注医院的国际合作与交流情况，包括与国际知名医院的合作、参与国际医学会议等。此外，医院评估指标的信息应该公开透明，向公众公布评估结果和数据，建立公众信任，推动医院持续改进。

（三）多部门支持，建立完善的评估体系与监管机制

促进多部门协作，国家卫生健康委员会、国家中医药管理局、国家医保局等部门可以联合制定完善的世界一流医院评估体系和监管体系，促使医院

不断提升服务质量，加强科研创新，优化管理效率，保障患者权益，推动医疗服务的发展与进步。建议设立独立的专业医院评估委员会，负责医院评估工作，确保评估的客观性和中立性。引入透明的评估标准和流程，公开评估指标和评估结果，以激励医院积极改进。设定评估周期，如每年或每两年进行一次评估，以确保医院持续改进和发展。根据评估结果对医院进行排名，将评估结果公之于众，鼓励医院在全国范围内比拼竞争，形成健康的竞争氛围。

参考文献

［1］《"健康中国 2030"规划纲要》，中共中央、国务院网站，http：//www. gov. cn/zhengce/2016-10/25/content_ 5124174. htm。

［2］《国务院办公厅关于推动公立医院高质量发展的意见》（国办发〔2021〕18 号），国务院网站，https：//www. gov. cn/gongbao/content/2021/content_ 5618942. htm。

［3］《坚守医者仁心　弘扬科学精神专业精神　更好守护人民群众生命安全和身体健康》，《光明日报》2021 年 9 月 15 日第 3 版，https：//m. gmw. cn/baijia/2021-09/15/35164240. html。

［4］王敏、项贤军、夏伟等：《综合性医院科研绩效评价体系构建研究》，《经济研究导刊》2016 年第 29 期。

［5］俞婧：《医院内部科研项目评价指标体系的构建》，新疆医科大学硕士学位论文，2009。

［6］胥美美、单连慧、安新颖：《我国三级医院科研影响力评价指标体系优化研究》，《中华医学科研管理杂志》2017 年第 30 期。

［7］Zineldin, Mosad, H. Camgoz-Akdag, and V. Vasicheva, "Measuring, Evaluating and Improving Hospital Quality Parameters/Dimensions—An Integrated Healthcare Quality Approach," *International Journal of Health Care Quality Assurance* 24. 7-8 (2011)：654-662.

［8］Torkzad, Ahmad, and M. A. Beheshtinia, "Evaluating and Prioritizing Hospital Service Quality," *International Journal of Health Care Quality Assurance* 32. 2 (2019).

［9］Aagja, Jayesh P., and R. Garg, "Measuring Perceived Service Quality for Public Hospitals (PubHosQual) in the Indian Context," *International Journal of*

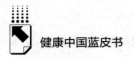
Pharmaceutical & Healthcare Marketing 4. 1（2010）：60-83.

［10］ Committee on Redesigning Health Insurance Performance Measures，Payment，and Performance Improvement Programs，Board on Health Care Services. Performance Measurement：Accelerating Improvement，（2006）.

［11］ Rothberg，M. B.，et al.，"Choosing the Best Hospital：The Limitations of Public Quality Reporting," *Health Affairs* 27. 6（2008）：1680-1687.

［12］ Dong，Shengjie，et al.，"Rating Hospital Performance in China：Review of Publicly Available Measures and Development of a Ranking System," *Journal of Medical Internet Research*（2021）.

［13］ Austin，J. M.，et al.，"National Hospital Ratings Systems Share Few Common Scores and May Generate Confusion Instead of Clarity," *Health Affairs* 34. 3（2015）：423-430.

［14］ Donabedian，A.，"Evaluating the Quality of Medical Care," *Milbank Memorial Fund Quarterly* 1966：166-206.

［15］ Donabedian，A.，"The Quality of Care：How Can It Be Assessed?" *JAMA*，260：1743-1748.

［16］ 吴谦、邱映贵：《国内外医院医疗质量评价方法分析研究》，《中国医院》2019 年第 23 期。

B.3
优质高效基层医疗卫生
体系建设的厦门实践[*]

姚冠华[**]

摘　要： 厦门市按照国家健康中国战略部署要求，以居民需求为导向，从慢病精细化管理做起，强化部门协同，注重防治结合、医防融合，不断完善基层卫生服务管理，提升基层专业人才队伍建设，打造城市医联体新模式，实现上下联动和信息共享，较好地整合了医疗服务资源，打造贴近居民的"近邻健康"新格局，探索构建了符合厦门实际的优质高效基层医疗卫生服务体系，力争建设新时代高水平健康之城。

关键词： 基层医疗　医防融合　厦门市

　　没有全民健康，就没有全面小康。党中央历来高度重视基层和农村卫生工作，尤其是党的十八大以来，以习近平同志为核心的党中央坚持以人民为中心的发展思想，把人民健康放在优先发展的战略地位，召开全国卫生与健康大会，提出党的新时代卫生与健康工作方针，将"以基层为重点"放在首要位置。《基本医疗卫生与健康促进法》确定了基层医疗卫生体系在医疗

　＊　本章数据如无特殊说明，医疗数据均来自厦门市卫健委和市疾控中心；人口和财政投入数据来自厦门市统计公报。

＊＊　姚冠华，厦门市卫生健康委员会党组书记、主任，一级巡视员，硕士生导师，长期从事疾病预防控制、社区卫生、卫生信息化管理、医院管理与卫生行政管理工作，在传染病控制、慢性病综合防治、社区基层卫生、区域医疗与信息化建设等方面有丰富的经验。

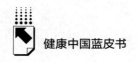

卫生服务体系中的基础地位[1]。2021 年，四部门联合印发《“十四五”优质高效医疗卫生服务体系建设实施方案》，其中明确：到 2025 年，在中央和地方共同努力下，基本建成体系完整、布局合理、分工明确、功能互补、密切协作、运行高效、富有韧性的优质高效整合型医疗卫生服务体系[2]。

厦门市认真贯彻落实健康中国战略和深化医药卫生体制改革的部署要求，以人民健康为导向，牢固树立大卫生、大健康理念，坚持“保基本、强基层、建机制”的基本原则，将健康教育、疾病预防、合理治疗与康复管理等医疗卫生服务有机融合，加强全专协作，完善健康管理，持续提升服务质量和运行效率，助力分级诊疗，促进医患和谐，提升居民的获得感和幸福感。

一　厦门市基本情况

厦门市位于中国东南沿海，下辖 6 个行政区，2022 年末常住人口530.80 万人，城镇化率 90.19%。市委、市政府十分重视卫生健康工作，2022 年全市卫生健康支出 114.89 亿元（各级财政对市卫生健康单位的投入为 78.43 亿元），较上年增长 18%（见表 1）。2022 年厦门市户籍居民人均期望寿命 81.23 岁（见图 1）；户籍人口孕产妇死亡率 0/10 万、婴儿死亡率1.13‰、5 岁以下儿童死亡率 2.22‰，主要健康指标在全国、全省领先，达到世界发达国家和地区较好水平。

表 1　2018~2022 年厦门市财政对公立医疗卫生健康机构的
补助及占全市财政一般公共预算支出的比重

	2018 年	2019 年	2020 年	2021 年	2022 年
各级财政对公立医疗卫生健康机构的补助总额(亿元)	45.98	48.57	51.26	60.72	78.43
占全市财政一般公共预算支出的比重(%)	5.15	5.32	5.25	5.73	7.2

资料来源：厦门市卫生健康委员会。

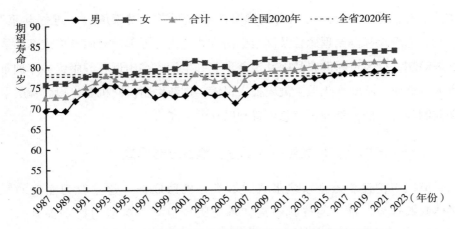

图1　1987~2022年厦门市户籍居民人均期望寿命变化趋势

资料来源：厦门市疾病预防控制中心。

截至2022年底，全市共有各级各类医疗卫生机构2389个（不含部队医院），其中医院68家、基层医疗卫生机构2268个（社区卫生服务中心29个、卫生院10个、门诊部538个）、专业公共卫生机构24个、其他卫生机构29个，每千人实有床位数4.29张、卫生技术人员8.06人、执业（助理）医师3.31人、注册护士3.54人，每万人全科医生数2.63人。

受历史遗留因素影响以及部分政策限制，厦门市医疗卫生资源整体数量不足，每千人实有床位数、每万人全科医生数较全国平均水平存在较大差距；服务体系结构性问题依然比较突出，优质医疗资源总量不足且配置不均衡，区域大型设施设备配备不足，医疗卫生信息化水平有待进一步提高，基层医疗机构在急救能力和识别疑难重症等方面仍需不断加强，特色专科优势不明显。

二　厦门市经验做法

2019年，厦门市印发《健康厦门行动（2019-2030年）》，建设优质高效卫生健康服务体系行动被列入17个行动之一，旨在立足更精准更有效的

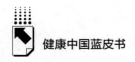
防治结合，着眼于群众对高质量健康的需求开展"健康厦门·近邻健康"行动，融合近邻健康理念普及健康生活方式，优化近邻健康服务推进高质量发展超越，打造近邻健康品牌共筑共享美好生活，突出近邻健康优势守护重点人群健康，不断强化卫生健康投入保障，创新医防协同机制，提高基层早期监测预警、公卫管理、应急处置和医疗救治能力。

（一）布局领航：优化资源配置，整合服务模式

厦门市构建覆盖全市多形式、多类型的医联体，建立较为完善的医联体政策体系，推进网格化布局，基层医疗卫生服务能力稳步提升，不断满足人民群众全生命周期卫生健康服务需要。一是建立以区域综合医院为中心的医联体，促进优势资源下沉，组成业务管理团队融入基层，并延深至乡村卫生所，拓展优质医疗资源辐射范围，提升区域内居民健康水平。二是市妇幼保健院、精神卫生中心、口腔医院等利用专科优势建设"专科联盟"医联体模式，提升专病救治能力。市心血管病医院打造区域协同胸痛急救网络，2022年试点基层胸痛救治单元建设，当年已有11家基层机构成功通过验收，创建以来STEMI患者12小时内早期再灌注治疗比例达93.255%，患者从基层胸痛救治单元首次医疗接触开始到导丝通过平均时间为104.73分钟，已达全国领先水平。厦门市儿童医院牵头成立厦漳泉儿科医联体，打造区域性儿科医疗中心，2018年正式扩大为闽西南儿科医联体，成员包括上海、厦门、泉州、漳州、龙岩、三明、临夏州等地区机构，截至2022年底已增至38家。三是大力推进建设区域医疗中心，市政府成立国家区域医疗中心建设工作专班，支持4个国家区域医疗中心试点建设。北京中医药大学东直门医院厦门医院为福建省首家中医类国家区域医疗中心。复旦大学附属中山医院厦门医院75项创新技术填补厦门乃至福建省相关医疗领域空白。四川大学华西厦门医院2022年6月启动试运营。推进市校合作，共建复旦大学附属肿瘤医院厦门医院、与哈尔滨医科大学合作共建厦门市苏颂医院。

建立医联体可以推进区域医疗资源共享，促进医疗卫生工作重心下移和

资源下沉，提升基层医疗机构全科服务能力和服务效率，让群众就近就医，在家门口享受到如大医院一样的同质化服务，同时打造符合分级诊疗制度的医疗卫生服务新格局。

（二）需求领航：突出近邻优势，完善服务管理

第一，坚持以病人利益和服务需求为导向，通过柔性引导，以糖尿病、高血压为试点，由大医院专科医师、基层全科医师和健康管理师组建"三师共管"团队，基层全科医生开展疾病早筛早治，专科医生指导治疗方案，健康管理师做好健康随访，构建具有连续性且良好的医患关系。同时，利用基层云平台对初诊慢病居民进行红、黄、绿颜色分标，按照不同级别开展不同强度的"三师"弹性管理，病情发生变化时实时上调管理级别，在至少完成当前级别一个管理周期后方可下调，对病人不良的生活习惯和行为进行干预和实施健康教育。

第二，以"重技术、重劳务、轻设备"为导向，开展医疗服务价格结构性调整，横向调整同级医疗机构医疗服务项目价格，纵向拉开不同等级医疗机构医疗服务项目价格。居民在基层医疗机构就医时，参保人员门诊报销比例超过90%，比在三级医院就诊报销高出近20个百分点。基层的常用药与三级医院一致，保障了居民的日常用药需求。

第三，构建"1+1+N"家庭医生签约服务模式，为居民提供个性化健康管理、慢病长处方用药、优先预约专家门诊、日常随访、健康咨询、用药指导等"多快好省"品牌服务，推进"全专结合"提增服务质量。基层医疗机构根据辖区居民疾病谱及人群健康需要，有针对性地选择专科范围，吸纳上级医院专科医师加入家庭医生队伍，建立团队专科医生顾问库。上级医院专科医生参与基层医疗机构组合签约，开展业务培训、适宜技术推广、居民健康管理与健康咨询答复等工作。

厦门市家庭医生。签约服务费标准为每人每年120元，其中个人、财政预算和医保基金分别承担20元、30元和70元，服务费按"255"原则分配，主要由签约服务团队分配激励，极大地提高了医务人员的积极性（见

图2）。每年不断更新和修订考核指标体系，将团队管理、服务包履约情况、覆盖率、续签率、就诊率、精细化管理、家庭病床数等纳入考核体系，每年请第三方机构开展签约服务满意度评测与绩效考核，结果与签约经费拨付、绩效分配相挂钩。

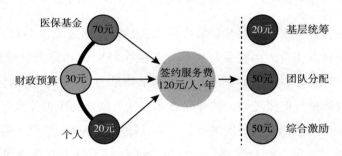

图2　厦门市家庭医生签约服务费分配管理

资料来源：厦门市卫生健康委员会。

（三）信息领航：数据互联互通，服务提质增效

依托市健康医疗大数据中心，重点完善居民电子健康档案和电子病历系统，建立全市统一的信息化平台，实现医疗机构诊间预约、档案共享、双向转诊、出院随访、检验转检、心电协同等互联互通、数据共享和业务协同。

建立健全门诊统一预约平台，通过电话、微信、网站、现场等多种途径提供精确到分钟的门诊预约服务，就医平均等候时间大幅度缩减，就医体验显著改善。引入支付宝、微信、银联等多种支付渠道，利用厦门医保电子就医凭证、医疗统一支付平台，结算等候时间压缩近2/3，大大提升了效率。

利用人工智能技术，搭建智能医疗管理服务应用场景，建设基于临床指南的标准化糖尿病综合管理全科医生辅助诊疗软件——糖尿病临床决策支持系统和儿科电子病历系统，通过人工智能技术辅助，提升基层糖尿病规范化管理能力和儿科诊疗水平，及时与医院专科医生互动对接，改善了病人的就医体验。

打造家庭医生签约服务 App——"厦门 i 健康"（见图 3），搭建医生与居民互动交流平台，除了常规的咨询随访、健康管理、预约挂号外，居民还可以绑定家庭成员、进行慢病续方申请、绑定智能设备监测体征信息、申请入户和家庭病床、实现专家在线问诊、享受专病频道、健康俱乐部及健康银行积分制等个性化服务。开展病人出院康复计划分级共管，有利于康复病人下转家庭病床或下级医院/基层社区，联合下级单位共管出院（术后）患者的康复计划与日常健康，让病人少跑路，维护长期医患关系，提高基层医生的医疗水平。搭建家庭医生和专科医生沟通互动的通道，推动医院与社区结合形成更加紧密的"医联体"，为签约居民提供更加便捷的服务，构筑"疾病筛查+诊疗+康复"闭环的大服务环境。

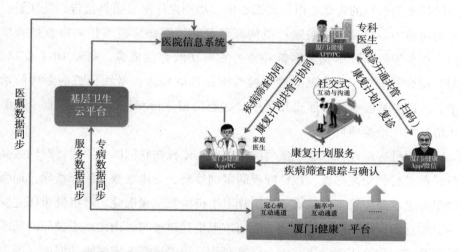

图 3　厦门市家庭医生签约服务 App——"厦门 i 健康"

资料来源：厦门市健康医疗大数据中心。

（四）学科领航：精细慢病管理，提高服务效能

借助大数据分析技术，实现慢性病上级医疗机构确诊，系统主动登记，下发到基层和疾控机构，纳入管理随访，有效应对慢性病的预防和治疗脱节、社区和医院脱节等问题。全市 6 个区全部建成省级以上慢性病综合防控

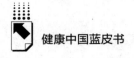

示范区（其中4个国家级、2个省级）。

在总结糖尿病、高血压分级诊疗经验的基础上，推进结核病、冠心病、慢阻肺、胃肠病、慢性肾病、慢性肝病等疾病分级诊疗扩增，搭建专病防治中心，打通预防、治疗、康复环节，提供针对不同患者的个性化管理、初筛、初诊、随访、监测、宣教等全流程服务，充分适应患者的疾病管理需求。如，由慢性胃肠病专病防治中心牵头指导开展40~74岁适龄人群大肠癌免费筛查，向同意筛查的居民发放自助式粪便隐血试验检测试剂，指导初筛阳性者转诊大医院进行胃肠镜检查，探索了一种特色鲜明、易于推广的筛查模式；肺癌专病防治中心指导基层开展肿瘤标志物等检查项目，并指导基层医生解读检验指标；冠心病专病防治中心建立远程心电云诊断平台，为基层医疗机构联网的常规心电、动态心电、动态血压项目出具报告；慢性肝病专病防治中心指导各基层医疗机构开展肝功、腹部彩超等相关检查检验项目，在基层可以开单到大医院检查肝脏剪切波弹性成像、高敏HBV DNA、AFP组合等筛查，并为基层检查检验项目读取报告；慢性肾脏病专病防治中心协助各基层检验科逐步开展尿红细胞位相分析和尿微量白蛋白/尿肌酐比值这两项检验项目等。

全力推进慢性呼吸系统疾病防治行动，依托物联网医学手段，对辖区高危居民进行肺功能筛查、慢性呼吸病鉴别诊断、健康宣教、治疗指导，加强慢阻肺患者健康管理，搭建基层医疗卫生机构及三级医院、呼吸健康研究院专家库远程诊疗三级联动机制。厦门市卫生健康委与钟南山院士领导的国家呼吸系统疾病临床医学研究中心深度合作，授牌厦门8家医院共同成立国家呼吸中心区域协同中心，发起一系列针对慢阻肺疾病的全国多中心课题研究，覆盖从早期到重度的慢阻肺全病程研究，为建立具有厦门特色的慢阻肺规范化诊疗数字化管理路径提供科学广泛且有力的临床循证依据。

（五）绩效领航：激励考核相容，注入强劲动力

长期以来，负担重、薪酬低、晋升难是影响基层队伍成长的主要原因，厦门市在"保基本"的前提下，健全激励机制，调动基层服务积极性。

厦门市从 2013 年起允许基层提取不超过 1 万元的奖励基金，2015 年基层考核分数超过 80 分后每提高一分可增加提取人均奖励 1500 元，2016 年起基层考核超过要求分数，按规定扣除支出后的结余收入可用于人员激励，持续执行"两个允许"政策，起到了激励队伍、稳定思想的关键作用。

根据基层医疗机构主要工作内容，按照基本公共卫生服务项目、家庭医生签约服务项目、基本医疗服务项目和医保管理负面清单等多维度优化完善绩效考核体系，每年根据工作重心调整完善细化指标体系，绩效考核结果与经费拨付、绩效分配相挂钩。

（六）人才领航：队伍提质升级，强化专业力量

放宽医师多点执业准入条件，大医院的执业医师经备案注册后，鼓励其到基层医疗机构多点执业，促进人才有序流动。结合"千名医师万人次下基层"活动，大医院选派专家驻点基层医疗机构，通过"传、帮、带"引导病人下沉，带动全科医生提升服务能力和业务水平，同时由区级财政给予专项补助。2023 年上半年，厦门市从区级以上医疗机构派出具有中级及以上职称的医师达 232 人，受援社区实现全覆盖，专家下社区累计坐诊门诊量 23543 人次。

充分考虑基层医疗机构医护人员的执业特点，在全市卫生系统中对基层医疗卫生机构医护人员职称评审、职级晋升实行单列，拓宽基层人才晋升通道，将专技人才留在基层。设立"健康管理师"专岗，针对护士、公卫医师、药师等培训慢病管理等专业知识与实践技能，提供针对不同患者的个性化管理、随访监测、宣教指导、饮食运动干预、生活习惯改善等全流程服务，与全科医生一起发挥 1+1>2 的优势。

落实乡村医生保障措施，厦门市五部门联合印发《关于充实基层卫生力量 稳定乡村医生队伍若干措施》，从合理配备人员、优化招聘方式、鼓励学历提升、落实薪酬待遇、强化保障措施、完善退出机制、加强关爱激励七个方面保障完善乡村医生待遇。采取购买服务的方式促进村卫生所执行基本药物制度，给予合理补助，根据乡村医生实际完成的基本公共卫生服务和

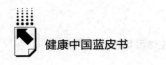
家庭医生签约服务的项目及数量情况发放补助金额，并对符合条件退出的乡村医生给予一定的养老生活补助。

三　厦门市工作成效

厦门市以宏观健康政策为指引，采用重新布局医疗服务供给结构、重新配置医疗资源和采用价格杠杆等多重举措，关注重点人群与专病重点领域，引导居民到基层就诊并加强日常管理，强化"每个人是自己健康第一责任人"的理念，充分发挥个体在健康管理方面的主动性，做出理性的就医选择，推动优质医疗资源和患者向基层"双下沉"，明确医疗服务供给方的功能定位，在医联体内建立有效的合作机制，使不同医疗机构各尽所长，尽力平衡居民健康需求与医疗卫生资源供给的矛盾，为居民提供整合型全链条的健康管理服务。

（一）以党建为引领，构建"近邻健康"新格局

厦门市以党建引领推进工作落实，将实施健康中国战略放在优先地位，实现医疗、医药、医保"三医联动"，优化资源配置，使"三医"按照功能定位各司其职，加大协调推动力度，变无序竞争为有序协同，启动"健康厦门·近邻健康"行动，向居民普及健康素养基本知识和传授相关技能，传播健康理念，让群众与健康在距离上更靠近、在情感上更亲近、在方式上更贴近，积极主动把健康理念、优质医疗资源送到群众身边，提高全体居民健康水平。

（二）以需求为导向，引导形成合理就医秩序

厦门市以居民健康需求为落脚点，不采取强制首诊政策，通过提升基层服务能力留住患者，从而带动居民主动在基层就诊，大医院慢病门诊量占比大幅下降，回归应有功能定位，发挥其在急危重症和疑难病症诊疗等方面的骨干作用，基层医疗卫生机构门诊量稳步提高（见图4），利用服务质量与效果引导的方式有效推动医改政策落地。

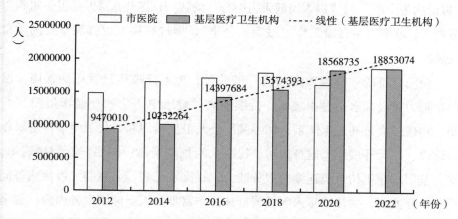

图4　2012~2022年厦门市医院与基层医疗卫生机构门诊量变化趋势

资料来源：国家卫生统计信息网络直报系统历年数据。

（三）以人为本，不断提升各方满意度

厦门市允许突破事业单位工资水平，落实保障激励机制，收支结余按照考核分数提取用于增发奖励性绩效。签约服务费主要用于激励签约服务团队，签约团队内部分配和中心考核后二次分配结合，家庭医生人均增量绩效增长3万~6万元。通过开展疾病早期筛查，早发现、早诊断、早治疗，形成基层慢性病防护网，带动常见病、多发病、病情稳定的慢性病居民到基层首诊，有效降低医疗费用支出，减少病人经济负担，提高疾病治愈率，省时省钱省力，大大改善了居民的生活质量，居民信任感和黏合度更高。医护人员职业自豪感不断增强，改善了居民的就诊体验，提升了居民的满意度，签约居民对签约机构的综合满意度达94.86%。

四　未来展望

我国人口老龄化趋势加快，人民群众对健康需求不断增强，与医疗卫生供给不平衡不充分的矛盾仍然存在，厦门始终坚持以人民健康为中心，推动

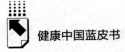
"以治病为中心"向"以人民健康为中心"的转变，提升基层医疗卫生机构服务能力，落实卫生健康工作"最后一公里"，推进基层卫生健康事业高质量发展。

厦门获得的"高素质高颜值"的荣誉，离不开高质量健康的保障。厦门市努力建设高水平健康之城，持续推进"健康中国"和"健康厦门"行动，构建强大公共卫生体系，加强基层公共卫生治理和公共卫生事件应对能力建设，广泛开展全民健身运动，提高人均预期寿命；摸底群众健康需求，提升基层医疗机构系统连续的服务能力，提高常见病、多发病、慢性病等同质化诊疗能力，关注老年人等脆弱群体，丰富重点人群健康服务内涵；健全高效的基层运行机制，完善基层医疗卫生机构编制管理，壮大基层医疗卫生人员队伍，拓宽基层医务人员晋升通道，加大医保政策对基层的倾斜力度；深化供给侧结构性改革，扩大医学中心和医疗中心试点，搭建多形式、多类型的医联体，挖掘潜在资源，优化布局规划，提质扩容，夯实为民服务根基；建立科学规范的基层评价体系，加强基层卫生健康服务质量安全管理，严格执行临床诊疗规范和规范开展各项公共卫生服务项目，健全基层医疗卫生绩效评价机制，强化绩效考核结果应用，作为财政补助、医保支付、薪酬核定等政策的依据，并与基层医疗卫生机构领导聘任、奖罚、薪酬挂钩。厦门市凝聚推进卫生健康事业高质量发展的强大合力，不断增进厦门人民群众的健康福祉，建设可复制、可推广的优质高效基层医疗卫生服务体系。

参考文献

［1］《卫生健康系统贯彻落实以基层为重点的新时代党的卫生与健康工作方针若干要求》解读，中华人民共和国国家卫生健康委员会网站，http：//www. nhc. gov. cn/jws/s7873/202207/34905400eb80440c9e60a0b7a45737cf. shtml。

［2］《"十四五"优质高效医疗卫生服务体系建设实施方案》（发改社会〔2021〕893 号），中华人民共和国国家发展和改革委员会网站，https：//www. ndrc. gov. cn/xxgk/zcfb/tz/202107/t20210701_ 1285212. html。

B.4
以"人民健康为中心"的
公共卫生治理体系改革

蔡媛青　胡颖廉*

摘　要： 自《"健康中国2030"规划纲要》颁布以来，中国公共卫生服务
供给规模不断增加、层次不断优化。本报告首先辨析了"以人
民健康为中心"的公共卫生治理的内涵。其次深入分析了我国
公共卫生健康事业在治理结构完善和治理能力提升等方面取得的
显著成效，以及新发展阶段我国公共卫生治理改革面临的挑战。
最后在以上分析的基础上提出如下建议：在治理结构改善方面，
着力构建优质高效的整合型卫生健康治理体系；在治理能力提升
方面，加强人才队伍建设，优化健康投入结构，利用数智赋能提
升公共卫生体系治理能力，继续推进"以人民健康为中心"的
公共卫生治理体系改革。

关键词： 公共卫生治理　健康中国　数智赋能

一　"以人民健康为中心"的公共卫生治理体系的内涵

进入新时代以来，公共卫生治理有了更加丰富的内涵。《中华人民共和
国国民经济和社会发展第十四个五年规划和2035年远景目标纲要》中提出

---

* 蔡媛青，博士，中国社会科学院中国社会科学评价研究院助理研究员，主要研究方向为公共
政策评价和卫生事业管理；胡颖廉，博士，中共中央党校（国家行政学院）社会和生态文明
教研部教授，主要研究方向为政府监管、社会治理。

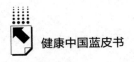

了"全面推进健康中国建设"的重大任务。加快推进健康中国建设，需要推进"以人民健康为中心"的公共卫生治理体系改革，在政策实践中形成"为了人民、依靠人民、服务人民"的逻辑架构。这是辩证统一和逻辑自洽的体系——只有为了人民才能永远依靠人民，只有依靠人民才能更好地服务人民，只有服务人民才是真正为了人民。

（一）"以人民健康为中心"的公共卫生治理目标

"以人民健康为中心"的公共卫生治理的根本目标在于从效率目标向质量、公平、安全等公共价值转变，提升公共卫生服务水平，保障公共卫生服务的地理可及性和经济可及性，真正保障个体健康权利的实现和社会的健康公平提升。构建"以人民健康为中心"的公共卫生治理体系，首先要把保障人民健康放在优先发展的战略位置上，这体现了人民至上的根本立场，特别是把全民健康作为中国式现代化的基石与标志，把共同健康作为共同富裕的内在要求与重要保障。其次，真正把健康体现在价值理念、发展规划、公共政策、投入保障、评价考核等各方面，构建健康促进型社会。最后，精准对接全体人民更加重视生命质量和健康安全的新需求、新期盼，瞄准医疗健康领域民众关心关切的重点难点堵点，锐意改革，知难而进。

（二）"以人民健康为中心"的公共卫生治理主体

"以人民健康为中心"的公共卫生治理的主体，就是中国共产党领导全国人民统筹协调公共卫生治理等各方面的工作，坚持民心民生，实现公共卫生治理高质量发展。这不仅是理论建构的一种创新，也是治理体系的升级，核心是构建党领导政府、社会、市场等主体的一核多元格局。当下，公共卫生治理正从单一卫生健康部门管理向党领导下的各部门协同转变。构建公共卫生治理体系，需要科技、工信、药监、卫生等不同政府部门协同一致，加强合作，找准发力点，增加融合度。坚持"以人民健康为中心"，才能持续产生发展公共卫生科学、实现民主决策的结构性动力，进而形成高效的协同行动。

（三）"以人民健康为中心"的公共卫生治理结构

"以人民健康为中心"的公共卫生治理结构，核心在于从纵向和横向的碎片化结构向整体型卫生健康治理结构转变。首先，健全公共卫生与医疗服务防治结合、卫生行政部门与其他部门联防联控、全社会群防群治的工作机制。其次，各级党委要为各方协同提供有力的制度支撑，将医疗机构、公共卫生机构、社区等治理主体整合在"互嵌式"结构中，从而形成协同动力。最后，坚持"以人民健康为中心"，即在进行公共卫生治理中充分发动、紧紧依靠和真心服务人民群众。在公共卫生治理中实现全国上下一盘棋，在行政审批、日常监管、执法办案和应急处置等环节都履职尽责，如山东省建立了医防融合固定机制和有效预案，实施"治已病"与"治未病"并重，通过一体化的监管逐渐构建了同质化、延续型、团队型的管理新模式。

（四）"以人民健康为中心"的公共卫生治理能力

提升"以人民健康为中心"的公共卫生治理能力，要从政府投入和服务提供向政府、市场、社会多元一体方向转变，同时充分利用数字技术等。跳出技术、微观、局部的传统治理思维，"以人民健康为中心"，从单一健康部门治理向党领导下的各部门协同治理及数智赋能的公共卫生治理转变。第一是部门协同，全力保障医用防护物资供应；第二是上下联动，创新开展应急药品联合核查；第三是社会共治，拓展工作宣传形式和渠道；第四是同舟同运，提高国际合作的科学化和现代化水平。把安全价值、发展价值和民生价值与以人为本的发展理念相统一，把政府、市场和社会纳入共建共治共享的格局中，统筹国内国际两个大局，才能真正推动科学、可持续、高效的公共卫生治理体系高质量发展。

二　我国公共卫生健康事业发展取得的显著成效

我国公共卫生健康事业在过去十年中取得了历史性跃升和全方位进步，

健康中国建设工作平稳顺利，人民健康水平不断提升，民众健康获得感不断增强。2022 年 4 月，国务院办公厅印发《"十四五"国民健康规划》（国办发〔2022〕11 号），明确新发展阶段我国卫生健康事业的七项重要任务。党的二十大报告指出，推进健康中国建设，把保障人民健康放在优先发展的战略位置。2023 年 3 月 23 日，中共中央办公厅、国务院办公厅印发《关于进一步完善医疗卫生服务体系的意见》，明确指出要提高公共卫生服务能力，不断增强人民群众获得感、幸福感、安全感。2023 年 7 月，国家卫生健康委、财政部、国家中医药局、国家疾控局联合发布《关于做好 2023 年基本公共卫生服务工作的通知》，指出推进健康中国建设，完善人民健康促进政策，持续提升基本公共服务水平。

（一）公共卫生治理结构不断优化

公共卫生体系关乎人民的生命质量和健康福祉，是提高全民健康水平的重要工具，是健康中国建设的关键组成部分，也是经济社会发展的有力支撑。近年来，我国公共卫生治理结构不断优化，主要有以下几个方面的进步。

一是公共卫生服务体系均衡性和资源配置能力逐步提高。截至 2023 年 4 月，国家卫生健康委已按程序设置 13 个专业类别国家医学中心和儿童类别的国家区域医疗中心。仅 2022 年，国家医学中心和国家区域医疗中心就开展国际、国内首创和领先技术 372 项。[1] 国家级全民健康信息平台基本建成，截至 2021 年底，区域全民健康信息平台在全部省份、近九成的市和近七成的县落地，并有近 7000 家二级及以上的公立医院接入平台[2]，各级医疗机构数据互联互通水平不断提升。

---

[1] 《国家卫生健康委员会 2023 年 4 月 23 日新闻发布会文字实录》，中华人民共和国国家卫生健康委员会网站，http://www.nhc.gov.cn/xcs/s3574/202304/7662d2ed31e341f2a46bcf7b99235b1e.shtml。

[2] 《国家卫生健康委员会 2022 年 9 月 2 日新闻发布会文字实录》，中华人民共和国国家卫生健康委员会网站，https://www.nhc.gov.cn/xcs/s3574/202209/22a6237b4c3045b29b391543509742f1.shtml。

二是有序就医和诊疗体系建设取得积极成效。全国地市级、县级实现远程医疗卫生服务全覆盖，2022年，我国31个省份（不含港、澳、台地区）及新疆生产建设兵团均已建立远程医疗卫生服务平台，总服务人次超过2670万人次。①

三是推动优质高效中医药服务体系完善，基层中医药服务网络不断强化。中医药在基层的服务能力得到一定优化，中医药服务的覆盖面更广、可及性更强。截至2022年底，3.67万个中医馆的建设得到中央财政支持，社区卫生服务中心和乡镇卫生院已建成中医馆40000余家，基本实现中医馆全覆盖。②基层中医药人才队伍建设不断加强，中医药人才投入力度不断加大，基层人才发展环境不断优化。城市医院帮扶乡村医院，促进共同发展。党的十八大以来的十年间，403家三级医院与699家县级中医医院合作，利用人员进驻、设备投入、技术分享等方式，促进县级中医医院服务能力水平和质量的不断提升。③

（二）公共卫生治理能力不断提升

我国卫生健康事业主要健康指标持续向好，人均预期寿命持续提升，公共卫生治理能力不断增强，主要包括以下几个方面内容。

一是主要健康指标持续向好，人民群众的健康素质不断提升，健康获得感不断增强。2020年我国居民人均预期寿命为77.93岁，到2021年已上升至78.2岁，并超过了健康中国行动所设定的2022年目标值77.7岁。④ 健康中国行动取得阶段性成果，与以下举措密切相关。第一，在巩固做实现有基本公共卫生服务项目、提升群众获得感和感受度等方面加强工作，不断扩大健康中国行动影响力。第二，增强健康服务能力，提供更广泛、更优质的健

① 《数字中国发展报告（2022）》，国家互联网信息办公室，http://www.cac.gov.cn/2023-05/22/c_1686402318492248.htm。

② 《国家卫生健康委员会2022年8月2日新闻发布会文字实录》，中华人民共和国国家卫生健康委员会，http://www.nhc.gov.cn/xcs/s3574/202208/94eb510c9de04fd79f393d58aa7b3aec.shtml；《我国基层中医馆已超4万家》，中国政府网，http://www.gov.cn/lianbo//bumen/202307/content_6893653.htm。

③ 白剑峰：《卫生健康事业发展取得显著成就》，《人民日报》2022年9月8日第2版。

④ 《2021年我国卫生健康事业发展统计公报》，中华人民共和国国家卫生健康委员会网站，https://www.gov.cn/xinwen/2022-07/12/content_5700670.htm。

康服务。2022 年全国卫生机构总诊疗人数为 84.0 亿人次，医疗服务总量位居世界第一，卫生技术人员数量也不断增加，2022 年达 1155 万人，如图 1 和图 2 所示。第三，居民健康素养水平不断提升，2022 年我国重点人群职业健康素养水平为 52.6%。①

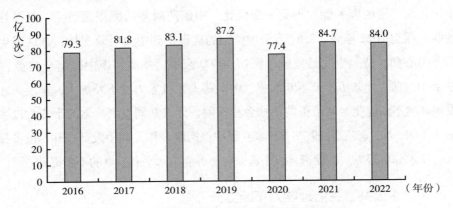

图 1 2016~2022 年医疗卫生机构诊疗量

资料来源：《2021 年我国卫生健康事业发展统计公报》和《2022 年国民经济和社会发展统计公报》。

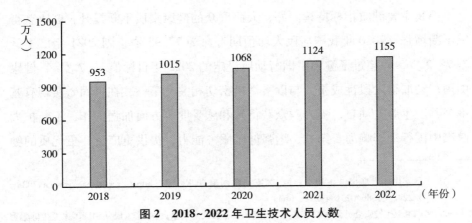

图 2 2018~2022 年卫生技术人员人数

资料来源：《2022 年国民经济和社会发展统计公报》。

---

① 《2022 年全国重点人群职业健康素养水平为 52.6%》，中华人民共和国国家卫生健康委员会网站，http://www.nhc.gov.cn/zyjks/s3586s/202306/0d1fa72aad124b0a9c88574359208556.shtml。

二是公共卫生防护网逐步强化，传染病、慢性病、职业病、地方病等防控力度逐步加大。2021年，我国通过世界卫生组织的国家消除疟疾认证，血吸虫病疫情降至历史最低，实现了乙肝控制目标，结核病、艾滋病报告发病率显著下降。2022年，我国心脑血管病、糖尿病、癌症等重大慢性病过早死亡率为15.2%，新发职业病病例数相较2013年下降近六成，重点职业病高发趋势日渐趋缓。①

三是城乡基层公共卫生服务能力进一步提升。城市医疗集团和县域医共体网格化布局建设加快推进，分级、分层、分流的传染病等重大疫情救治机制进一步建立健全。公共卫生智能服务取得明显成效，智能公卫服务在运用人工智能技术对健康数据进行整合分析、为医生提供辅助诊断和临床决策支持方面取得成效，如，2022年安徽省的"智医助理"系统已经在全省的104个区县实现全覆盖，为3.7万名基层医生提供服务，累计提供辅助诊断超5亿次。②

四是重大疾病防控、救治和应急处置能力明显提升。2022年，在全国建成覆盖22个专业领域的40支国家级卫生应急队伍、地方各级医疗应急队伍6500支。③ 我国卫生应急管理工作不断加强和进步，卫生应急核心水平超过大多数国家。

三 新发展阶段我国公共卫生治理体系面临的挑战

在当前工作取得较大进展和成效的基础上，需要深刻认识新发展阶段我

---

① 《国家卫生健康委员会2023年6月15日新闻发布会文字实录》中华人民共和国国家卫生健康委员会网站，http://www.nhc.gov.cn/xcs/s3574/202306/b5d0b329c886457ab250c79e21f8651b.shtml。
② 《安徽：智慧医疗便民惠民》，安徽省卫生健康委员会网站，https://wjw.ah.gov.cn/xwzx/mtjj/56820621.html。
③ 《国家卫生健康委员会2023年7月3日新闻发布会文字实录》，中华人民共和国国家卫生健康委员会网站，http://www.nhc.gov.cn/xcs/s3574/202307/a6cdc063f8074eadac781e84c9dadc7a.shtml。

国公共卫生治理体系面临的复杂形势和现实挑战。首先，公共卫生治理结构方面表现为对"大健康、大卫生"理念的认知与实践推进还存在系统性不足，医防融合不够紧密，医防协同需要进一步完善。其次，公共卫生治理能力方面表现为公共卫生人才发展不平衡不充分与人民美好生活需要的矛盾、公共卫生公益定位与营利倾向的矛盾、公共卫生体制碎片化与风险连续性的矛盾等。

（一）改善公共卫生治理结构面临的挑战

一是对"大健康、大卫生"理念的认知与实践推进存在系统性不足。人们对于大健康发展理念、大健康意识的认识还不平衡不全面。大健康管理体制、运行机制、资源配置和资金投入难以满足人民群众实现全面健康的需要。整合型卫生健康服务体系的建设还不完善，医院、疾控机构、基层医疗机构融合和分工协作不足，尚未形成责任制、网格化的居民健康管理体系。

二是医防融合不够紧密。在水平结构方面，涉及公共卫生问题的部门权力较为分散，公共卫生与医疗服务之间合作薄弱。此外，公共卫生服务体系中部分项目管理的连续性及合作协调不足，也可能导致风险预警效率低下。

三是医防协同需要进一步完善。在垂直结构方面，公共卫生具有的自下而上的信息流和自上而下的决策机制分层系统，有时会导致与健康风险外部性的冲突。如，公共卫生机构和医疗机构协同监测机制不够健全，基层哨点作用无法充分发挥。公共卫生治理体系改革措施停留在较浅层次，难以发挥提升公共卫生治理体系整体效率的作用。

（二）提升公共卫生治理能力面临的挑战

一是公共卫生人才发展不平衡不充分与人民美好生活需要的矛盾。我国公共卫生资源分配不均衡，地区差异大，县乡基层公共卫生资源更是落后于城市。我国公共卫生领域人才发展不平衡不充分体现在教育制度不够完善、薪酬制度不够合理、存在"重医轻防"的发展倾向等。健康人才的培养较难满足人民日益增长的美好生活需要，而人民群众对健康的需要既是多样的，又是变动的，这就决定了将健康需要转化为人民健康需要的表现形式应该是多样的，与其他需要互嵌。

二是公共卫生公益定位与营利倾向的矛盾。公共卫生服务主要以公共产品和准公共产品的形式向公众供给，其提供机构也相应地拥有公益性定位。事实上，公共卫生健康支出是促进"以人民健康为中心"的公共卫生治理体系高质量发展的重要衡量指标。

三是公共卫生体制碎片化与风险连续性的矛盾。中国公共卫生服务体系和公共卫生行政体系仍存在碎片化问题，制约其及时响应与有效运转的能力，主要体现在现有信息系统多是面向特定职能（如医保系统）、围绕特定领域和范围（如医院系统）而建设的，缺少信息共享的协同平台。由于重大突发公共卫生事件破坏力巨大，容易引发威胁人民生命财产安全和阻碍社会正常运行的系统性风险，因此公共卫生体制仍需"补短板、堵漏洞、强弱项"。

四 "以人民健康为中心"的公共卫生治理体系改革的建议

以"大卫生、大健康"为行动纲领实施健康中国战略以来，我国公共卫生服务资源总量持续增长，公共卫生服务公平性和可及性得到明显提升，服务质量和效率不断提高，人民群众看病就医负担持续减轻。未来建议在治理结构方面，构建优质高效的整合型卫生健康治理体系；在治理能力方面，加强人才队伍建设，优化健康投入结构，利用数智赋能提升公共卫生体系治理能力，继续推进"以人民健康为中心"的公共卫生治理体系改革。

（一）构建优质高效的整合型卫生健康治理体系

"以人民健康为中心"的整合型卫生健康治理体系有助于缓解民众"看病贵、看病难"，有助于加快构建有序的就医和诊疗新格局。因此，要推动公共卫生治理向全面社会健康管理转变，在"以人民健康为中心"的公共卫生治理体系改革中注重长期性、全局性问题，促进优质医疗资源扩容和区域均衡布局。第一，在水平结构上，需要推动医院强化公共卫生职能，推动基层医疗机构在保持公共卫生职能的基础上，强化医疗功能，推动建立区级疾控机构与基层医疗机构融合、基层医疗机构各专业融合、全科与专科协同发展的分级诊疗体系。第二，在垂直结构上，破除各级医疗机构之间的行政、财政、人事等壁垒，构建责任、利益、服务、管理共同体，加强公共卫生机构间的互通互联，强化管理共同体的韧性与效能。

（二）加强人才队伍建设，提升公共卫生体系治理能力

第一，促进临床医生与公卫医生之间的协同。（1）医防不同领域专业人员形成优势互补，构建"诊前宣教—诊间治疗—诊后干预"的"防—医—防"的治疗模式，促进两慢病干预工作由"粗放型"向"精细化"转变，有效夯实医防融合的基层基础。（2）推进疾控机构专业人员参与医疗联合体工作，推动县级疾控机构与县域医共体协同发展。（3）探索将公共卫生教育定位为研究生教育，并将多学科背景人才纳入公共卫生教育体系，真正实现"将健康融入所有政策"。

第二，针对公共卫生人才队伍结构存在的明显短板，尤其是护士和全科医生数量不足的问题，持续开展"补短板"建设。未来需要打造分工明确的公共卫生人才队伍，加强对医疗人员的教育、培训；强化中医药特色人才建设，打造一支高水平的中医疫病防治队伍，推动中西医药相互补充、协调发展；大力促进全科医生和执业护士的培养，以应对人口老龄化的挑战和健康中国战略要求。此外，加强对管理人员尤其是领导干部有关公共卫生素养和疾病防控基本知识的培训，深入开展"健康中国行动"和爱国卫生运动。

（三）优化健康投入结构，提升公共卫生体系治理能力

第一，构建"以人民健康为中心"的公共卫生治理体系需要转变传统观念，认识到医学卫生健康投入不是一种被动消耗，而是推动经济发展的重要驱动力。如，降低人口死亡率和发病率；提高生产力、劳动力参与率和加

大劳动力供应,促进卫生保健部门的科技创新,从而促进经济增长。同时,增加医学卫生健康投入有助于提高全民的健康水平,促进社会公平,使人民的福祉最大化。

第二,对重要的医学卫生健康政策的经济价值进行测算,为政府制定最优决策提供科学依据,促进医学卫生健康领域的科研进步与政策制定。以"以人民健康为中心"的理念重塑公共卫生治理,既具有理论内涵,更具有实践意义,可以从宏观层面初步研判具有经济价值的公共卫生优先发展领域及其干预措施。如,制定有效的公共卫生干预措施减少慢阻肺病负担,减少吸烟、空气污染和其他慢阻肺病的风险因素,在临床实践、工作场所和社区环境中开展教育活动并加强健康教育,使人民群众对慢阻肺病有所了解。这些政策不仅能加强疾病防治,降低疾病的社会负担和经济负担,还能完善人们的健康观念,增进人民福祉。

(四)数智赋能提升公共卫生体系治理能力

第一,打造数字化、信息化和智能化的数智赋能公共卫生治理体系,增强早期监测预警能力。改革完善疾病预防控制体系,立足更精准有效的预防,健全完善传染病疫情监测、风险评估和预警制度,如构建数据共享互认体系、搭建数字化健康管护体系等。推动传染病监测预警与应急指挥信息平台建设,在多级别医疗机构间建立新的组织形式,推进分级诊疗、远程医疗、家庭医生签约制度、慢病管理体系等建设。

第二,数智赋能公共卫生治理高质量发展,提升公共卫生治理效能。高质量发展"高"就"高"在满足人民群众的美好生活需要上,一个突出的特点是"供给专业化"和"需求科学化"愈发不可分割,面向需要、面向用户成为供给侧结构性改革的重要方向。具体来说,主要包括完善区域全民健康信息标准化体系以推进健康信息与公共卫生信息互联互通,持续推进"互联网+医疗健康"以构建远程医疗服务体系,提升公共卫生服务数字化水平,完善传染病监测预警与应急指挥平台功能,实现公共卫生治理多部门、多领域、多环节信息共享和协同联动。

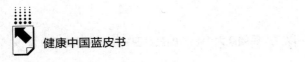

参考文献

[1] 迟福林:《以人民健康至上的理念推进公共卫生治理体系变革》,《行政管理改革》2020 年第 4 期。

[2] 顾昕:《"健康中国"战略中基本卫生保健的治理创新》,《中国社会科学》2019 年第 12 期。

[3] 景军、杨斐、法翠雯:《促进全球健康发展的中国经验》,《中山大学学报》(社会科学版)2022 年第 6 期。

[4] 李立明:《新中国公共卫生 60 年的思考》,《中国公共卫生管理》2014 年第 3 期。

[5] 刘远立:《促进医保、医疗、医药协同发展和治理》,《行政管理改革》2023 年第 3 期。

[6] 马晓伟:《以人民为中心 以健康为根本 举全系统之力打赢健康扶贫攻坚战》,《中国卫生》2020 年第 11 期。

[7] 陶克涛、张术丹、赵云辉:《什么决定了政府公共卫生治理绩效? ——基于 QCA 方法的联动效应研究》,《管理世界》2021 年第 5 期。

[8] 曾光、黄建始、张胜年:《中国公共卫生》(理论卷),中国协和医科大学出版社,2013。

多点触发智慧化疾病监测预警系统建设：广东实践

邓惠鸿　林立丰　严维娜　罗焕金　张　媚*

摘　要： 广东省为贯彻落实习近平总书记"要把增强早期监测预警能力作为健全公共卫生体系当务之急"的指示精神，在全国率先启动智慧化多点触发疾病防控预警系统的建设。通过改进不明原因疾病和异常健康事件监测模式，从被动监测向主动监测转变，建立不明原因疾病和异常健康事件监测机制。建立了多渠道监测预警机制，通过打通各相关行业系统的壁垒，实现多途径、多维度、多节点监测数据汇聚和多渠道信息关联智慧预警。广东省在多点触发智慧化疾病监测预警系统建设上的探索和实践，为在全国范围内建设完善省统筹区域传染病监测预警与应急指挥信息平台提供了路径参考。

关键词： 多点触发　智慧化　监测预警　广东省

习近平总书记在 2020 年 6 月 2 日公共卫生专家学者座谈会上强调，"要把增强早期监测预警能力作为健全公共卫生体系当务之急"，要完善传染病

---

* 邓惠鸿，广东省疾病预防控制中心党委书记、主任，研究方向为疾病预防控制、爱国卫生、医疗管理、公共卫生信息化等；林立丰，广东省疾病预防控制中心副主任，国务院政府特殊津贴专家，研究方向为公共卫生信息化、消毒与病媒控制；严维娜，广东省疾病预防控制中心科教与信息部主任，研究方向为公共卫生信息化、食品安全；罗焕金，广东省疾病预防控制中心办公室副主任，研究方向为公共卫生政策；张媚，广东省疾病预防控制中心科教与信息部副主任，研究方向为公共卫生信息化。

疫情和突发公共卫生事件监测系统，改进不明原因疾病和异常健康事件监测机制，提高评估监测敏感性和准确性，建立智慧化预警多点触发机制，健全多渠道监测预警机制，提高实时分析、集中研判的能力。习近平总书记的讲话为我国传染病监测预警工作提出了明确的工作要求和目标。

广东省深入贯彻落实习近平总书记指示精神，先行先试，在全国率先启动立项并完成省智慧化多点触发疾病防控预警系统（以下简称"多点触发预警系统"）建设。目前该系统已实现监测数据多途径汇聚，建立多点触发早期预警机制，通过对疾病和健康危害因素的多渠道监测进行预警、预测和辅助决策，提升疾病早期监测预警能力，并在疫情防控中发挥了积极的作用。2022年5月，多点触发预警系统被国家卫生健康委评选为全国十大数字健康示范案例。

一 广东省传染病监测预警体系现状

广东省是人口大省、经济大省，毗邻港澳，国际交往频繁，每年出入境外国人多达1460万人次，流动人口超过5000万人，加上独特的环境气候条件，成为全国传染病疫情防控形势最复杂的省份。

广东省委、省政府始终坚持"预立敏行"，不断提升传染病早期监测预警能力建设。2004年，广东省建立起基于疾病诊断、覆盖全省所有医疗机构"横向到边、纵向到底"的传染病监测报告网络。2005年，广东省疾病预防控制中心申报成为"世界卫生组织新发传染病监测研究与培训合作中心"，强化与世卫组织在人畜共患病、蚊媒传染病等新发传染病监测研究方面的技术交流合作。2007年，率先在全国开发并部署应用"病媒生物监测网络直报系统"，及时监测预警病媒生物传染病。2017年，建设以实验室病原监测和病原特征实时分析为核心的致病菌识别网，进一步提升广东省细菌性传染病的疫情监测、病原确认和溯源能力。此后，更是进一步构建起"急性传染病监测系统+突发公共卫生监测系统+综合媒体监测+环境监测+社情监测"的多元化立体监测体系。

为深入贯彻落实习近平总书记关于"要把增强早期监测预警能力作为健全公共卫生体系当务之急"的重要指示精神，进一步提档升级传染病实时监测预警分析能力，在广东省委、省政府支持下，2020年8月，广东省卫生健康委申请立项，广东省疾病预防控制中心负责建设的"广东省智慧化多点触发疾病防控预警系统"通过立项，省财政投入8862万元，成为全国首个正式立项并启动智慧化预警系统建设的省份。该系统在新冠疫情防控实战中边建设边应用，2022年12月19日通过验收，成为广东省传染病监测预警体系建设的重要成果，为下一步构建省统筹区域传染病监测预警平台打下了坚实基础。

二 广东省多点触发预警系统建设的经验做法

2020年，在省委、省政府的直接推动下，在省卫生健康委、省政务服务数据管理局、省财政厅等多部门的积极支持下，广东省疾病预防控制中心作为项目建设单位启动"广东省智慧化多点触发疾病防控预警系统"建设。遵循国家卫生健康委"统筹规划，统建共用"、"统一标准，共建共享"的指导意见，坚持目标导向、实用导向，将系统建设与新冠疫情防控同频推进，充分依托广东省电子政务云平台和广东省全民健康信息平台开展多渠道数据汇聚，实现"省级部署，省、市、县共同使用"，未来向下拓展到乡镇一级，向上与国家平台对接。目前，系统按照智能数据采集、智能数据交互、智能数据治理、智能数据中枢、整体智慧应用五级架构，形成"12345"的疾病防控预警系统功能布局：1个疾病防控专题数据库；2大智慧平台，预警预测辅助决策平台和疾控业务综合管理平台；省市县3级系统用户；人、物、环境、互联网4维多点数据；5种触发预警机制类型（见图1）。

（一）坚持目标导向，建设"一库两平台"

1.疾控专题数据库

依托省政务大数据平台和全民健康信息平台，采用大数据、区块链核心

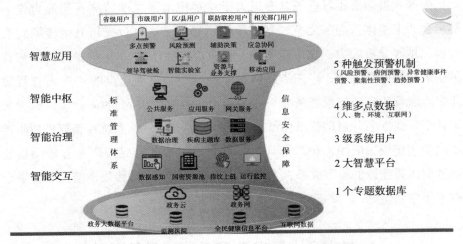

图1 广东省智慧化多点触发疾病防控预警系统

技术，汇集来自医疗、疾控、省教育厅等机构和部门监测数据并开展数据标准化治理，实现数据多渠道多点实时采集，构筑多元的疾控专题数据库，为智慧化预警多点触发建模奠定基础。一是打通医疗机构和疾控中心数据实时对接通道。通过在监测医院部署前置机，实现从医疗机构主动、实时、自动化采集包括急门诊、住院病人症状、临床检验检测、影像学等信息，通过本地数据治理和异地汇聚分析进入疾控专题数据库。二是打通了疾控内部不同业务系统、不同层级间的数据共享屏障。包括国家大疫情网、国家突发网等国家层面业务系统，以及流调系统、发热门诊、核酸检测等省系统均实现了与多点触发系统的对接。三是接入了其他政府部门和机构的监测数据。依托省政务大数据平台"一网共享"机制，汇聚海关、卫健等部门的疾病监测数据，与疾控系统业务数据、省全民健康信息平台和监测医院数据以及互联网舆情监测等数据资源共同汇聚组成疾控专题数据库。目前，疾控专题数据库已汇聚监测医院、省全民健康信息平台、省政务大数据平台和舆情4个渠道，海关、卫健等13个部门的数据，涵盖人、物、环境、互联网等多个维度，涉及风险暴露、购药就诊、因病缺勤等多个环节，实现了监测数据多途径汇聚，构筑多源数据底座。

2. 预警预测辅助决策平台

运用自然语言识别 NLP、大数据、区块链等信息化技术手段，结合疾病防控业务场景，赋能专题数据库中汇聚的多源数据，进行智能关联和模型运算，建立多点触发早期预警机制，实现疾病及相关因素的多点触发预警、多渠道预警和多维度预测。以新冠病毒感染的监测预警为切入点，基于人群、环境、生物媒介和舆情 4 个维度，构建包括传染病、慢性非传染性疾病、健康危害因素等多因素的早期监测预警场景，并在系统中集成模型预测、风险评估、舆情分析和辅助决策等功能模块。目前，预警预测辅助决策平台已构建 82 个病种及健康危害因素共 1322 个预警模型的风险预警、病例预警、异常健康事件预警、聚集性预警、趋势预警，以及 11 个病种共 187 个风险预测模型，支撑了时空传播、高危人群圈定、输入风险评估等多种决策辅助应用。

3. 疾控业务综合管理平台

实现疾控业务全流程信息化管理，为多点触发预警预测提供全过程支撑。将原来各自独立的疾病监测系统、实验室采样与检测系统、人财物管理系统，有效集成预警预测与辅助决策、智慧实验室、应急作业等功能模块，以信息流带动作业，逐步推进内部管理流程再造，提升管理效能。目前，已实现省疾控实验室业务全流程数字化管理，应急协同处置、资源管理与业务支撑系统已贯通，实现了疾控业务全流程信息化管理。

（二）坚持智慧赋能，以信息化技术提升监测预警的智能化水平

一是将大数据、云计算、物联网、人工智能等技术手段运用于多源数据采集、智能关联、智慧运算、分级预警、模型预测等系统的关键功能模块中。自动化采集传染病危险因素、病原体、相关症候群等传染病发生、发展过程中多个关键节点的数据，及早、智能化地判别出传染病可能增加的流行风险或已出现的"苗头"并自动发出预警信号，建立起灵敏、智慧的传染病监测预警系统。二是提升成品软件与公共管理支撑能力。通过在系统中嵌入大数据建模平台、模型超市应用、语音/图像识别平台、信息交换与业务协作、标签自动管理、舆情运营服务等成品软件，为传染病管理等提供高效

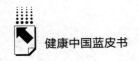

便捷的智能工具。三是充分利用广东省数字政府公共支撑平台，通过对接统一身份认证平台、粤政图、粤政易等，为辅助决策分析应用平台、省级疾控业务综合管理平台、预警应急联动系统等提供基本的公共卫生支撑。

（三）坚持安全底线，维护信息安全与系统安全

多点触发预警系统利用区块链技术、密码资源池，实现数据采集的关键行为链上协同、数据保护、链上可信存证、数据存储的关键隐私保护、分级分类管理、数据应用的可信身份授权、日志指纹上链、数据查询隐私保护、数据共享的关键操作追溯、数据安全传输链路保护等功能，确保数据防抵赖、防篡改、防泄漏、可追溯，提供全生命周期的安全保障。基于广东省"数字政府"政务云基础安全能力，提供安全服务内容，包括数据库审计、漏洞扫描、应用系统渗透测试、安全架构、安全应急演练、安全应急响应等，为系统稳定及数据安全提供服务保障。

（四）坚持标准先行，探索建立疾病预警预测系列标准规范

为统一疾病监测预警数据采集、数据治理、数据使用和安全管理标准，在系统建设的过程中，同步制定相关标准规范，为系统建设提供标准化管理支持。从数据、功能、业务、安全四个维度初步构建了多点触发疾病防控大数据标准管理及安全标准规范体系，包括《智慧化多点触发预警大数据采集管理标准规范》《智慧化多点触发疾病预警预测规范》《智慧化多点触发预警大数据安全管理标准规范》《智慧化多点触发预警大数据共享与服务管理标准规范》《疾控体系实验室信息管理标准》等，规范了系统整体建设要求。2022年10月，《智慧化多点触发预警大数据安全管理标准规范》及新冠、登革热、诺如病毒、手足口病、发热伴出血症候群、发热伴出疹症候群、发热呼吸道症候群、腹泻症候群、脑炎脑膜炎症候群预警预测规范共10项标准规范由广东省卫生健康委和广东省政务服务数据管理局正式联合印发为数字政府工程标准，目前该系列标准也通过了广东省地方标准立项申请，正在积极推进中。

三 系统建设的初步成效

（一）从单一到多源，初步建立了多渠道监测预警机制

改变了以往手段单一，仅依靠疾控监测系统的监测预警机制，通过构建多源数据库，打通各相关行业系统的壁垒，汇聚多部门（以医疗卫生数据为主渠道，汇聚海关等 13 个厅局部门）、多维度（人、物、环境、互联网）、多环节（风险暴露、购药就诊、因病缺勤等）监测数据，初步建立了多渠道监测预警机制，大大地拓展了监测预警的"广度"。

（二）变被动为主动，改进了不明原因疾病和异常健康事件监测模式

利用大数据、云计算、自然语言处理等技术，自动采集医学症候群、影像学、血清学、病原学、流行病学等健康信息以及环境、舆情等监测数据，通过数学模型运算，从时间、空间、轨迹、行为、健康信息等维度进行关联运算，同时触发多个渠道预警信号，构建被动报告与主动监测相结合的疾病感知新模式，大大提升了监测预警的"灵敏度"。

（三）从传统到智能，实现智慧化预警预测和多点触发

利用大数据、区块链、机器学习等技术手段，提升系统在预测预警、应急联动、数据汇聚、前端感知方面的智慧程度。通过不同渠道、不同人群、不同专题数据的快速跨库调取，及早地、智能化地判别出传染病可能增加的流行风险或已出现的"苗头"，根据风险的强弱与分级预警规则自动匹配，生成相应的分级预警信号，实现多点触发预警。

（四）边建设边实战，在新冠疫情防控中发挥积极作用

一是通过自动关联分析，及时发现防控漏洞，化解风险隐患。在新冠疫

情防控期间，该系统发挥了重要作用，实现了对监测医院、发热门诊、冷库冷链、隔离酒店和港口码头工作人员等汇聚数据的智能分析和风险早期预警。从 2021 年 6 月开始，累计形成《预警与风险提示分析专报》350 期，向省指挥办报送并向有关部门推送落实排查，为甄别疫情风险、及时堵塞防控漏洞提供重要决策辅助。二是通过建模智能分析，实现多点触发预警，做到及早甄别处置。如监测到被监测医院某症候群病人异常增多、某地区购买退烧药人数异常增多等情况时，能够第一时间关注并发现问题，迅速排查，核实是否发生了聚集性疫情，实现多点触发和及早甄别，为采取有效措施争取时间。三是通过智能运算匹配，预判疫情风险等级，辅助快速决策。如系统收到核酸阳性预警，通过多源数据库关联数据进行智能匹配，可以第一时间判定该阳性者是属于普通人群还是高风险岗位人群，系统可智慧化完成前置流调工作，帮助疾控人员第一时间初步判定风险高低，有效提高了防控效果。四是通过建立数学模型，预测疫情走势，评估防控效果。系统通过建立数学模型，预测疫情走势，在新冠疫情防控中，省疾控中心一方面运用多点触发预警系统的预测模型对既往疫情进行复盘，调整预测模型的参数，提高预测精准度；另一方面应用预测模型对疫情走势进行预测评估，多次运用多点触发预警系统搭载的传染病动力学模型、时空传播模型等，对疫情走势进行预测评估，相关预测结果与实际符合度较高，得到了较好的验证。

四 未来展望

随着信息技术的日新月异，公共卫生领域逐步实现信息化、数字化、智能化，疾病监测预警信息化建设也必然由"以传统业务为驱动"的单一分散信息化系统建设全力迈向"以数据治理为驱动"的数字化转型、"以模式变革为驱动"的智慧化大数据服务平台建设。党的二十大报告指出，要加快建设网络强国、数字中国。2021 年 12 月，中央网络安全和信息化委员会印发《"十四五"国家信息化规划》，指出信息化进入加快数字化发展、建设数字中国的新阶段。2022 年 11 月，国家卫生健康委联合国家中医药局和国家疾控局印发《"十四五"全民健康信息化规划》，指出要统筹推动全民健康信息化建设，进一步推进新一代信息技术与卫生健康行业深度融合，将数字技术与系统思维贯穿到健康中国、数字中国建设的全过程，充分发挥信息化在卫生健康工作中的支撑引领作用。2023 年，国家疾控局印发《加快建设完善省统筹区域传染病监测预警与应急指挥信息平台实施方案》，进一步对各省的传染病监测预警平台建设提出了建设目标和划定建设重点。

尽管广东省通过建立"跨部门数据采集共享、多部门多渠道风险评估、多病共防监测预警"的机制，开发建设和探索应用了"多点触发预警系统"，有效提升了传染病的早期监测预警能力，但仍有提升空间，需要多措并举、下大力气加以提升完善。一是持续畅通多部门数据来源渠道，建立完善多部门多源数据共享工作机制，为多点触发预警提供数据保障；二是持续运用多源数据、算法和算力优势，提升数据采集、治理与大数据分析应用能力，更好地为疾病防控决策做好技术支撑；三是持续推动大数据、云计算、物联网、生物信息学、人工智能等信息技术手段在传染病早期识别和预警预测中的应用，推动疾控事业数字化转型；四是持续推进医防融合，统筹推进医院电子病历、症候群监测信息、传染病直报等工作机制建设和信息系统构建，切实实现疾病监测预警关口前移。广东省疾病预防控制中心将深入贯彻党的二十大精神，积极落实国家以及省委、省政府关于传染病监测预警体系建设的要求，创新突破，以数字化转型引领高质量发展，为我国疾病防控事业发展贡献广东力量。

B.6
中国妇幼健康服务体系的高质量发展

马晶 裴晨阳 裘洁*

摘　要： 中国政府长期重视妇幼健康，始终将妇女儿童健康作为政府工作重点领域。新中国成立以来，我国妇幼健康事业取得了显著成效，相关法律法规逐步完善，服务体系不断健全，服务内涵不断深化，管理模式不断创新，妇幼健康均等化水平持续提升，尤其是在降低孕产妇和新生儿死亡率方面取得的成绩举世瞩目。本报告对我国妇幼健康服务体系的发展现状进行总结，对新时期我国妇幼健康事业发展和妇女儿童健康突出问题与挑战进行了分析，尤其是服务公平性和可及性有待进一步提升，筹资保障机制有待进一步完善，以及信息化建设及应用相对滞后。未来，我国将进一步加强顶层设计、持续推进妇幼健康服务均衡发展、健全稳健可持续的妇幼健康筹资保障机制、提高妇幼健康信息化管理水平，推动各项举措协调发展、落地执行，推动妇幼健康服务体系在"十四五"乃至更长时期内实现高质量发展。

关键词： 妇幼健康　妇幼健康均等化水平　高质量发展

妇女儿童的健康是全民健康的基石，是衡量社会文明进步的标尺，是人类可持续发展的基础和前提。2022年，我国妇女群体（14岁以上女性）约

---

* 马晶，清华大学医院管理研究院教授，研究方向为妇幼健康、肿瘤流行病学等；裴晨阳，北京协和医学院卫生健康管理政策学院博士研究生，研究方向为妇幼健康、卫生政策等；裘洁，国家卫生健康委妇幼健康司综合处处长。

为6.1亿，占总人口的40.66%，儿童（未满14岁的男女）约有2.5亿，占总人口的17.5%[1]，拥有世界上规模最大的妇女儿童群体。妇女儿童这一庞大群体的健康水平是人口总体健康状况的重要反映。新中国成立以来，党和政府高度重视妇幼健康工作，始终将妇女儿童健康作为优先发展领域，在不同阶段均取得了显著成效，中国的妇幼健康事业走过了开疆扩土、夯实基础的成长期（1949~1978年），加强国际合作、科学决策的成熟期（1979~2012年），由"保生存"向"促发展"转变的跃升期（2013~2023年）[2]。2023年是全面贯彻落实党的二十大精神的开局之年，是实施"十四五"规划承前启后的关键一年。2023年4月7日，全国妇幼健康工作电视电话会议在京召开，提到坚持以妇女儿童健康为中心、强化妇幼健康服务体系建设，推动妇幼健康事业高质量发展，标志着我国妇幼健康事业进入了高质量发展的新阶段。

本报告将对我国妇幼健康服务体系发展的现状、取得的成就进行全面介绍，同时对新阶段面临的挑战进行分析，提出新形势下的妇幼健康发展策略，推动妇幼健康服务体系在"十四五"乃至更长时期内实现更高质量发展。

一 我国妇幼健康服务发展现状

（一）妇幼健康相关法律法规逐步完善

党和政府历来高度重视妇幼健康工作，不断完善妇幼健康制度建设，始终秉持儿童优先、母亲安全理念，坚持保健与临床相结合、个体与群体相结合、中医与西医相结合的中国特色妇幼健康发展道路。1949年至今，我国政府相继出台《中国人民政治协商会议共同纲领》，《中华人民共和国母婴保健法》（一法），《中国妇女发展纲要》、《中国儿童发展纲要》（两纲）以及《"健康中国2030"规划纲要》等重要政策文件（见表1），始终将妇幼健康事业发展纳入政府工作的顶层设计。与此同时，《婚前保健工作规范》、

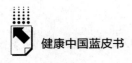

《孕产期保健工作规范》、《全国儿童保健工作规范》、预防艾滋病、梅毒和乙肝母婴传播、农村妇女"两癌"检查、母婴安全五项制度等相关配套政策及标准规范也相继出台。

时至今日，我国已逐步形成以"一法两纲"为核心，相关政策措施和规范标准为补充，多部门联动，并不断优化调整的妇幼健康政策体系，保障妇幼健康工作有法可依、有据可查，体现了党和政府对妇女健康权利的高度重视和保护。

表1　我国妇幼健康服务领域主要政策文件梳理（1949~2021年）

政策文件	发布部门	发布时间	主要内容
《中国人民政治协商会议共同纲领》	中国人民政治协商会议审议通过	1949年9月	明确提出"注意保护母亲、婴儿和儿童的健康"
《少数民族地区妇幼卫生事业"七五"计划》	卫生部、国家民族事务委员会、全国妇女联合会	1986年3月	大力发展民族地区的妇幼卫生事业，切实保护妇女和儿童的身心健康，提高民族素质，增强民族团结，保障计划生育基本国策的落实，促进民族地区两个文明的建设
《中华人民共和国妇女权益保障法（2022修订）》	全国人大常委会	1992年4月、2005年8月修正、2018年10月修正、2022年修订	围绕妇女健康权益做出细化规定，其中，第二十一条提出妇女的生命权、身体权、健康权不受侵犯；第三十条提出国家建立健全妇女健康服务体系，保障妇女享有基本医疗卫生服务；第三十一条提出县级以上地方人民政府应当设立妇幼保健机构，为妇女提供保健以及常见病防治服务；第三十三条提出逐步建立妇女全生育周期系统保健制度
《中华人民共和国母婴保健法（2017修正）》	全国人大常委会	1994年10月、2009年8月修正、2017年11月修正	中国第一部保护妇女儿童健康权益的专门法律，对婚前、孕产期和婴儿保健做出了明确规定，使妇幼卫生工作有法可依。形成了"以保健为中心，以保障生殖健康为目的，实行保健和临床相结合，面向群体、面向基层和预防为主"的工作方针，标志着妇幼健康工作制度更加成熟定型

续表

政策文件	发布部门	发布时间	主要内容
《中国妇女发展纲要》和《中国儿童发展纲要》（1995—2000年、2001—2010年、2011—2020年、2021—2030年）	国务院	1995年、2001年、2011年、2021年	将妇女健康、儿童健康作为优先发展领域，提出完善妇幼健康服务体系和儿童健康服务体系建设
《中国妇幼卫生事业发展"九五"规划和2010年目标纲要》	卫生部	1996年11月	提出中长期的妇幼卫生事业发展目标、指导方针、主要任务和策略措施，重点放在"九五"时期，同时对21世纪初的发展目标提出远景设想
《中华人民共和国人口与计划生育法（2021修正）》	全国人大常委会	2001年12月、2015年12月修正、2021年8月修正	开展人口与计划生育工作，应当与增加妇女受教育和就业机会、增进妇女健康、提高妇女地位相结合
《关于深化医药卫生体制改革的意见》	中共中央、国务院	2009年3月	提出全面加强公共卫生服务体系建设，专门提到建立健全包括妇幼保健在内的专业公共卫生服务网络；促进妇幼保健等基本公共卫生服务逐步均等化
《关于促进基本公共卫生服务逐步均等化的意见》	卫生部、财政部、国家人口和计划生育委员会	2009年7月	以妇女、儿童等为重点人群，实施国家基本公共卫生服务项目和重大公共卫生服务项目
《国家贫困地区儿童发展规划（2014-2020年）》	国务院办公厅	2014年12月	切实保障贫困地区儿童生存和发展权益，保障母婴安全、儿童健康
《"健康中国2030"规划纲要》	中共中央、国务院	2016年	加强重点人群的健康服务，提高妇幼健康水平，进一步推动妇幼人群保健服务的健康发展；把婴儿死亡率、5岁以下儿童死亡率、孕产妇死亡率作为健康中国建设主要指标

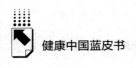

续表

政策文件	发布部门	发布时间	主要内容
《关于实施健康中国行动的意见》	国务院	2019年6月	提出维护全生命周期健康,实施妇幼健康促进行动和中小学健康促进行动,并提出政府和社会应采取的主要举措
《基本医疗卫生与健康促进法》	全国人大常委会	2019年12月	第二十四条　国家发展妇幼保健事业,建立健全妇幼健康服务体系,为妇女、儿童提供保健及常见病防治服务,保障妇女、儿童健康。国家采取措施,为公民提供婚前保健、孕产期保健等服务,促进生殖健康,预防出生缺陷
《中华人民共和国国民经济和社会发展第十四个五年规划和2035年远景目标纲要》	第十三届全国人民代表大会第四次会议	2021年3月11日	提出要改善优生优育全程服务,加强孕前孕产期健康服务,提高出生人口质量;健全婴幼儿发展政策
《关于优化生育政策促进人口长期均衡发展的决定》	中共中央、国务院	2021年6月26日	提出通过保障孕产妇和儿童健康、综合防治出生缺陷、规范人类辅助生殖技术应用,提高优生优育服务水平

注:按发布时间排序。

(二)妇幼健康服务体系不断健全

1949年10月,卫生部(现国家卫生健康委员会)成立,内设妇幼卫生局(现妇幼健康司),地方各级卫生部门内设妇幼卫生处/科(现妇幼健康处/科),自上而下的妇幼健康行政管理体系自此建立。1950年开始,各级妇幼保健院、妇产医院和儿童医院等妇幼健康服务专业机构陆续设立,妇幼健康服务能力持续提高,为妇幼健康事业发展提供了强有力的专业保障。数据显示,1950年到2021年,全国妇幼保健机构从426家增长到3032家,床位数从0.3万张增加到26.0万张;2002年到2021年的20年间,妇幼保健机构专业人员从 17.7 万人增长到 54.2 万人，妇产医院从 71 家增加到 793 家，儿童医院从 48 家增加到 151 家[3,4]。2022 年，妇产科医师数达到 37.3 万人，儿科医师数达 20.6 万人。[5]

为确保妇幼健康政策及标准规范能够高效地从中央深入贯彻落实到基层，我国不断完善横向联合、上下联动的妇幼健康服务网络，已经逐步形成了政府主导、覆盖城乡、综合连续、功能互补的以妇幼保健机构、妇女儿童专科医院为核心，以基层医疗卫生机构为基础，以大中型综合医院和相关科研教学机构为支撑的中国特色妇幼健康服务体系，为维护妇女儿童健康提供了坚实的基础（见图 1）。

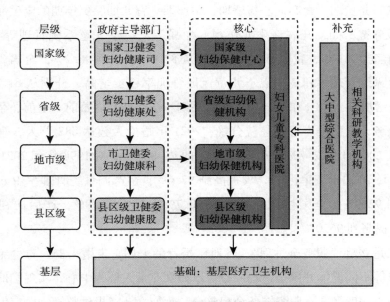

图 1 中国特色妇幼健康行政管理与服务体系

（三）妇幼健康服务内涵不断深化

新中国成立以来，党和政府努力为全体妇女提供公平可及的健康服务，在推广新法接生、防治性病、开展妇女常见病检查、提供连续的孕产期保健服务、实施"降低孕产妇死亡率、消除新生儿破伤风"（简称"降消"）

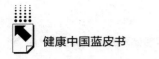

项目上均取得了显著成效。2012 年 11 月 1 日，世界卫生组织宣布中国消除新生儿破伤风，标志着中国妇幼健康服务质量和可及性达到新水平，妇幼健康工作由"保生存"向"促发展"转变。

党的十八大及深化医药卫生体制改革以来，妇幼保健作为公共卫生工作的重要组成部分，越来越成为被关注的重点。随着社会经济的发展、文化水平与环境的变化以及国家生育政策的逐步调整完善，妇女儿童的健康需求逐渐多元化。为此，党和政府结合实际，积极优化调整政策措施，新时期妇幼健康服务的内涵也得到不断拓展和深化。

一是着眼"全生命周期"。针对妇女儿童的不同时期，打造涵盖生命孕育起点、儿童期、青春期、新婚期、孕产期、育儿期、更年期的全生命周期健康服务链。如，开展新生儿访视、加强 7 岁以下儿童系统管理等工作，1996 年至 2021 年，我国新生儿访视率从 81.4% 提高到 96.2%，全国 3 岁以下儿童系统管理率和 7 岁以下儿童保健管理率稳步增高，分别从 61.4% 和 62.7% 增加至 92.8% 和 94.6%。在新婚期和孕产期开展婚前、孕前、孕产期保健服务，全面推广普及住院分娩，2021 年婚检人数达 882 万人，全国婚检率从 2004 年的 2.7% 上升至 2021 年的 70.9%[6]。从 1996 年到 2021 年的 25 年间，产前检查率由 83.7% 提高到 97.6%，孕产妇系统管理率由 65.5% 上升到 92.9%，全国住院分娩率由 60.7% 上升至 99.9%，产后访视率从 80.1% 提高到 96.0%[4]。

二是立足"服务全过程"。针对已婚育龄夫妇、未婚人群、青少年、流动人口等不同群体开展全过程服务。以妇女儿童人群为中心，实现妇幼健康服务防治深度融合、服务链条全程整合，为妇女儿童提供整合型医疗保健服务，促进妇女儿童全面发展。如，针对贫困地区儿童实施营养改善项目，项目地区婴幼儿贫血率和生长迟缓率显著下降；对 35~64 岁适龄女性开展免费"两癌"（宫颈癌和乳腺癌）检查项目，农村妇女宫颈癌和乳腺癌早诊早治率得到有效提高；同时，政府还制定实施了《女职工劳动保护特别规定》，为职业女性提供怀孕、生育、哺乳等特殊生理期的劳动保护。为计划怀孕夫妇免费提供孕前优生健康检查，2021 年全国共为 823 万名计划怀孕夫妇提供免费检查，目标人群覆盖率平均达 93.5%[7]。

三是聚焦"健康全方位"。关注妇女儿童群体的多样化需求，不局限于被动的治疗疾病，而是把主动的健康促进作为工作的重点，针对妇女儿童人群不同的健康需求开展从预防保健、生理心理健康、临床医疗、社会适应和人文关怀等的全方位服务，实现关口前移，预防为主。目前，针对女性群体，我国积极开展青春期保健、婚前保健、孕期保健、产后保健、更年期保健、妇女常见病和重大疾病防治等服务。针对儿童群体，重点加强儿童早期综合发展、营养与喂养指导、生长发育监测、心理行为咨询、儿童疾病综合管理等服务，均取得了不错的成效。

（四）妇幼健康服务与管理模式不断创新

多年来，各级卫生健康行政部门和医疗机构充分利用信息化手段，进一步提升服务能力，强化健康管理，改善服务体验，不断创新妇幼健康服务与管理模式，维护广大妇女儿童健康。2020 年 12 月，国家卫生健康委印发《关于通报"云上妇幼"典型经验做法的通知》，推广开展线上咨询、开展智慧服务、开展远程医疗、开展健康管理和探索应用新技术新设备五方面的经验做法（见表2）。

表2　"云上妇幼"典型经验做法

单位	具体做法
（一）广泛开展线上咨询	
北京妇产医院	开办北京市线上孕妇学校
江苏省妇幼保健院	通过微信公众号推送《省妇幼医生问答（疫情防控特辑）》系列文章；录制《母婴健康防护小知识》系列视频，并在抖音号播出
甘肃省妇幼保健院	开办网上"妇幼健康知识大课堂"；开展"儿童健康有约"专家咨询活动
成都市妇女儿童中心医院	实行互联网免费义诊；通过"云随访"系统向就诊群众推送就医提示、孕产妇和儿童防护知识等
广州市妇女儿童医疗中心	在互联网医院开设新生儿护理、乳腺护理等专科护理门诊，为产妇提供全程护理服务

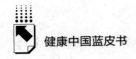

续表

单位	具体做法
重庆医科大学附属儿童医院	在线复诊,提供居家医学指导、健康评估、药品配送到家服务
扬州市妇幼保健院、泸州市人民医院	针对有康复需求的儿童,制订个性化的康复训练课程并进行线上教学
(二)积极开展智慧服务	
南京市妇幼保健院	推进非急诊全面预约挂号,预约诊疗率达到 97.8%
长治市妇幼保健院	落实"预约优先",设立互联网预约专用采血室和超声检查室
重庆市合川区妇幼保健院	为儿童入园体检、妇女"两癌"检查、婚检孕检等提供预约服务
柳州市中医医院	线上为产妇开具催奶方等中药方,代煎后直接快递到产妇家中
东阳市妇幼保健院	推出线上申请、线下服务的护理服务模式,提供上门产后母婴护理、小儿推拿等中医药适宜技术服务
(三)深入开展远程医疗	
中国医科大学附属盛京医院	开发辐射全省助产机构及东北产科联盟 130 家单位的远程培训平台
陕西省妇幼保健院	牵头建设全省妇幼远程会诊系统,已联通 126 家基层单位
甘肃省妇幼保健院	建设"甘肃妇幼健康远程服务平台",已联通 408 家基层单位
(四)有效开展健康管理	
浙江省杭州市余杭区	推出"孕产妇五色智控码",落实妊娠风险评估,并提出"绿、黄、橙、红、紫"五色分级标识,孕妇在手机端就可了解自身健康状况,查看产检详细解读、健康知识、指导建议等
武汉市妇幼保健院	应用 App 开展社区医生产后访视,实现分娩信息分配、访视信息采集、访视质量控制的全流程管理
毕节市妇幼保健院	通过 App 建立妊娠期糖尿病孕妇营养档案,为孕妇制订个性化食谱,医务人员及时监测孕妇血糖、体重情况并给予针对性指导
重庆市妇幼保健院	开发儿童健康综合管理微信小程序,自动提醒体检时间,推送体检报告、发育曲线等,指导家长配合做好高危儿专案管理
(五)探索应用新技术新设备	
江西省妇幼保健院、石家庄市妇产医院等	开展远程胎心监护服务,医务人员可实时查看监护数据并判读,院内胎心监护排队时间从 20 分钟缩短到 5 分钟
哈尔滨医科大学附属第一医院、北京市海淀区妇幼保健院等	开展新生儿黄疸远程随访,利用智能经皮黄疸检测仪,对新生儿进行远程居家动态监测,出现异常数据智能自动提醒,医务人员及时引导来院干预,减少新生儿"非必要"就诊
云南省妇幼保健院、石家庄市妇幼保健院等	应用人工智能技术开展大规模人群宫颈癌筛查,破解基层病理专业人员短缺难题
上海市第一妇婴保健院	研发应用人工智能客服机器人"小依",迅速回复患者提问

（五）妇幼健康均等化水平持续提升

2009 年 7 月，卫生部等部门印发《关于促进基本公共卫生服务逐步均等化的意见》，提出实施基本公共卫生服务制度，开展重大公共卫生服务项目。面向普遍需求，基于"保基本、广覆盖"的工作理念开展建立居民健康档案、健康教育、预防接种、儿童健康管理和孕产妇健康管理等基本公共卫生项目；同时，针对妇女儿童健康优先事项和关键挑战，基于"抓重点、解难点"的工作理念，国家还实施了针对农村孕产妇住院分娩、农村妇女孕前和孕早期增补叶酸预防神经管缺陷等重大公共卫生服务项目，给予专款专项支持。2019 年 11 月，国家卫健委、财政部等部门联合印发了《关于做好 2019 年基本公共卫生服务项目工作》，将妇幼健康重大公共卫生服务项目纳入国家基本公共卫生服务项目。

多年来，我国妇幼健康均等化水平不断提升，妇幼健康服务的公平性和可及性不断提高，从 1996 年到 2021 年，孕产妇系统管理率由 65.5% 上升到 92.9%。国家免疫规划疫苗种类不断增多，从最初预防 6 种疾病增加到预防 15 种疾病，2018 年以乡镇为单位国家免疫规划疫苗接种率维持在 95% 以上。妇幼健康重大问题不断得到解决，从 1996 年到 2021 年，全国住院分娩率大幅提升，从 60.7% 上升至 99.9%[4]；自 2009 年农村妇女"两癌"检查项目启动以来，到 2023 年已覆盖全国 2600 多个县区市，县（区）级覆盖率超过 90%，累计开展宫颈癌免费筛查 1.8 亿人次，乳腺癌免费筛查近 1 亿人次。孕产妇艾滋病、梅毒和乙肝筛查覆盖率均在 99% 以上，艾滋病母婴传播率由未实施干预措施时的 34.8% 下降到 2023 年的 3%，大幅降低了母婴传播，减少了儿童的新发感染。[8]我国从 2012 年起持续开展儿童营养改善项目，10 年来受益儿童达到 1365 万人。6~24 月龄婴幼儿生长迟缓率下降了 70.3%，平均贫血率下降了 66.6%。[9]

（六）妇女儿童健康水平显著提升

新中国成立之后，我国妇幼健康事业面貌焕然一新，妇女儿童健康水平不断提高，若干妇幼健康核心指标持续改善，城乡差距不断缩小（见图2至图4）。1949年，我国女性平均预期寿命仅为36.7岁，2020年达到80.88岁，孕产妇死亡率及婴儿死亡率分别从1949年以前的1500/10万和200‰下降至2021年的16.1/10万和5.0‰，5岁以下儿童死亡率由新中国成立之初的250‰~300‰下降到2021年的7.1‰[4,10]，已超前完成联合国面向2030年可持续发展目标中降低母婴死亡率的具体指标，位居全球中高收入国家前列，被世界卫生组织列为妇幼健康高绩效的10个国家之一。

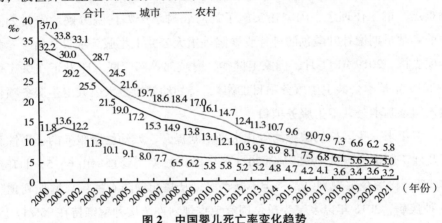

图2 中国婴儿死亡率变化趋势

资料来源：《2022中国卫生健康统计年鉴》。

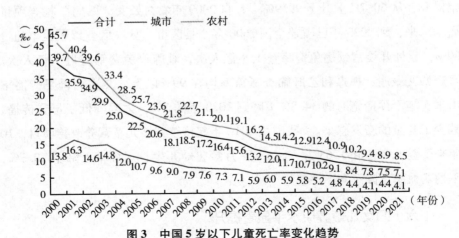

图3 中国5岁以下儿童死亡率变化趋势

资料来源：《2022中国卫生健康统计年鉴》。

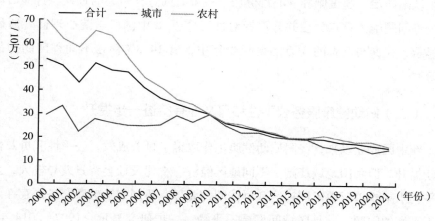

图 4　中国孕产妇死亡率变化趋势

资料来源：《2022 中国卫生健康统计年鉴》。

二　现存挑战

受经济社会发展水平的制约，我国妇女儿童健康服务体系的发展仍然存在不平衡不充分的问题，应对以下问题予以重点关注。

（一）妇女儿童健康突出问题亟须关注

在特定的历史时期，聚焦妇女儿童重大健康问题，"集中力量办大事"，是党和政府在推进妇幼健康事业过程中的一大独特优势。随着新时期我国经济水平和社会环境的变化，妇女儿童重点健康问题也随之变化。对于我国广大妇女群体来说，宫颈癌、乳腺癌已成为威胁其健康的主要恶性肿瘤，且发病率和死亡率仍呈上升趋势[11]。此外，随着我国出生率的持续下降，不孕不育症、不良妊娠等生殖健康问题也亟须得到关注。1990 年，约有 9% 的中国夫妇患有不孕症；全国生殖健康调查数据显示，中国的不孕症患病率从 2007 年的 11.9% 上升到 2010 年的 15.5%；参与调查的不孕症夫妇中有 46.5% 寻求治疗，低于全球平均水平（56%）。[12] 对于我国儿童群体，应对

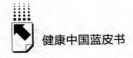
出生缺陷防治、超重肥胖、心理健康、视屏时间过长引起的近视、身体活动减少等问题给予重点关注并开展针对性工作[13]。中国科学院心理研究所研究显示，在参与调查的 3 万多名青少年中，有 14.8%存在不同程度的抑郁风险[14]。

（二）妇幼健康服务公平性和可及性有待进一步提升

新中国成立以来，我国妇幼健康工作取得了显著成效，公平性和可及性不断提升。但我国地域辽阔，不同地区经济、文化及社会背景差异较大，全国平均水平难以反映不同地区和群体间的差异，我国妇幼健康服务尚存在发展不平衡的问题。一是区域间发展不平衡，一项研究显示，1997~2014 年，我国孕产妇死亡率每年下降 8.9%，在调整了人均 GDP、公路长度、女性文盲率、每千人执业医师数、少数民族比例等因素后，西部地区的孕产妇死亡率比东部地区高 118%，中部地区比东部地区高 41%[15]。二是城乡发展不平衡，从各项指标来看城市妇幼健康水平整体优于农村。2021 年城市婴儿死亡率已降至 3.2‰，农村则为 5.8‰；城市 5 岁以下儿童死亡率为 4.1‰，农村为 8.5‰；城市孕产妇死亡率为 15.4/10 万，农村为 16.5/10 万[4]。

（三）妇幼健康服务筹资保障机制有待进一步完善

目前，我国已基本建成以基本医疗保险为主体，医疗救助为托底，补充医疗保险、商业健康保险、慈善捐赠、医疗互助等共同发展的多层次医疗保障制度体系，为妇幼健康事业的发展提供了强有力的支持，但仍存在部分问题。一是 HPV 疫苗接种以及"两癌"筛查的后续确诊、健康管理等预防类支出未纳入医保报销范围，采用政府对基本公共卫生服务项目财政补贴的形式筹资，各地区资金拨付存在一定差异，越是经济欠发达地区就越是难以提供地方配套资金，这对项目实施的覆盖性、可持续性和高质量标准化提出了挑战。二是随着分娩量的下降，以产科为支柱科室的妇幼保健机构业务量及业务收入大幅下降，部分地区妇幼保健机构甚至面临生存危机；同时，在以县医院为主导的县域医共体全面建设的背景下，县级妇幼保健机构与基层卫生机构间的联系有可能会被削弱。未来，妇幼保健机构的转型升级问题需要加以关注。

（四）妇幼健康信息化平台建设及应用滞后

20 世纪 90 年代以来，随着互联网的普及和信息技术的不断创新，信息化成为我国妇幼健康服务体系中的重要技术支撑，各种信息系统的开发与应用改善了以往纸质报表填写储存不易、错报漏报时有发生等问题。但不可否认，一些问题仍客观存在：一是信息系统各自为政，制约了互联互通。目前各级各类机构（如基层医疗卫生机构和妇幼保健机构、儿童/妇产医院）和各业务专线（如预防接种管理、儿童健康管理等妇幼公共卫生项目）均已建立起独立、纵向的信息管理系统。但从全国层面来看，横向的信息资源整合较为薄弱，妇幼保健机构、医保部门、卫生行政部门、疾控部门和医院之间尚未达到互联互通和共享，各部门收集的信息也缺乏统一的定义和标准。[16~18] 二是数据有效利用还需进一步提高。对各类妇幼健康大数据的分析利用不仅有助于提高妇幼健康工作的质量及效率，还可以为政府优化决策提供重要证据。但当前大部分地区信息化建设仍停留在各部门分别收集数据用以统计工作量和绩效的阶段，尚未实现数据间的互联互通和共享，缺乏深入数据分析与利用的意识和能力，未能有效指导妇幼健康工作的实践和服务流程优化改造。

三 新形势下妇幼健康发展策略

2023 年是全面贯彻落实党的二十大精神的开局之年，是实施"十四五"规划承前启后的关键一年，要牢牢把握中国式现代化的本质，统筹规划，协同推进妇幼健康事业高质量发展。党和政府将以深入开展主题教育为契机，加强调查研究，努力破难题、促发展，办实事、解民忧；持续坚持以妇女儿童健康为中心，紧紧抓住妇女儿童健康主要矛盾和关键问题，着力推进妇幼健康供给侧结构性改革，努力推动建立符合中国式现代化要求的妇幼健康政

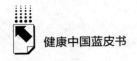
策体系和服务体系，全力推动妇幼健康服务从"有没有"向"好不好"转型，着力推进妇幼健康服务从量的积累向质的提升迈进。

（一）顶层设计与落地执行相呼应

一是加强顶层设计，将妇幼健康融入所有政策。2021年7月国家卫生健康委办公厅印发《推进妇幼健康文化建设工作方案（2021–2025年）》，旨在大力弘扬妇幼健康文化，广泛凝聚、激励全国妇幼健康工作者和社会各界共同关注并参与到妇幼健康事业高质量发展中来，实现人民共建共享。同时，在当前我国老龄化社会进程不断加快、出生人口数量逐步回落的背景下，更应发挥妇幼健康工作在国家人口战略中的基础性作用，促进群众生殖健康，提高出生人口素质。

二是以一系列行动计划为抓手，推动各项举措落地见效。主要包括："三提升"，母婴安全行动提升计划、健康儿童行动提升计划和出生缺陷防治能力提升计划；"两消除"，即以着力消除影响妇女儿童健康的重大疾病的母婴传播为目标，实施消除艾滋病、梅毒、乙肝母婴传播阻断行动计划，以及加速消除宫颈癌行动计划；"两融合"，积极促进妇幼健康和中医药融合发展，和妇幼健康领域党建文化的深度融合；"两促进"，积极推进母乳喂养促进行动计划和生殖健康促进行动计划。

（二）坚持问题导向，重点突破影响妇女儿童的突出健康问题

党和政府将继续充分发挥"集中力量办大事"的制度优势，围绕新时期妇女儿童对健康的新需求，聚焦妇幼群体重大健康问题，坚持问题导向，促进预防保健与临床医疗有机融合，树立"大妇幼、大健康"发展理念，坚持"防治结合"，针对出生缺陷、儿童重大疾病、妇女"两癌"等影响妇女儿童健康的突出问题和主要影响因素，精准施策，补齐短板，预防和减少妇女儿童疾病发生，为其提供全周期全方位健康服务。同时，针对全球女性健康领域常见病多发病数据稀缺问题[19]，鼓励科研机构开展系统研究，以更好地了解女性疾病的性别与不同年龄阶段特定危险因素的病理生理学和社

会经济机制，以更广泛、更全面的视角来衡量、理解和应对女性健康问题，为全球女性健康促进贡献中国力量。

（三）多管齐下，持续推进妇幼健康服务均衡发展

针对不同区域、群体间妇幼健康水平发展不均衡的问题，首先要考虑人口基数问题，考虑我国城乡区域发展水平差异大等实际，既不能好高骛远，也不能因循守旧，要保持历史耐心，坚持稳中求进、多管齐下、循序渐进、持续推进。一是重点帮扶发展薄弱地区，保障妇幼健康；二是提高资源共享水平，努力提供均衡的同质化妇幼健康服务；三是借助新技术手段，如远程医疗、人工智能辅助诊断等提高基层服务水平；四是通过进修培训、远程教育等手段提高基层妇幼健康服务人员的服务能力；五是以各级妇幼保健机构为核心，打造妇幼医联体，提升基层服务能力。

（四）适应基本国情，健全稳健可持续的妇幼健康筹资保障机制

进一步健全与基本国情相适应、与各方承受能力相匹配、与基本妇幼健康需求相协调的筹资保障机制，做到政策目标明确、政策范围对象清晰合理、政策合力效果显著。完善以政府投入为主、医疗保险和社会资源支持为补充的多元化经费投入机制，逐步将体现妇幼健康新需求的妇幼健康服务项目纳入医保范围，并动态调整医疗费用报销限额。鼓励商业健康保险针对妇幼健康领域提供创新产品，为妇幼健康事业提供多元化保障。

（五）多方合作，提高妇幼健康信息化管理水平

2022 年 4 月国家卫生健康委印发《关于贯彻 2021-2030 年中国妇女儿童发展纲要的实施方案》，提出提高妇幼信息化管理水平，落实妇幼健康统计调查制度，强化妇幼健康统计调查全程质量控制，提高数据质量；依托全民健康信息平台，优化妇幼健康信息系统，推动国家平台与省级平台数据对接共享。针对当前主要挑战，多方合作，促进多系统（临床诊疗系统-检验检测系统-公卫质控系统等）、多机构（基层医疗机构-综合医院-妇幼保健

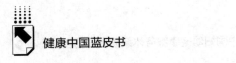

院等）、多部门（卫生部门–医保部门–民政部门）的妇幼信息互联互通将成为未来的重要工作方向，也将为妇幼健康事业更高质量发展提供坚实的技术支撑。

参考文献

［1］国家统计局：《2022 中国统计年鉴》，中国统计出版社，2023。

［2］《中国妇幼健康事业发展报告（2019）》，中国政府网，http：//www.nhc.gov.cn/fys/jdt/201905/bbd8e2134a7e47958c5c9ef032e1dfa2.shtml，2019 年 5 月。

［3］国家卫生健康委员会：《2003 中国卫生统计年鉴》，中国协和医科大学出版社，2003。

［4］国家卫生健康委员会：《2022 中国卫生健康统计年鉴》，中国协和医科大学出版社，2023。

［5］国家卫生健康委员会 2022 年 5 月 30 日新闻发布会文字实录，中国政府网，http：//www.nhc.gov.cn/xcs/s3574/202205/71ecabbcfa8f46ec920f1b7545cf02f0.shtml，2022 年 5 月。

［6］《我国婚前保健工作取得积极进展成效》，中国政府网，http：//www.nhc.gov.cn/fys/s3590/202005/cbb12368f5504123a663422dc011289a.shtml，2020 年 5 月。

［7］《2021 年我国卫生健康事业发展统计公报》，中国政府网，http：//www.nhc.gov.cn/guihuaxxs/s3586s/202207/51b55216c2154332a660157abf28b09d.shtml，2022 年 7 月。

［8］《国家卫生健康委员会 2023 年 5 月 31 日新闻发布会文字实录》，中国政府网，http：//www.nhc.gov.cn/xcs/s3574/202305/20612e1b8c90421bbbda09deaaca1f6b.shtml，2023 年 5 月。

［9］《国家卫生健康委员会 2022 年 6 月 27 日新闻发布会文字实录，中国政府网》，http：//www.nhc.gov.cn/xcs/s3574/202206/f675fc2d35cd45968b9651a3bbff8950.shtml，2022 年 6 月。

［10］《妇幼保健》，中央政府门户网站，https：//www.gov.cn/test/2012－04/18/content_2116045.htm，2012 年 4 月。

［11］Zheng，R.，et al.，"Cancer incidence and mortality in China，2016"，*Journal of the National Cancer Center*，2，2022，1–9.

［12］Qiao，J. et al.，"A Lancet Commission on 70 years of women's reproductive，maternal，newborn，child，and adolescent health in China，"*The Lancet*，397，

2021, 2497-2536.

［13］苑立新主编《中国儿童发展报告（2023）》，社会科学文献出版社，2023。

［14］傅小兰、张侃主编《中国国民心理健康发展报告（2021～2022年）》，社会科学文献出版社，2023。

［15］Gao, Y. et al.,"Progress and challenges in maternal health in western China: A Countdown to 2015 national case study," *The Lancet Global Health*, 5, 2017, e523-e536.

［16］黄萍等：《上海实施国家基本公共卫生服务项目十年效果评价》，《中华全科医学》2020年第18期。

［17］闻海等：《我国公共卫生信息化建设互联互通问题与建议》，《医学信息学杂志》2020年第41期。

［18］郭钜旋等：《公共卫生信息化建设现状与对策研究进展》，《中国校医》2020年第34期。

［19］"A broader vision for women's health," *The Lancet*, 402, 2023, 347.

B.7
中国精神卫生服务体系的高质量发展

蒋 锋*

摘 要： 本报告系统地回顾了我国精神卫生服务体系的发展历程，剖析了在新的时代背景下，我国精神卫生服务体系高质量发展的核心要义，包括主动健康导向、创新发展与协调共生。在此基础上提出了有针对性的发展路径，包括培育主动健康理念，重塑精神卫生服务体系的价值取向；优化资源供给配置，推进精神卫生服务体系的协同发展；创新多元服务模式，打造精神卫生服务体系的生态环境等。

关键词： 精神卫生 主动健康 高质量发展

精神卫生（Mental Hygiene/Mental Health），又称心理卫生（精神与心理，亦为同义反复）。精神卫生的概念有狭义和广义之分[1]。狭义上的精神卫生是指通过精神疾病防治、促进康复等方式来维护患者的心理健康。同时，通过社会宣传和普及，为精神疾病患者和与其接触的其他人提供必要的安全监护，帮助去除对精神疾病的偏见。广义上的精神卫生则是指，在特定的自然和社会环境中，通过一系列举措来维护健康的精神活动，维系良好的人际关系，履行应有的社会功能，高效地服务于社会的过程。这是一个公共卫生范畴内的概念。

随着经济社会的发展和人们生活水平的提高、城市化的加速和老龄化的

---

* 蒋锋，医学博士，硕士生导师，上海交通大学健康长三角研究院医疗管理与评价研究中心执行主任，主要研究领域为公共精神卫生、卫生政策与管理等。

加剧，社会竞争也变得越来越激烈，社会矛盾频繁暴露，人们的心理冲突也在不断增加。这些变化导致我国各种精神疾病发病率不断上升。研究显示，我国各种精神疾病的终身患病率达到了 16.6%，而时点患病率为 9.3%[2]。在全世界的精神疾病患者中，中国患者占比 17%[3]。

精神卫生问题已经演化成为一个不可忽视的公共卫生问题和社会问题。精神疾病不仅给患者、家属带来了沉重的压力和负担，也给整个社会带来了巨大的负担，在一定程度上影响了我国经济社会的健康发展。一项研究显示，我国精神疾病负担占据疾病总负担的 10%，全球精神疾病负担则达到 17%，且这一比例还在继续增加[3]。在伤残调整生命年（Disability Adjusted Life Year，DALY，指从发病到死亡所损失的全部健康生命年）的贡献率中，排名前 20 的疾病中精神疾病就占据 7 席[4]。因此，政府和公众对精神卫生工作的关注不断增加。

从发展进程看，自新中国成立以来，我国的精神卫生服务体系经历了从弱小到强大的历程，经历了"以精神病院为核心"到"以人群心理健康为中心"的转变，这是一段充满挑战的历程。在新的历史时期，精神卫生服务体系不断克服困难，正迈向高质量发展的新阶段。

一　我国精神卫生服务体系的发展脉络

我国精神卫生服务体系的发展可以按时间顺序分为几个阶段。

（一）以机构为中心的阶段（1949~2003年）

新中国成立初期，我国的精神卫生服务资源十分稀缺。1957 年之前只有 21 个省份建立了精神卫生医疗机构，共计 70 家，床位总数约 11000 张，仅有 400 余名精神科医师[5]。当时，精神卫生服务的主要内容就是对精神疾病患者进行收容。精神卫生服务以大型精神专科医院提供封闭式治疗为主，平均住院日长达 120 天左右[5]。

1966~1976 年，我国的精神卫生服务遇到严重困难，精神病医院关闭，

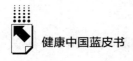

导致大量精神病患者无法得到及时治疗，被积压在社会中。此时期的精神卫生服务仍然以大型精神专科医院的住院治疗为主，平均住院日为105天左右[5]。

20世纪80年代，我国的精神卫生工作开始逐渐恢复，逐步普及了医学治疗方法。1986年举行的第二次全国精神卫生工作会议主要目标是解决精神疾病患者的就医和住院问题。随后，我国在精神卫生方面取得了快速发展，并制定了《中国精神疾病分类与诊断标准》第二版（CCMD-2）。此时期，精神卫生服务仍以专科医院的住院治疗为主，但平均住院日已下降至49.4天[5]。

总体而言，在该发展阶段，精神卫生服务主要以大型精神专科医院为载体来提供，主要以住院治疗的形式服务于重性精神障碍患者，因此存在覆盖面窄、服务不连续、对患者社会功能关注不足等弊端，亟待进行改革创新。

（二）医院社区一体化的阶段（2004~2016年）

20世纪中叶之前，大部分国家治疗精神病患者的方式是长期住院，这使得患者长期与社会割裂，社会功能明显弱化，产生了所谓的"住院综合征"。随着医学技术的发展以及非典型抗精神病药物的面市，精神疾病患者在接受治疗之后有机会重新融入社区，因此社区逐渐成为患者治疗和康复的重要场所，社区精神卫生服务也成为一种重要的服务模式。医院社区一体化服务渐成潮流。

在社区精神卫生服务中，专业人员特别注重服务的持续性和综合性，关注患者的社会功能康复。医护人员、心理咨询师和社工等多学科专家联合起来共同实施社交训练、职业康复等活动，协助患者重新融入社会。医院提供的住院服务则主要注重急性期的医学治疗，并制定康复期的长期医学处置方案。医院社区一体化服务有效地衔接了疾病的急性期与康复期的治疗，使患者能得到全病程、全方位的救治，有效地促进了精神疾病患者的社会功能恢复[6,7]。

因为各种原因，我国的精神卫生服务体系的发展进度滞后于当时的国际进展，直到 2004 年才正式在全国推广医院社区一体化的模式。

在经历 2003 年的 SARS 之后，我国的公共卫生服务体系亟待完善。为了维护社会的稳定，"医院社区一体化"重性精神病管理模式作为当年唯一的非传染病防控项目成功地列入公共卫生服务体系重建项目之中。2004 年 12 月，卫生部启动了名为"中央补助地方重性精神病管理治疗项目"的专项研究，该项目在第一年获得了 686 万元的中央拨款，因此该项目被简称为 686 项目[8]。686 项目的实施标志着我国精神卫生服务体系正式迈入医院社区一体化的时代。

686 项目旨在提高重性精神病患者的治疗成功率、减少肇事肇祸率。686 项目通过专科医生对患者进行诊断，评估肇事肇祸的危险性，建立患者档案，并免费提供药物治疗。同时，专科医生、社区医生以及护士负责对患者进行定期随访，频率为每个月一次。686 项目通过对社区民警、社区医生和护士、民政及残联的工作者、疾控人员、居委会干部和患者家属进行精神疾病防控知识的培训，提升了重性精神病的防治效果。

经过北京奥运会和上海世博会的考验，医院社区一体化的重性精神病管理模式被证明既能满足患者的连续性治疗要求，也有利于维护社会稳定，因此卫生部于 2009 年将重性精神疾病纳入社区慢性病管理之中，至此，医院社区一体化的重性精神病管理模式成为一项国策[8]。

此时，广大精神卫生从业者已经内化了医院和社区融合的理念，该理念在推动精神疾病患者的社会功能康复方面发挥了至关重要的作用。但是，由于该理念主要关注重性精神疾病患者，忽视了正常人群的心理健康维护和心理健康促进的重要性，因此需要进一步拓展和提升。

（三）社会心理服务的阶段（2017年至今）

随着社会的不断进步和发展，人们越来越关注社会层面的心理健康问题，并迫切需要提高社会心理服务的普及程度。社会心理服务旨在将心理健康服务融入日常的社会服务和社会治理之中，旨在化解宏观层面的心理健康问题，而非仅限于个体层面的心理咨询或治疗。因此，社会心理服务在创造

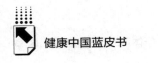

和保持和谐稳定的社会环境方面具有极其重要的作用。

2017年10月，党的十九大明确提出要"加强社会心理服务体系建设，培育自尊自信、理性平和、积极向上的社会心态"。这表明社会心理服务工作已经成为党和国家发展的重要领域[9]。我国的精神卫生服务体系也正式进入社会心理服务的阶段。

随后，2018年11月16日，国家卫健委、中央政法委等10部门和组织联合印发《全国社会心理服务体系建设试点工作方案》，正式启动了社会心理服务体系建设试点工作。社会心理服务在全国层面得到迅速扩展。

通常认为，社会心理服务包括以下三个方面内容。首先，社会心理服务涉及社会认知的转变。《中国国民心理健康发展报告（2021~2022）》指出，仅有35.9%的成年人自我评估自己的心理健康状况"很好"，"中等"的占48.1%，"较差"的占13.9%，"不清楚"的占2.1%，表明我国绝大多数人的心理健康状况不甚理想，多数人处于亚健康状态[10]。过去，不论是中央还是地方，无论是公立机构还是社会组织，都对重性精神疾病给予了较多的关注，而对心理亚健康的关注不足。随着生活水平的提高，人们更加关注更高层次的心理需求，因此社会认知必须顺应时代潮流进行升级，不能将目光囿于重性精神疾病，还应该在更广泛的层面上关注心理亚健康的问题。

其次，社会心理服务涉及治理领域的转变。社会心理服务建设需要多个部门的协同参与，特别是政法、民政、公安等部门，其治理内容已经超越了常规意义上的健康治理，升维成为社会综合治理的一部分。因此，社会心理服务应该是一种创新性的社会治理实践，现有的社会治理，应该调整治理场域，积极将社会心理服务融入其中。

最后，社会心理服务涉及社会关系的重组。社会心理服务以"人群的心理"为焦点，旨在建立良性积极的社会心态，促进国家认同和命运共同体形成。为了实现这一目标，必须构建良好的社会关系来培养和养成良好的社会心态。现今社会所面临的社会心理问题，本质上在于社会在发展过程中出现了异常的社会关系。社会心理服务建设的目标应该是通过重新调整社会关系来构建个体认同、社会认同和国家认同，以形成共同体的认同。

进入新时代以来，社会心理服务的发展使得人们对精神卫生服务有了更全面、更宏观的认识，不再将其局限于精神疾病的治疗。然而，由于我国精神服务资源不足、分布不均，精神卫生服务体系亟须顺应国家要求，改变发展方式，以创新为驱动，逐步解决发展不平衡问题，促进社会和谐，实现高质量发展。

二　精神卫生服务体系高质量发展的理论内涵

党的二十大报告提出高质量发展是全面建设社会主义现代化国家的首要任务，并对加快构建新发展格局、着力推动高质量发展做出新的战略部署。我国精神卫生服务体系在新的发展阶段仍然面临资源不够、分配不公、治疗率较低和供需不平衡等各方面的挑战。实现精神卫生服务体系的高质量发展，需要遵循以创新为主导、内部协调和以共享为核心目标的发展理念。

（一）发展背景

我国目前的心理健康服务资源主要集中在省会城市，尤其是东部发达地区。全国 15 个地市和新疆生产建设兵团 3 个兵团师、493 个区县还没有精神卫生医疗机构（西部 51%、中部 38%）[11]。县级专业机构的发展严重滞后，房屋状况尚不理想，设施简单陈旧，医生数量相对较少，而且慢性病患者长时间滞留等问题特别突出。市、县级精神专科医院在提供常见精神障碍和心理健康服务方面存在严重的能力不足。基层医疗机构的预防能力有所不足，主要是因为缺乏专职人员。因为心理治疗师、心理咨询师、医务社工和职业康复人才的数量不足，目前还没有建立起多功能的服务团队。此外，患者治疗依从性差，存在病耻感、监护人缺乏照料能力等影响因素；公众对精神卫生和心理健康知识的了解不足，对疾病的认知和治疗意愿仍需提升。

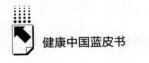

（二）内涵剖析

精神卫生服务体系的高质量发展可以理解为，在政府、精神卫生服务机构和组织、专业人员和社会公众等相关方的共同推动下，通过改变思维方式和服务模式，使精神卫生服务最大限度地满足各方需求，发挥最大价值，促进其不断进步。因此，精神卫生服务体系高质量发展不仅意味着提升质量和服务资源的数量增加，而且意味着服务水平的提升，既提供卓越的服务，促进服务体系（理念、模式和发展路径）的优质发展，以满足人们的心理健康需求为切入点。

精神卫生服务体系的高质量发展是相对而言的，说明在某个特定时期它处于低质量水平阶段，需要设立更高的标准和目标，以使其提升到更高质量水平。当精神卫生服务体系发展到高质量水平阶段时，主体需求发生变化，这个"高质量水平阶段"就变成了相对的"较低质量水平阶段"。这个时候，我们需要确立主体，以进一步完善精神卫生服务体系，并使其质量水平提升至新的更高阶段。不断重复这样的循环，精神卫生服务体系将发展到更高层次和水平。可见，精神卫生服务体系高质量发展是一个内涵丰富的多维度概念，也是一个相对的价值判断。

我国经济社会步入新阶段后，发展精神卫生服务体系应贯彻新发展理念，体现新时代的特征和内涵。

首先，高质量发展的精神卫生服务体系是"主动健康"导向的。2017年5月16日，科技部联合国家卫计委等部门印发《"十三五"卫生与健康科技创新专项规划》，正式提出"主动健康"的概念，并将主动健康作为应对慢性疾病和老龄化的重要方法。主动健康是以整体观和治未病为理论指导，通过政府的引导，充分调动全社会和居民个体的主观积极性，通过开展健康干预、培养健康习惯和创造健康环境，实现更高水平健康目标的过程[12]。我国提出的主动健康新理念和新模式，对健康中国建设的理论探索、技术开发和集成示范提出了创新的要求。

精神卫生服务应以主动健康为价值导向，提升大众心理素养，帮助大众掌握应对心理问题的技巧、养成健康的生活方式、培养积极的社会心态，以实现预防心理危机和精神疾病、保持高水平心理健康的目标。

其次，高质量的精神卫生服务体系是创新发展的。精神卫生服务体系的创新发展可以从理念、理论和服务模式等方面体现出来。在推动心理服务发展的过程中，应始终坚持传承和发展中华民族的优秀文化，既满足人民大众对心理健康的需求，又为国家创新驱动发展的重大战略提供服务。在构建具有中国特色的精神卫生服务理论体系时，理论上可以参考国际精神卫生服务领域最前沿的理论，以指导精神卫生服务实践。创新服务模式，可以结合医学、心理、教育和政治等领域的理论，促进服务手段和服务目标的融合和协同。

最后，高质量发展的精神卫生服务体系是协调共生的。协调共生是指精神卫生服务体系结构要素之间以及结构与功能之间的平衡。精神卫生服务的效益受结构的影响，只有构建合理优化的精神卫生服务体系，才能更好地发挥其功能。实现精神卫生服务的高质量发展需要使专业和区域布局高度协调。不同领域的专业人员，如精神科医生、心理咨询师、社会工作者和教育工作者，针对人们心理需求的不同层次和发展阶段，提供不同的服务。精神专科医院、心理咨询机构以及心理教育机构等需与当地经济发展水平相匹配，以保持协调发展。

三 精神卫生服务体系高质量发展的实践路径

精神卫生服务体系在发展过程中，需要政策的指引，不断进行理论创新，为实现高质量发展提供可能性和必要前提，为此需要寻找实际有效的实践途径。

（一）培育主动健康理念，重塑精神卫生服务体系的价值取向

高质量发展不仅是一种实践方向，也是一种价值追求。高质量的服务理念是精神卫生服务发展的指引，从根本上决定了精神卫生服务的发展方向和

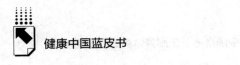

实践成果。

高质量的精神卫生服务理念贯穿了从宏观到中观再到微观的体系，既有抽象的思想又有具体的实践。宏观层面上，体现了《"健康中国2030"规划纲要》《中华人民共和国基本医疗卫生与健康促进法》赋予公民心理健康的含义，规定了精神卫生服务在健康维护中的重要地位；中观层面上，体现了精神卫生服务中的医学规律与教育规律，蕴含了"从以治病为中心"向"以人民健康为中心"的价值转变；微观层面上，体现了对个体主观能动性的尊重和对以预防为主理念的贯彻。

（二）优化资源供给和配置，推进精神卫生服务体系的协同发展

资源供给和配置是精神卫生服务体系的基本要素，可以按照组成结构划分为硬性资源配置和软性政策供给。

在硬性资源配置方面，需要增加对精神卫生机构基础设施建设的投资，确保所有区县都配备精神卫生机构。大力培养精神卫生专业人才，建立稳定的专业队伍，使精神卫生专业人员的数量与国际平均水平相当。搭建用于收集精神卫生信息的平台，以促进信息共享，进行数据管理，提高服务的效率和质量。

在软性政策供给方面，我国虽已出台《中华人民共和国精神卫生法》《中华人民共和国基本医疗卫生与健康促进法》《关于加强心理健康服务的指导意见》等规制性政策文件，但更多的是顶层设计，要求自上而下执行，而服务体系中各个主体之间的权—责—利、资源配置、关系协同等问题则缺乏系统设计。因此，为了促进服务体系各个单元的全面协调发展，需要在现有规则的基础上进一步细化实施办法，确保国家制度安排真正得到实施并发挥实效。

（三）创新多元服务模式，营造良好的精神卫生服务生态环境

覆盖所有人群、为各年龄段人群提供综合心理健康服务是精神卫生服务体系发展的必然要求。

　　由于不同人的需求各不相同且需求种类繁多，因此需要构建多元化的服务模式。首先，充分利用社区、基层医疗机构、综合医院、专业精神卫生机构、心理咨询机构和其他相关企事业单位，通过远程医疗、移动诊疗、网络咨询、当面访谈、集体讲座等多种服务方式，满足不同人的需求。其次注重综合护理，除了关注疾病治疗外，还需重视早期预防、干预和康复，促进社会融合，形成一个闭环的服务生态链。最后，提高社会心理服务的比重，加强宣传教育，增强公众对精神健康问题的认识，弱化对精神障碍患者的歧视和偏见，促进社会对精神健康问题的认知和理解，营造良好的社会心态、宽松的社会氛围和积极的社会价值观。

　　在新的历史起点上，精神卫生服务体系面临重大机遇。为了实现高质量发展，我们必须顺应形势、抓住机遇，全力提升服务能力和发展水平，尽快建立起一套具有中国特色的精神卫生服务体系，为实现第二个百年奋斗目标做出贡献。

参考文献

［1］陆林：《沈渔邨精神病学》（第 6 版），人民卫生出版社，2018。

［2］Huang, Y., Wang, Y., Wang, H., et al., "Prevalence of mental disorders in China: A cross-sectional epidemiological study", *Lancet Psychiatry* 2019, 6 (3): 211-224.

［3］Charlson, F. J., Baxter, A. J., Cheng, H. G., et al., "The burden of mental, neurological, and substance use disorders in China and India: A systematic analysis of community representative epidemiological studies," *Lancet* 2016, 388 (10042): 376-389.

［4］Yang, G., Wang, Y., Zeng, Y., et al., "Rapid health transition in China, 1990-2010: Findings from the Global Burden of Disease Study 2010," *Lancet* 2013, 381 (9882): 1987-2015.

［5］王文萍、周成超：《中国精神卫生服务体系及服务资源研究进展》，《精神医学杂志》2018 年第 31 期。

［6］陈育庆：《综合医院精神科与精神病专科医院的包容性增长》，《中国医院》

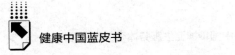

2011 年第 15 期。

[7] 吴文源、张明园：《社会精神医学》，人民卫生出版社，2011。

[8] 马弘、刘津、何燕玲等：《中国精神卫生服务模式改革的重要方向：686 模式》，《中国心理卫生杂志》2011 年第 25 期。

[9] 马宁：《从心理健康服务角度谈社会心理服务体系建设》，《首都公共卫生》2022 年第 16 期。

[10] 傅小兰、张侃主编《中国国民心理健康发展报告（2021~2022）》，社会科学文献出版社，2023。

[11] 史晨辉、马宁、王立英等：《中国精神卫生资源状况分析》，《中国卫生政策研究》2019 年第 12 期。

[12] 孙璨、唐尚锋、陈超亿等：《主动健康内涵分析》，《中国公共卫生》2023 年第 39 期。

中国老年健康服务体系的高质量发展

胡琳琳　贾溜溜　李屹玲*

摘　要： 随着老年人口规模的不断扩大和老龄化程度的加深，我国提出了
"健康老龄化"的目标，积极推进老年健康服务体系建设。本报
告对我国老年健康服务体系的发展历程进行总结，梳理其发展现
状并指出存在的问题，在此基础上提出促进老年健康体系高质量
发展的思路和建议。研究发现，我国老年健康服务体系在经过了
四个阶段的发展后逐步趋于系统化和规范化，目前还存在服务能
力不足、结构性失衡、服务的整合性与连续性不够等问题，未来
应坚持以老年人健康需要为中心，针对短板和薄弱环节加强工
作，为老年人提供综合连续、优质高效的健康服务，推动老年健
康服务体系高质量发展。

关键词： 健康老龄化　老年健康　健康服务　高质量发展

我国是世界上老年人口规模最大的国家，也是世界上老龄化速度最快的
国家之一。为了应对日益严峻的人口老龄化形势，我国把保障人民健康放在
优先发展的战略位置，提出了"健康老龄化"的目标，积极推进老龄健康
事业发展，初步建立了包括健康教育、预防保健、疾病诊治、康复护理、长
期照护、安宁疗护六个环节在内的老年健康服务体系。"十四五"时期是我

---

* 胡琳琳，北京协和医学院卫生健康管理政策学院研究员，硕士生导师，主要研究方向为医改
与卫生政策、老年健康服务、医保支付方式；贾溜溜、李屹玲，北京协和医学院卫生健康管
理政策学院硕士生，研究方向为老年健康服务。

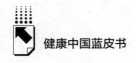

国全面建设社会主义现代化国家的第一个五年，也是积极应对人口老龄化的重要窗口期，健康老龄化将进入新的发展阶段。推动老年健康服务体系的高质量发展，对于全面推进健康中国建设和实施积极应对人口老龄化的国家战略具有重要意义。本报告对中国老年健康服务体系的发展演变进行了历史回顾，对体系的发展现状和存在的问题进行分析，提出面向"十四五"乃至更长时期促进老年健康服务体系高质量发展的思路和建议。

一　我国老年健康服务体系的发展历程

随着老龄化程度的加深和医药卫生体制改革的推进，我国老年健康服务体系的建设经历了一个从探索到逐步清晰和完善的过程。本报告根据老年健康政策的演变和不同时期的工作重点，将1980年以来我国老年健康服务体系的发展历程划分为四个阶段。

（一）奠基阶段（1980~1999年）

20世纪中后期，人口老龄化已成为全球趋势。我国为应对老年人口不断增多以及疾病谱变化的新形势，开始出台专门针对老年健康服务的相关政策。1985年1月，卫生部发布《关于加强我国老年医疗卫生工作的意见》，是我国第一部专门针对老年健康服务的政策文件。该意见提出县级及以上综合性医院开设老年病科或组，推动了老年医疗服务的发展。1999年7月，卫生部等多部门发布《关于发展城市社区卫生服务的若干意见》，明确要求将老年人作为社区卫生服务的重点服务人群。此阶段，一系列老年健康服务政策的出台为老年健康服务体系的发展奠定了政策基础。

（二）起步发展阶段（2000~2008年）

第五次全国人口普查公报（第1号）数据显示，2000年，我国65岁及以上人口占比为7%，60岁及以上人口占比为10%，根据国际上对老龄化标准的定义，我国正式进入老龄化社会。为了满足老龄化社会对卫生服务的需求，我国出台了一系列政策。2000年2月，国务院《关于城镇医药卫生体制改革的指导意见》从加强卫生资源配置的角度，提倡卫生资源向社区基层、老年护理领域流动。2000年8月，中共中央、国务院出台《关于加强老龄工作的决定》，明确要求健全老年医疗保健服务网络，发展家庭病床，采取定点、巡回、上门服务等多种形式，为老年人提供预防、医疗、保健、护理、康复和心理咨询等服务。为落实这一决定，2001年卫生部制定了《关于加强老年卫生工作的通知》，特别提出要大力发展社区卫生保健服务体系，把老年人大部分基本健康问题就近解决在社区。

这一阶段，在政策的推动下，国家从城市开始大力开展社区卫生服务工作，推动社区服务中心（站）的建设。同时，三级医疗卫生服务网络得到发展，针对老年人的健康宣教、慢病防控工作得到重视，老年健康服务体系进入起步发展阶段。

（三）稳步发展阶段（2009~2016年）

2009年3月中共中央、国务院《关于深化医药卫生体制改革的意见》的出台标志着新一轮医改拉开序幕。在新医改的总体推动下，老年健康服务体系进入了稳步发展的阶段。本阶段老年健康服务的重点主要放在建立基层老年健康服务体系、推动长期照护和医养结合两个方面。

"强基层"是新医改初期阶段的重点任务之一，国家出台政策大力支持基层医疗卫生机构建设，依托城乡基层医疗卫生机构向老年人提供基本的预防和诊疗服务，成为本阶段老年健康服务体系发展的重要内容。2009年卫生部出台《关于促进基本公共卫生服务逐步均等化的意见》，提出建立由财政出资的"国家基本公共卫生服务项目"，以城乡基层医疗机构为主体向全体居民提供9大类14项基本公共卫生服务。其中，老年人是基本公共卫生服务的重点服务人群之一，"国家基本公共卫生服务项目"的重要内容包括向城乡65岁及以上老年人免费提供健康档案、健康体检及慢病管理等服务。随着基本公共卫生服务项目筹资水平的不断提高，服务的覆盖面也不断扩大。根据医改监测数据，截至2015年底，全国居民电子健康档案建档率达

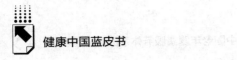

到 76.4%，分别管理高血压、糖尿病患者 8835 万人和 2164 万人，实现老年人健康管理 1.18 亿人[1]。

这一阶段，老年健康服务体系的后端，即康复护理、长期照护和医养结合也得到了政策的重视和推动。在康复护理体系建设方面，2012 年，卫生部出台《"十二五"时期康复医疗工作指导意见》，将康复医学发展和康复医疗服务体系建设纳入公立医院改革总体目标，并提出建立分阶段、分层次的三级康复医疗体系。为了推进医养结合与长期照护的建设工作，2015 年国家卫计委、民政部等出台《关于推进医疗卫生与养老服务相结合的指导意见》，明确了医养结合的重点任务并出台了相应的保障措施；2016 年，人力资源和社会保障部出台《关于开展长期护理保险制度试点的指导意见》，确定 15 个城市开展长期护理保险制度试点，开启了我国建立长期护理保险制度的探索之路。

综上所述，2009 年开始，依托城乡社区卫生服务机构，国家启动实施基本公共卫生服务项目，为老年人提供疾病预防、健康管理和基本的疾病诊疗服务，夯实了老年健康服务体系的基础。这一阶段，从不断加强基层医疗，到着眼于促进医养结合和发展长期照护，为老年人建立了一个连续性的健康服务体系，我国老年健康服务体系呈现稳步发展状态。

（四）加速发展阶段（2017年至今）

2016 年，中共中央、国务院出台《"健康中国 2030"规划纲要》（以下简称"《规划纲要》"），这是新中国第一部关于国民健康的整体和中长期规划纲要，为卫生健康工作指明了方向。《规划纲要》将老年人作为健康服务的重点人群，提出要全方位、全生命周期保障人民健康，为老年健康服务体系的发展注入了活力，标志着我国老年健康服务体系进入了系统整合的加速发展阶段。2017 年 3 月，《"十三五"健康老龄化规划》发布，明确将"健康老龄化"作为老年健康服务发展的核心目标，提出要优化老年医疗卫生资源配置，构建与国民经济和社会发展相适应的整合型老年健康服务体系。2019 年 11 月，国家卫健委等部门联合发布《关于建立完善老年健康服务体系的指导意见》，提出构建"健康教育、预防保健、疾病诊治、康复护理、长期照护、安宁疗护六位一体的综合连续、覆盖城乡的老年健康服务体系"，明确了老年健康服务体系的总体架构。"十四五"时期，我国60岁及以上老年人口将超过3亿人，占总人口的比例将超过20%，我国将进入中度老龄化社会[2]。针对新时代我国人口老龄化的新形势新特点，2021年，党中央、国务院发布《关于加强新时代老龄工作的意见》，提出健全养老服务体系，强化老龄工作保障，完善老年人健康支撑体系等工作任务。

本阶段我国明确了老年健康服务体系的理念目标及顶层设计，力求全方位推进老年健康服务体系建设。不论是从政策上还是从机构设施上，老年健康服务体系的发展都有了质和速的提升，而且趋于系统化、规范化。

二 我国老年健康服务体系的现状

目前，我国初步构建起包括健康教育、预防保健、疾病诊治、康复护理、长期照护和安宁疗护在内的综合连续、覆盖城乡的老年健康服务体系（见图1）。本部分将从以上六个环节对我国老年健康服务体系的发展现状进行梳理。

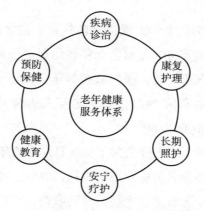

图1 六位一体的老年健康服务体系

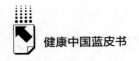
（一）健康教育

我国老年健康教育服务主要通过两类机构提供。

一是依托国家基本公共卫生服务项目，由基层医疗卫生机构负责开展。目前我国国家基本公共卫生服务项目共 14 大类，健康教育是其中一类。老年人是健康教育的重点人群，基层医疗卫生机构向老年人提供的健康教育是老年人接受健康知识和信息的重要来源。

二是公共卫生机构（特别是各级专业健康教育机构）组织开展的健康教育。我国开展的"老年健康素养促进行动""全民健康生活方式促进行动""老年健康宣传周"等公共卫生项目和行动，都积极推动了老年健康教育的开展和健康素养的提升。截至 2021 年，全国居民健康素养水平从 2012 年的 8.80% 提升到 2021 年的 25.40%，提前完成健康中国行动 2022 年的阶段性目标。

（二）预防保健

针对老年人的预防保健包括疾病预防、失能失智预防、营养改善、心理关爱等方面。目前，老年预防保健主要依托国家基本公共卫生服务项目以及其他公共卫生项目实现。

通过基层医疗机构向老年人提供预防接种、健康体检和管理以及高血压、糖尿病等慢病管理服务，是目前老年预防保健服务最基础的实现形式。《2021 年度国家老龄事业发展公报》数据显示，截至 2021 年末，我国在城乡社区获得健康管理服务的 65 岁及以上老年人达到 11941.2 万人，占所有 65 岁及以上老年人的比例为 60%。

近年来，我国通过不断设立公共卫生项目加强老年预防保健服务，依托疾病预防控制机构和各级各类医疗卫生机构，健全三级预防体系。在老年疾病控制方面，加强老年人群多发疾病的早期筛查、干预、分类管理和健康指导。以我国居民第一位死因脑卒中为例，2011 年起卫生部开展"脑卒中高危人群筛查和干预试点项目"，在全国选取 40 个项目县对脑卒中高危人群进行筛查和干预。除此之外,我国还实施了老年口腔健康行动、老年营养改善行动、老年失能失智预防与干预以及老年心理关爱行动等老年预防保健项目。

(三)疾病诊治

疾病诊治的主体是各级各类医疗机构,包括综合医院的老年医学科、老年医院、基层医疗卫生机构等。2019 年国家卫健委出台《老年医学科建设与管理指南(试行)》,目标是到 2025 年二级及以上综合医院设置老年医学科的比例不低于 60%。该指南建议有条件的二级及以上综合性医院要开设老年医学科,主要收治患老年综合征、共病以及其他急、慢性疾病的老年患者。以老年患者为中心,采用老年综合评估常规模式、共病处理模式和多学科团队工作模式,对老年患者进行医疗救治,最大限度地维持和恢复老年患者的功能状态。在此基础上,国家还开展了国家老年医学中心、国家老年疾病临床医学研究中心建设,"十三五"期间已建成 1 个国家老年医学中心及 6 个国家老年疾病临床医学研究中心,提升了老年疾病诊疗能力。

开展老年友善医疗机构建设是方便老年人就医、改善老年人就医体验的一项重要举措。2020 年,国家卫健委会同国家中医药管理局印发《关于开展建设老年友善医疗机构工作的通知》,要求各类为老年人提供医疗服务的医疗卫生机构,从老年友善文化、管理、服务、环境方面,开展老年友善医疗机构建设。《2021 年度国家老龄事业发展公报》数据显示,截至 2021 年末,已建成老年友善医疗机构的综合性医院达 5290 个、基层医疗卫生机构 15431 个,设有老年人"绿色通道"的二级及以上综合性医院超 9000 个。

(四)康复护理

我国的人口老龄化和疾病谱的变化,导致人群对康复护理服务的需求越来越大。2021 年 6 月,为进一步加强康复医疗服务体系建设,国家卫健委印发《关于加快推进康复医疗工作发展的意见》,从健全完善康复医疗服务体系、加强康复医疗专业人才培养和专业队伍建设、提高康复医疗服务能力、创新服务模式、加大支持保障力度等方面推动康复医疗体系发展。目

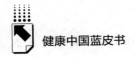

前，提供康复护理的机构主要包括综合医院的康复医学科、康复医院、老年医院、护理院和基层医疗卫生机构等。截至 2020 年底，全国共有康复医院 739 家，护理院 758 家，康复医学科床位数 30 万张，占医疗机构总床位数的 3.3%[3]。《2021 年度国家老龄事业发展公报》数据显示，截至 2021 年末，我国 378.3 万残疾老年人获得了基本康复服务。

（五）长期照护

我国的老龄化具有老年人口基数大、老年人口慢病患病率高以及失能、半失能人口数量大等特点。长期照护服务是主要针对长期失能人员提供的一系列生活照料、医疗护理、社会支持等服务。在服务体系方面，各类养老服务机构、医养结合机构是长期照护服务的提供主体。《2021 年度国家老龄事业发展公报》数据显示，截至 2021 年末，全国共有各类养老服务机构和设施 35.8 万个，养老服务床位 815.9 万张，每 10 万老人约 3000 张养老床位，占全国 60 岁及以上老年人总数的 3%。全国共有两证齐全的医养结合机构 6492 家，机构床位总数为 175 万张，医疗卫生机构与养老服务机构建立签约合作关系达 7.87 万对。

长期护理保险制度的试点也有力地推动了试点地区长期照护服务体系的发展。我国长期护理保险制度从 2016 年开始进行试点工作。《2022 年全国医疗保障事业发展统计公报》数据显示，截至 2022 年底，49 个试点城市中参加长期护理保险人数共 16990.2 万人，享受待遇人数 120.8 万人。2022 年长期护理保险基金收入 240.8 亿元，支出 104.4 亿元。长期护理保险定点服务机构 7679 个，护理服务人员 33.1 万人。

（六）安宁疗护

我国安宁疗护起步晚，发展较慢。从 2006 年起，我国将老年护理和安宁疗护事业列入养老服务发展任务中。《2021 年度国家老龄事业发展公报》数据显示，截至 2023 年 7 月，我国已开展 3 批全国安宁疗护试点工作，覆盖全国 185 个市（区）。试点工作要求在每个试点地区至少设立 1 个安宁疗护病区，在有条件的社区卫生服务中心和乡镇卫生院设立安宁疗护病床，建立覆盖试点地区全域、城乡兼顾的安宁疗护服务体系。我国安宁疗护的模式有医院、社区、居家、医养结合、远程服务5种。安宁疗护服务体系的建设是我国老年健康服务体系建设中重要的一环，重视安宁疗护服务体系的建设充分体现了以人为本的理念，是切实维护和保障老年人合法权益的重要体现之一。

表1对我国老年健康服务体系六个环节的服务主体、服务对象、服务内容和筹资来源进行了总结。

表1　我国老年健康服务体系六个环节的基本情况

	服务环节					
	健康教育	预防保健	疾病诊治	康复护理	长期照护	安宁疗护
服务主体	基层医疗卫生机构；健康教育机构；媒体	基层医疗卫生机构；各类公共卫生机构	基层医疗卫生机构；综合医院；专科医院	综合医院康复医学科；康复医院；护理院；老年医院；基层医疗卫生机构	养老照护机构；医养结合机构	综合医院；康复护理机构；基层医疗卫生机构
服务对象	全体老年人	有患病或失能失智风险的老年人	疾病急性期的老年人	急性后期存在功能损伤的老年人	长期失能人员	临终或生存期不超过6个月的病人
服务内容	健康素养基本知识和技能、健康生活方式、重点健康问题的知识和信息的宣传和咨询	预防接种,健康体检和管理,高血压、糖尿病等慢病管理,失能失智预防,营养和心理干预	各类疾病的诊断和治疗	物理治疗、作业治疗、言语治疗等康复医疗服务,以及注射输液、管路护理、压疮护理等专业护理服务	提供一系列生活照料、医疗护理、社会支持等服务	缓解疼痛、不适等生理症状,提供情绪抚慰、关注其社会需求和精神需求,同时为其家属提供情感支持和进行哀伤辅导
筹资来源	政府税收	政府税收	医保,个人付费	医保,个人付费	个人付费,长护险	医保,个人付费

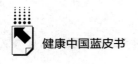
三 我国老年健康服务体系存在的问题

（一）老年健康服务整体能力不足

我国老年健康服务体系建设以维护老年人健康权益为中心，以满足老年人健康服务需求为导向，但机构设施与人才资源的缺乏导致老年健康服务整体能力偏低，尚无法满足快速增长的老年健康服务需要。

从我国老年健康服务机构设施来看，各类机构的数量、床位设施等均与老年健康服务的现实需求存在较大差距。截至 2021 年底，全国 2600 多家综合医院开设老年医学科，仅占综合医院数量的 12.8%[4]；我国每千名老年人口拥有养老床位数 32.7 张[5]，不仅低于发达国家的平均水平（50～70张），与国际标准（50 张）也存在较大差距[6]。另外，老年健康服务科技水平较低，智能健康养老设备、"互联网+健康养老服务"等新技术的应用普及率不高，也制约了老年健康服务能力和水平的提升。

从老年健康服务人才队伍来看，当前老年服务机构人员队伍数量不足与服务人员专业技能较低的问题并存。2022 年，我国失能和部分失能老年人口超过 4000 万人[7]。按照国际标准来计算，每 3 位失能老年人需配备 1 名护理人员，我国需要的养老护理人员在 1300 万名以上，但养老护理员仅有30 万名[8]；截至 2018 年，我国康复医师人数仅 3.8 万人，远不能满足目前的需求[9]。此外，我国的养老护理人员专业素质参差不齐，部分人员缺乏专业老年护理教育背景且护理经验不足。我国注册护士中拥有学士学位的人数比例仅为 28.7%，而美国这一比例为 65.2%[10]；养老护理员也有相当一部分并未接受过入职培训或近三年内未接受过专业培训。[11]

（二）老年健康服务体系存在结构性失衡

目前，我国老年健康服务供需体系存在结构性失衡，老年健康服务的供给无法充分对接需求，这种供需的结构性失衡既表现在不同层级的老年健康服务机构之间，也表现在不同种类的老年健康服务之间。

一是基层医疗卫生机构作为老年健康服务体系的"网底"，其服务能力相比于大医院而言尤为不足。虽然经过十余年的发展，我国已经建立了一个覆盖全民的基层医疗卫生服务体系，但我国医疗资源分布"倒三角"的问题仍然没有得到根本性改变。优质医疗资源仍主要集中在城市综合性医院等高级别医疗机构，这些医疗机构"虹吸"了区域内的医疗设备、人才和患者，而社区卫生服务中心、乡镇卫生院等基层卫生机构医疗水平较低，老年健康服务供给能力较弱。截至 2020 年，我国全科医生数量仅占全国执业（助理）医师的 10.1%，基层医疗机构人员数仅占医疗机构总人员数的 29.3%，医疗资源在不同级别医疗机构之间的分布仍存在较严重的结构性失衡[3]。

二是我国的健康服务体系仍是以疾病急性期的治疗为主，前端的预防保健及后端的康复、长期护理、安宁疗护等服务供给不足。在服务体系前端，由于"重治轻防，医防分离"诊疗观念由来已久，我国预防保健体系发展滞后，承担疾病预防控制、基本公共卫生服务等职能的公共卫生机构和基层卫生机构仍然处于较为边缘化的状态，无法充分履行提供预防保健服务的功能。在服务体系后端，我国急性期治疗后的康复护理体系未完全成形。2021年，我国康复医院、护理院数量分别为 810 家、849 家，仅占全国医院总数的 2.2% 和 2.3%，数量少且规模较小，病床、仪器等医疗护理设施紧张。[10]

三是照护服务体系主要针对失能群体，失智照护发展不足。高龄是失智的重要原因，我国到 2050 年失智症患者人数将超过 3000 万[12]。而我国失智照护专业发展不充分，开设失智照护专区的照护机构占比低；失智照护几乎未被纳入试点城市长护险保障范围，也限制了失智照护的发展。

（三）服务的连续性和整合性不够

世界卫生组织指出，老龄化程度和慢性病负担的加重对医疗卫生保健系统提出新挑战，整合健康服务是解决复杂健康需求、提高服务质量和效果的

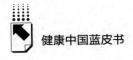

重要途径。《"十三五"健康老龄化规划》也提出要构建"有序衔接、综合连续的老年健康服务体系",但我国老年健康服务的连续性和整合性还存在不足。

连续的老年健康服务体系要求提供覆盖疾病全程的连续健康服务,而我国现有的卫生服务体系以急性期医疗为重点,康复护理等急性后期照护服务不完善,导致老年健康服务出现断层。急性后期照护侧重治疗性的康复护理,但国内的综合医院通常不提供出院后全面的跟踪随访服务,而康复机构、护理机构数量较少、服务能力低,无法提供足够的老年康复护理服务。即使部分患者在急性期结束后可以转入康复护理机构,由于急性期医疗机构与康复护理机构间缺乏转诊机制,也没有可以联通的电子病历系统,导致服务的连续性差,影响了患者的康复治疗效果。

老年人群具有疾病与失能叠加、健康问题复杂的特点,需要医疗、康复、护理、生活照料等多种服务深度融合。老年整合照护主要围绕老年人群的多重健康需要,提升预防保健、医疗、护理、康复、生活照护、社会支持、健康教育等多种服务的可及性、连续性、协调性和个性化。我国正在推动"医养结合",然而医养融合的发展尚不充分,与国际上老年整合照护的要求存在较大差距。从宏观来看,养老服务和医疗服务仍存在多头管理问题,两部门机构在人员、管理、规制、信息之间存在较大差异和分割,难以真正建立有效的合作关系,或者在内部融合两类服务。从筹资支付角度看,未能建立起连续性、整合性的支付制度,机构提供整合服务尚缺乏动力。从人才角度看,我国医养结合人才储备不足,了解和实践医养结合的专业性服务和管理人员数量皆不足。如照护管理师(Care Manager)在整合照护过程中起到重要作用,而我国还没有普及照护管理的概念和设置照护管理师的岗位。

(四)老年健康服务的公平性不足

"促进老年健康服务公平可及"是建设老年健康服务体系的基本原则,但从当下发展状况来看,老年健康服务体系仍存在不公平性,这种不公平性既表现在城乡之间，也表现在不同地区之间。

从城乡来看，城镇地区的老年健康服务机构分布较密集，药品、仪器和检测服务等物资和健康服务人力也较为丰富，健康服务资源较为充足；而农村地区的健康服务资源分布较少，无法充分满足老年群体的健康服务需求。截至 2020 年，城市每万人医疗机构床位数为 88.1 张，而农村地区这一数量仅为 49.5 张；城市每万人拥有卫生技术人员数为 115 名，而农村地区仅52 名[13]。

从地区差距来看，老年健康服务机构在中部、东部和西部地区之间分配不均，老年健康服务资源多集中在中部、东部经济发达地区，而西部地区老年健康服务供给较为缺乏。以养老机构床位数为例，中东部地区养老机构分布较多，西部地区较少且地区差异极大，床位数最多的江苏有 43.9 万张养老机构床位，而青海仅有 0.7 万张[14]。

（五）体系的筹资保障不足

我国老年健康服务的资金主要包括基本公共卫生服务资金、基本医保资金、长期护理保险（试点阶段）资金等几个来源。受制于经济发展水平等因素，当下老年健康服务的筹资水平总体较低，筹集渠道不够多元，责任分配不够明确，尚未建立完善的责任共担机制，无法为老年健康服务体系的建设提供充足的资金支持。以长期照护保险为例，试点城市的长期护理保险基金大多依赖医保统筹基金划拨和财政拨付，并未建立独立的筹资渠道。

（六）老年健康服务体系的治理尚不完善

虽然历经了多个阶段的发展后，我国老年健康服务体系的顶层设计逐步完善，但治理体制尚存在不够完善之处。

首先，老年健康服务的管理体制仍是多头管理，缺乏协调。老年健康服务范围较大，覆盖的服务类型复杂多样，各类服务分属不同部门管理。例如预防保健服务除涉及公共卫生部门外，还涉及环境、市政、民政、体育等多个部门。长期照护服务则需要医疗卫生机构和养老机构共同提供，由卫生健

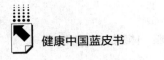

康部门和民政部门共同管理。虽然部门间存在一定的协调沟通机制，但协调协作力度仍然不够，难以形成合力，制约了整合型老年健康服务体系的发展。

其次，市场和社会主体的参与不够，没有形成多元共治的局面。我国的老年健康服务体系以政府为主导，企业、社会组织等参与程度较低，老年健康产业仍不发达。这种服务提供模式缺乏竞争和激励，能够提供的健康服务数量不足且种类较少，无法满足我国庞大的老年群体的健康服务需要。

最后，我国的老年健康服务体系缺乏健康老龄化导向的制度安排。实现健康老龄化目标不仅需要建立提供老年健康服务的机构和体系，也需要建立相应的配套措施引导各方的行为，以最小的成本达到最好的健康结果。虽然政策层面做出了分级诊疗和医保支付方式改革等相关的制度安排，但仍然缺乏对健康服务提供者和消费者的激励和引导机制，如激励服务提供者向老年人提供成本效率更优的预防保健服务，引导消费者对自我健康负责等，从而形成促进健康老龄化发展的社会氛围。

四 促进我国老年健康服务体系高质量发展

党的二十大报告指出，高质量发展是全面建设社会主义现代化国家的首要任务。面向未来，我国应坚持以老年人健康需要为中心，针对老年健康服务体系的短板和薄弱环节加强工作，为老年人提供方便可及、综合连续、优质高效的健康服务，推动老年健康服务体系高质量发展。

（一）加强服务设施建设和人才培养，提高老年健康服务提供能力

提高老年健康服务体系的整体能力需要在服务设施建设和人才培养方面加大力度。

一是加快老年健康服务设施建设和注重科技支撑。一方面，政府应不断完善区域老年健康服务规划，制定基本的服务设施标准。政府财政基本建设资金应优先投向老年健康服务机构设施。同时，积极促进多元主体共同参与

提供老年健康服务，激发企业组织与社会组织多方力量，破除进入老年健康服务市场的壁垒，制定机构建设标准和服务规范，在增加老年健康服务机构数量的基础上提高机构服务质量和服务能力。另一方面，强化科技支持，依托人工智能、大数据与互联网技术提高老年健康服务的科技含量，利用新技术、新设备提高老年健康服务的智能化和便捷化程度。

二是培养高素质的老年健康服务人才队伍。充分考虑老年健康人才需求，针对老年健康服务人才缺口制定长期人才培养规划，着力培养老年科医生以及具有老年医学背景的全科医生、康复医生、康复治疗师、老年科护士、护理员等专业人才。着重提高老年健康服务从业人员的专业能力，在养老机构内有针对性地开设慢病管理、老年常见病预防诊断和失能人员康复护理等老年健康相关课程，定期对从事老年健康服务的医护人员进行技能培训和专业考核。

（二）补齐短板，实现供给与需求的精准对接

一是大力提升基层医疗卫生机构的老年健康服务能力。以医疗联合体为依托，整合医联体内的医疗资源，促进优质医疗资源下沉到基层医疗机构，提高基层医疗机构服务于老年群体的能力，逐步引导常见慢性病、急性后期患者到基层医疗机构接受服务；改革薪酬分配制度，逐步提高基层医疗机构医护人员的待遇水平，引导医疗人员合理流向基层医疗机构，提高基层医疗服务人员积极性；合理利用医保支付方式改革契机，制定合理的医保基金分配制度，在进行医保基金总额预算分配时合理向基层医疗机构倾斜，提高医保基金对基层医疗机构的分配比例。

二是加强统筹设计和政策引导，补齐康复护理和安宁疗护等短板。加强康复护理专业人才培养，针对人才缺口，制定合理的人才培养计划，同时改善康复护理从业人员的薪酬待遇，提高职业吸引力，引导医护从业人员进入康复护理领域从事相关工作；在医疗机构开设康复病区或护理病区，支持和引导社会力量参与康复护理、安宁疗护等稀缺医疗服务的供给，增加养老床位数量和安宁疗护机构数量，提高老年康复护理服务的供给能力；完善康复

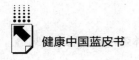

医疗服务网络，建立分工协作、上下联动的三级康复体系，各级机构按照分级诊疗要求，结合自身功能定位按需分类提供康复医疗服务。

三是重视发展失智照护。在有条件的护理机构设置失智病区，提高照护人员的专业能力；逐步将失智老人纳入长护险保障对象，减轻失智老人照护负担。

（三）加强协同，提高老年健康服务的连续性和整合性

建立有序衔接、综合连续的老年健康服务体系，为老年人提供综合连续的整合型服务，是我国老年健康服务体系发展的重要目标之一。要建设高质量的老年健康服务体系，还需要在增强体系的连续性、整合性方面多下功夫。

一是增强服务的连续性。强化综合医院出院准备服务及出院后服务，对出院患者进行及时的评估与筛选，提供合适的出院后照护计划，在患者需要时协助其转入下级医疗机构或养老机构，保证患者出院后得到持续而完整的医疗照护服务；加快建立急性后期服务体系，弥补老年健康服务体系的断层，将急性期治疗与急性后期康复护理服务连接起来；构建互联互通的老年健康信息平台，依托信息平台建立能够迅速反应的转诊转介机制，加强不同类型和层级的医疗机构之间的互联互通，畅通绿色转诊通道。

二是促进整合型老年健康服务的提供。以社区作为促进医疗服务与养老服务联系和融合的支点，在社区层面整合医疗、日常照料、康复照料等资源，建立多学科的照护团队为老年人提供照护服务，依托基层社区卫生服务机构或者居家医养服务机构整合医疗资源和养老资源；建立统一的信息平台，建立卫生、民政、社会保障等多部门共享的老年人信息数据库，降低整合政策、资源、组织的成本；加强部门之间的协作，建立多部门协调机制，推动医疗和养老照料的整合工作；建立高级实践护士、个案管理师、照护协调员等职业体系，赋予其在整合照护中更大的责任，改善其薪酬待遇，提高职业吸引力，等等。

（四）优化资源配置，提高老年健康服务供给的公平性

我国的老年健康服务体系在发展的过程中应加强对公平性的关注，强调对于贫困地区、弱势群体等基本健康服务的保障。

一是在全国范围内优化健康服务资源的配置。增加公共财政对农村地区和中西部地区的投入，引导健康服务资源向中西部地区、农村地区倾斜。逐步提高基本医疗保险的统筹水平和统筹层次，缩小保障水平差距，促进发展地区与发达地区共享优质医疗资源。

二是扩展基本公共卫生服务范围，提高服务可及性。建议逐步将老年人健康评估、老年人常规体检等服务纳入基本公共卫生服务项目，由政府统一提供此类老年健康服务能够缩小经济条件对老年群体健康服务有效获得的影响，提升老年健康服务的公平性和可及性。

三是完善医疗救助制度，加大对老年贫困群体救助兜底力度。制定科学的救助对象界定标准，将贫困老年群体纳入医疗救助的保障范围，为无力承担健康服务的老年群体提供基本健康服务。

（五）扩展筹资渠道，建立独立的长期护理保障制度

筹资是提供服务的基础和前提，建立稳定可持续的筹资机制才能为老年健康服务体系的建设提供经济支撑。

一是扩展多元筹资渠道，明确老年健康服务体系的资金来源，厘清政府、单位和个人等主体之间应该承担的责任，形成多方责任共担的筹资机制。对于具有公共品属性的老年健康服务，应突出政府责任，加大财政支持力度；对于不属于政府提供范围的基本服务，在发挥财政兜底作用的同时应明确个人的缴费义务，建立起为老龄化筹资的公共保障制度。在政府和个人之外，还应充分调动社会力量，整合社会资金，吸引公益慈善机构、福利彩票基金和社会组织参与到老年健康服务领域。

二是尽快建立独立的长期护理筹资保障制度。由于长期护理与医疗服务侧重点不同，有必要建立独立的资金筹集方式以保障资金的稳定性和可持续

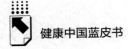

性。随着长期护理保险在我国覆盖范围的持续扩大，为减轻医保基金和国家财政的负担，应该制定独立于基本医疗保险之外的长期护理保险制度，通过政府、单位、个人等共同出资的方式建立基金池。

（六）加强顶层设计，完善老年健康服务体系的治理

高质量的老年健康服务体系需要有效的治理体系作为支撑，提升治理体系和治理能力是未来老年健康服务体系发展的必然要求。

在管理体制方面，针对老年健康服务体系多头管理的体制，要提高体系的运行效率，应加强系统内各部门之间的沟通合作。针对跨部门提供的老年健康服务，在各部门无法实现充分统一的前提下，可以建立跨部门领导和工作小组统一管理，形成合力。在参与主体方面，应进一步引导和鼓励企业和社会力量进入，大力发展老年健康服务产业。政府也应转变职能，更多地承担监督管理和托底保障职能，促进不同参与主体协同合作，形成多方参与、多元共治的格局。在配套机制方面，应建立配套体制机制以强化对老年健康服务体系各参与主体的激励和引导。例如，针对老年健康服务供给方，可以通过给予政策优惠、降低市场准入壁垒等方式，引导企业进入预防保健和康复护理等供给不足的老年健康服务市场；针对老年健康服务的需求方，可以通过设置健康生活方式奖金、调节医保报销比例等方式提高老年群体进行自我健康管理的主动性，引导其更多地使用基层服务。

参考文献

［1］《国家卫生计生委 7 月 10 日例行新闻发布会文字实录》，http：//www. nhc. gov. cn/wjw/xwdt/201707/1718b2e1ce014985882a910132a96ae0. shtml，国家卫生计生委，2017 年 7 月 10 日。

［2］《我国人口老龄化发展趋势的综合影响分析》，国家信息中心，2023 年 1 月 13 日，http：//www. sic. gov. cn/News/455/11780. htm。

［3］《2021 中国卫生健康统计年鉴》，中华人民共和国国家卫生健康委员会，http：//

www. nhc. gov. cn/mohwsbwstjxxzx/tjtjnj/202305/304a301bfdb444afbf94b1a6c7f83bca. shtml。

［4］ 刘攀：《医养结合背景下成都市城市社区卫生服务设施设计策略研究》，西南交通大学硕士论文，2022。

［5］《2021年度国家老龄事业发展公报》，http：//www. nhc. gov. cn/lljks/pqt/202210/e09f046ab8f14967b19c3cb5c1d934b5. shtml，2022年10月。

［6］ 姜旗飞：《我国机构养老现状及未来发展》，《合作经济与科技》2021年第6期。

［7］《国务院关于加强和推进老龄工作进展情况的报告》http：//www. npc. gov. cn/npc/c2/c30834/202208/t20220831 319086. html，2022年8月。

［8］ 张元颖、杨澜：《长护险护理员队伍的薪资现状及建议——基于对上海市从业者的调查》，《中国医疗保险》2023年第9期。

［9］ Li, J., Li, L. S. W., "Development of rehabilitation in China", *Phys Med Rehabil Clin N Am*, 30 (4), 2019, 769–773.

［10］ 国家卫生健康委员会：《2022年中国卫生健康统计年鉴》，中国协和医科大学出版社，2022。

［11］ 刘继红、刘芯利、蒲婷：《我国养老护理员核心胜任力的研究进展》，《攀枝花学院学报》2022年第6期。

［12］ GBD 2015 Neurological Disorders Collaborator Group, "Global, regional, and national burden of neurological disorders, 1990–2016: A systematic analysis for the Global Burden of Disease Study 2016", *Lancet Neurol*, 18 (5), 2019, 459–480.

［13］ 国家统计局：《2021年中国统计年鉴》，中国统计出版社，2021。

［14］《2022年第一季度民政统计分省数据》，https：//www. mca. gov. cn/mzsj/tjjb/2022/202201fssj. html，2022年7月。

支撑保障篇

Support and Guarantee Reports

B.9
中国医疗保障体系的高质量发展：
现状、问题与建议

顾雪非　赵东辉*

摘　要： 高质量发展是当前和今后一段时期我国医疗保障体系建设的重点，其内涵在于构建"低成本、高效益、惠全民、促健康"的医疗保障体系。我国医疗保障体系建设已经取得了一定成就，建成多层次医疗保障体系、深化改革的顶层设计有所加强、基本医保制度在提供全民健康覆盖方面取得明显进展、补充医保和商业健康保险获得明显发展、基本医保战略性购买作用初显、助力人民健康水平明显提升。但也面临发展不平衡、保障不充分和"三医"协同不足等问题。面对经济社会发展带来的挑战，医疗保障体系需要通过完善基本医保制度、促进多层次医保体系均衡发展、实现"三医"协同和培育社会共识等措施，逐步实现自

---

* 顾雪非，博士，研究员，国家卫生健康委卫生发展研究中心医疗保障研究室主任，主要研究方向为医疗保障制度；赵东辉，博士，研究员，国家卫生健康委卫生发展研究中心医疗保障研究室研究人员，主要研究方向为医疗保障政策。

身的高质量发展。

关键词： 医疗保障体系　高质量发展　"三医"协同

高质量发展是"十四五"时期各项经济社会事业发展的指引，也是当前和今后一段时期医疗保障体系的建设重点。医疗保障体系的高质量发展既关系民生，尤其是个人的基本权益，也关系医疗、医药事业的高质量发展，是医疗健康领域改革和高质量发展的关键所在。

一　医疗保障体系高质量发展内涵

党的十九大指出，我国经济已由高速增长阶段转向高质量发展阶段，并提出高质量发展"必须坚持质量第一、效益优先"，即从规模扩张转向结构优化和效益提升，以发展质量提升发展效益。具体到社会保障和医疗保障领域，何文炯认为，社会保障制度的高质量发展意味着这一制度要更加公平、更可持续和更有效率[1]；郑功成指出，医疗保障制度的高质量发展，包括遵循公平正义的原则、实现普惠全民的目标、坚持"以人民健康为中心"的发展思想以及切实解除人民群众的疾病医疗后顾之忧[2]；仇雨临等认为，医疗保障的高质量发展意味着制度建设进入效率优化阶段，具体表现为理念目标的坚守与创新、结构内容的优化配置和责任主体的合作共赢等[3]；顾海等提出，基本医疗保障制度的高质量发展，意味着需要在覆盖全民的基础上，提高其公平性、高效性、便捷性和可持续性[4]。

贯彻党中央提出的高质量发展理念，综合参考不同学者提出的医疗保障制度高质量发展内涵，本报告认为，医疗保障体系的高质量发展，意味着在现有基础上，以"低成本、高效益、惠全民、促健康"为目标，实现医疗保障体系的更好发展。其中，"低成本、高效益"是指通过要素价格形成机制的改革来完善要素供给格局，通过资源配置的优化提高医疗服务资源的利用效率，使有限的医保基金投入产生更好的医疗保障效果。"惠全民、促健

123

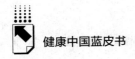

康"是指医疗保障体系要从全民覆盖走向更高层次的公平普惠,解决城乡之间、地区之间、群体之间的筹资与待遇差距,逐步实现量能筹资、按需保障的医疗保障权利公平;同时,以保障和促进健康权的平等实现为最终目标,完善医疗保障体系设计,将"以人民健康为中心"落到实处,建设更加公平正义的全民健康保障体系[5,6]。

二 我国医疗保障体系建设现状及成就

(一)建成多层次医疗保障体系

我国已基本建成以基本医疗保险为主体,以医疗救助为托底,补充医疗保险、商业健康保险、慈善捐赠、医疗互助等共同发展的多层次医疗保障制度体系,呈现城镇职工和城乡居民分别保障,医疗救助、基本医疗保险和补充医疗保障等不同层次并行的"两纵三横"制度格局,在向全体人民提供基本医疗保障的同时,也更好地满足了不同群体多元化的医疗保障需求(见图1)。

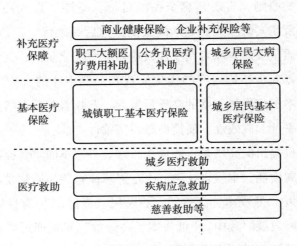

图1 "两纵三横"的医疗保障制度体系

（二）深化改革的顶层设计有所加强

一是国家层面针对医疗保障体系发展的根本性、长期性问题做出了统一规划，使医疗保障体系的长期发展和改革有据可依。2020 年，中共中央、国务院正式发布《关于深化医疗保障制度改革的意见》，提出了"十四五"时期直至 2030 年我国医疗保障体系的发展目标，并形成了"1+4+2"的医疗保障体系建设和发展框架，成为新时期医疗保障体系建设的行动纲领。[2] 2021 年，国家医保局、财政部印发《关于建立医疗保障待遇清单制度的意见》，国务院办公厅印发《"十四五"全民医疗保障规划》，进一步明确了医疗保障体系的层次构成和建设权限，以及"十四五"时期全民医疗保障制度的发展规划。在总体政策文件的引领下，医疗保障体系不同领域的政策体系也不断完善，体系建设的规范性明显增强。

二是医疗保障体系建设的管理体制得到统一，为体系建设和改革的推进提供了组织保障。2018 年，国家医疗保障局（简称"国家医保局"）成立，实现了基本医保、医疗救助、生育保险、药品和医疗服务价格等方面行政管理职责的统一。国家医保局成立之后，各级医疗保障管理经办体制逐步理顺，解决了以往多个部门参与管理导致的改革步调不一致、协调成本高等问题，医疗保障体系建设和改革步入统筹推进和加速进行的快车道。

（三）基本医保制度在提供全民健康覆盖方面取得明显进展

按照世界卫生组织的界定，以统筹基金为基础的医疗保障制度在促进全民健康覆盖方面的作用和效果可以通过三个维度来衡量，即人口覆盖情况、服务覆盖情况和直接费用覆盖情况。

在人口覆盖方面，我国拥有世界上规模最大的基本医疗保障网，由职工医保和城乡居民医保构成的基本医疗保险制度已经覆盖了全部人口，近年来实际参保率稳定在 95% 以上（见图 2）。2016 年 11 月 17 日，国际社会保障协会（ISSA）将"社会保障杰出成就奖"（2014—2016）授予中华人民共和

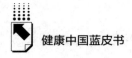

国政府，以表彰中国近年来在扩大社会保障覆盖面工作中取得的卓越成就，其中医疗保障体系的全民覆盖发挥了重要作用。

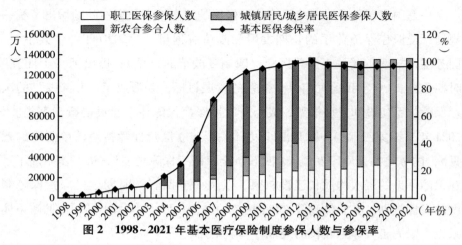

图2　1998~2021年基本医疗保险制度参保人数与参保率

注：2016年、2017年数据缺失。

资料来源：《2019中国卫生健康统计年鉴》《中国医疗保障统计年鉴（2022）》。

随着参保人数的增加以及人均筹资标准的提高，各项基本医保制度的筹资总额和基金支出规模迅速增长。1998年，职工医保制度正式建立，从那时起到2021年，卫生总费用的年均增长速度为14.1%，而基本医保制度当年基金收入和基金支出的年均增长速度为37.3%和37.6%；2009年，新农合和城镇居民医保制度实现全国覆盖，从那时起到2021年，卫生总费用的年均增长速度为13.1%，而基本医保制度当年基金收入和基金支出的年均增长速度为16.5%和16.8%（见图3）。基金收支规模的增长为不断扩大的服务覆盖面和逐步提高的费用覆盖率提供了有力支撑。

在服务覆盖方面，职工医保和城乡居民医保以保住院为主，同时将年治疗费用较高的门诊特殊疾病的医疗费用也纳入统筹基金补偿范围。近年来，随着筹资水平的提高，基本医保制度不断完善普通门诊补偿政策，扩展保障内容、提高保障力度。2019年，城乡居民医保开始建立高血压、糖尿病患者门诊用药保障机制；2021年，职工医保改革个人账户，建立健全门诊共济保障机制。同时，基本医保将"互联网+医疗服务"纳入补偿范围，并通过"两

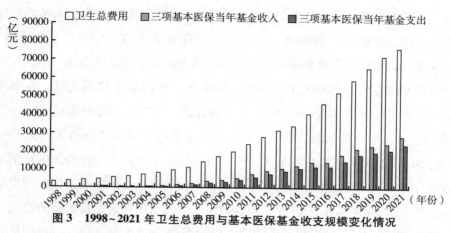

图3 1998~2021年卫生总费用与基本医保基金收支规模变化情况

资料来源：《2019中国卫生健康统计年鉴》《2022中国卫生健康统计年鉴》《中国医疗保障统计年鉴（2022）》。

个确保"等措施大力支持新冠疫情防控工作。在药品目录调整方面，正在执行的《国家基本医疗保险、工伤保险和生育保险药品目录（2022年）》共纳入药品2967种，其药品品种数是《国家基本医疗保险药品目录（2000年版）》的2.5倍。在2967种药品中，共有西药1293种、中成药（含民族药）1311种、协议期内谈判药品363种（西药293种、中成药70种）（见表1）。其中，协议期内谈判药品均为临床急需的昂贵药品，将这些药品通过国家医保准入谈判纳入医保支付范围，对于更好地满足参保患者的诊疗需求具有重要意义。

表1 不同版本《国家基本医疗保险药品目录》纳入药品品种数

单位：种

	合计	西药	中成药	协议期内谈判药
2000年版	1140	725	415	0
2004年版	1850	1027	823	0
2009年版	2127	1140	987	0
2017年版	2535	1297	1238	0
2019年版	2643	1279	1316	48
2020年版	2800	1264	1315	221
2021年版	2860	1273	1312	275
2022年版	2967	1293	1311	363

资料来源：根据相关政策文件内容整理。

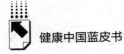

在费用覆盖方面，基本医保补偿水平逐步提高，促进了参保人员的医疗服务利用，在破解"看病难、看病贵"问题方面取得了较为明显的成效。近年来，职工医保和城乡居民医保政策范围内住院费用的基金支付比例分别稳定在80%左右和70%左右。2016～2018年，建档立卡贫困人口住院费用的个人自付比例从34%降至9.1%，因病致贫、返贫问题得到明显缓解（见图4）。从卫生总费用的构成看，个人卫生支出占卫生总费用的比例从1998年的54.85%下降到2021年的27.6%，社会卫生支出占卫生总费用的比例从1998年的29.11%上升到2021年的45.5%（见图5）。国家卫生服务调查结果显示，从2003年到2018年，调查对象中农村居民住院费用的报销比例由6.9%提高到54.6%，农村居民的两周就诊率由14.1%提高到24.6%，住院率由3.4%提高到13.7%。

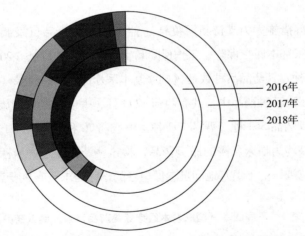

□ 基本医疗保险　□ 大病保险　■ 医疗救助　■ 政府兜底　■ 个人自付　■ 其他

图4　2016～2018年建档立卡贫困人口住院医疗费用补偿渠道构成

资料来源：全国健康扶贫动态管理系统。

（四）补充医保和商业健康保险获得明显发展

随着基本医保的发展，多种形式的补充医疗保障也有明显发展。以工会组织的职工互助医疗保险为例，从2015年到2021年，职工互助医疗保险的

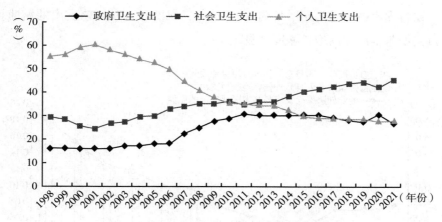

图5　1998~2021年卫生总费用构成变化情况

资料来源：《2022中国卫生健康统计年鉴》。

互助金收入由24.9亿元增加到70.2亿元，互助金支出由23.1亿元增加到46.2亿元（见图6）。

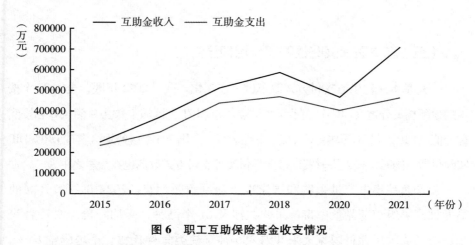

图6　职工互助保险基金收支情况

资料来源：《中国医疗保障统计年鉴（2022）》。

随着国家级政策文件关于建设多层次医疗保障体系和鼓励商业健康保险发展的政策导向日益明确，商业健康保险迎来快速发展期。从2009年到2021年，健康险、人身意外伤害险原保费收入由804亿元扩张到9657亿元，赔付支出由281亿元增长到3937亿元，保费收入和理赔支出的增速均超过同期基本医保的增长速度（见图7）。

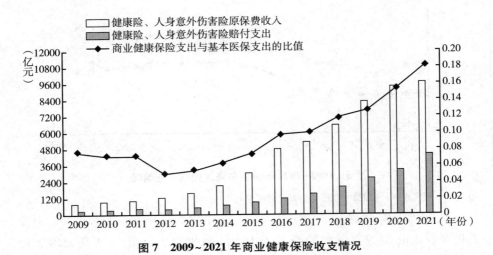

图7　2009～2021年商业健康保险收支情况

资料来源：国家金融监督管理总局：《保险业经营情况表（2009—2021年）》。

（五）基本医保战略性购买作用初显

一是基本医保供方支付方式改革进一步深化。截至2022年底，全国30个按疾病诊断相关分组（DRG）付费国家试点城市和71个区域点数法总额预算和按病种分值（DIP）付费原国家试点城市平稳运行，全国206个统筹地区实现DRG/DIP实际付费。同时，按人头付费、按床日付费等支付方式改革也在探索之中。

二是药品集中带量采购和国家准入谈判收效明显。2022年组织开展的第七批国家组织药品集中带量采购共涉及61个品种，平均降价48%；骨科脊柱类高值医用耗材国家集采共纳入5种脊柱类骨科耗材，平均降幅84%。自2018年国家医保局成立以来，连续5年开展医保药品目录准入谈判，共计341种药品通过谈判新增进入目录，价格平均降幅超过50%。2022年，协议期内275种谈判药报销1.8亿人次。通过谈判降价和医保报销，年内累计为患者减负2100余亿元[7]。同时，药品集中带量采购和实际履约情况监管在一定程度上推动了医药产业的重新调整，促使药械企业提高经营效率；药品集采和准入谈判释放出基本医保支持药品创新的信号，对于引导国内企业加大研发投入和调整发展策略具有积极作用。

（六）助力人民健康水平明显提高

随着医保制度的不断完善，医药卫生服务的筹资来源更加丰富，支撑着医药卫生事业通过扩大服务供给、提高服务质量，不断改善人民的健康状况。从孕产妇死亡率和5岁以下儿童死亡率这两个衡量群体健康的关键指标的国际横向比较结果来看，我国均呈现起点偏低但进展较快的特点。近年来，我国的孕产妇死亡率和5岁以下儿童死亡率均处于极低水平，其中，孕产妇死亡率低于世界卫生组织定义的西太平洋地区（简称"西太区"）①国家和地区的平均水平，5岁以下儿童死亡率近年来甚至低于欧洲国家的平均水平（见图8、图9）。在期望寿命逐步提高的同时，我国城乡居民的健康期望寿命也在逐步提高，已经超过了欧洲国家的平均水平（见图10）。

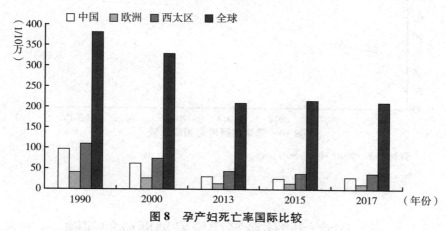

图8　孕产妇死亡率国际比较

资料来源：World Health Statistics。

----

① 世界卫生组织将其全部成员划分为6个区域，即非洲区、美洲区、东地中海地区、欧洲区、东南亚区和西太平洋地区（简称"西太区"）。其中，西太区包括中国、日本、韩国、新加坡、柬埔寨、菲律宾、澳大利亚、新西兰等37个国家和地区。

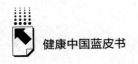

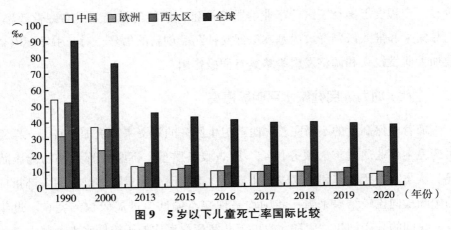

图9　5岁以下儿童死亡率国际比较

资料来源：World Health Statistics。

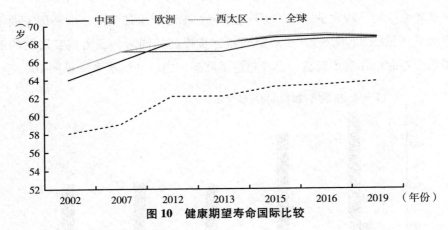

图10　健康期望寿命国际比较

资料来源：World Health Statistics。

三　医疗保障体系高质量发展面临的问题

（一）基本医保存在发展不平衡、保障不充分的问题

发展不平衡体现在：制度间、区域间、人群间仍存在较为明显的保障待遇差距。根据《中国医疗保障统计年鉴2021》提供的数据，2018年，职工

医保的筹资和支出水平是居民医保的 5 倍左右；2020 年，北京市职工医保和居民医保的人均筹资水平分别是安徽省的 2.3 倍和 3.4 倍，人均支出水平分别是安徽省的 2.2 倍和 2.6 倍。当前，公职人员、企业职工、灵活就业人员等群体的基本医保缴费负担和待遇水平仍存在一定差距。

保障不充分体现在几个方面。其一，基本医保仍以对医疗服务及费用保障为主，医保政策与临床技术发展和群众健康需求变化存在差距。如，基本医保的板块式补偿政策以及向住院补偿倾斜的政策导向，容易导致慢性病患者的非必要住院和长期住院。再如，日间手术可以提高医院运行效率并改善患者体验，但医保政策覆盖不足限制了其充分开展。在人口频繁流动的背景下，户籍地参保规定导致流动人口参保地与就医地分离现象普遍，虽有异地就医直接结算政策，但常住异地的流动人口仍面临补偿待遇降低和补偿结算不便等问题（见表2）。

表2　2012~2020 年基本医保非异地就医与异地就医住院费用支付比例比较

单位：%

年份	职工医保		城乡居民医保	
	政策范围内住院费用基金支付比例	异地就医政策范围内住院支付比例	政策范围内住院费用基金支付比例	异地就医政策范围内住院支付比例
2012	81.3	73.8	—	53.1
2013	81.9	74.1	—	53.4
2014	82.1	77.1	—	55.7
2015	81.9	74.3	—	54.4
2016	81.7	73.6	—	57.2
2017	81.7	72.6	—	—
2018	81.6	76.1	—	57
2019	85.8	79.2	68.8	60.9
2020	85.2	79.5	70	62.7

资料来源：《中国医疗保障统计年鉴（2021）》《2012—2017 年全国社会保险情况》《2018—2020 年全国医疗保障事业发展统计公报》。

其二，基本医保对普通门诊费用的保障仍不充分。当前，除北京、天津、上海等地外，基本医保对普通门诊费用的保障水平普遍偏低。门诊补偿不充分，产生了一定的低标准入院和不必要住院，导致整体住院率持续走

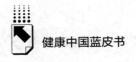

高。从 2010 年到 2019 年，主要 OECD 国家的住院率都出现了下降趋势，而我国的总体住院率仍逐年提高（见图 11）。

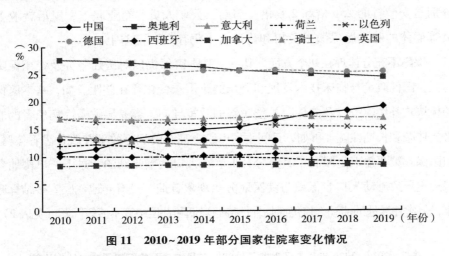

图 11　2010~2019 年部分国家住院率变化情况

资料来源：OECD Health Statistics。

其三，基本医保，尤其是城乡居民医保对高额医疗费用的保障水平偏低，难以有效化解大额医疗费用负担。《2018 年全国基本医疗保障事业发展统计公报》提供的数据显示，2018 年，城乡居民医保住院费用的实际补偿比例为 56.1%，其中三级医院住院费用的实际补偿比例仅为 49.0%，大病、重病的住院费用补偿比例偏低，参保人仍需承担较多的自付医疗费用。国家卫生服务调查数据显示，2013 年，调查对象中居民医保参保人员和新农合参合人员的应住院未住院比例分别为 18.4% 和 18.1%；到 2018 年，农村地区调查对象的应住院未住院比例提高到 21.3%，全部调查对象的应住院未住院人员中，经济困难导致应住院未住院的比例为 9.5%，较 2013 年也有所提高。①

---

① 由于城镇居民基本医保和新农合制度逐步进行整合，2018 年开展的全国第六次卫生服务调查在进行医疗服务利用和保障情况调查统计时，没有继续区分居民医保参保人员和新农合参合人员，而是区分城乡分别进行了调查对象的数据整理。由于农村人口是城乡居民医保的参保主体，此处在数据可得的前提下，采用农村地区调查人员的相关指标来表示城乡居民的大体情况。

（二）商业健康保险仍需进一步发展

从国际比较的角度看，主要发达国家商业医疗保险支出占 GDP 的比重一般在 1%～2%，而我国仅为 0.3%；同时，我国公共医保支出约为商业健康保险支出的 7 倍，与其他国家相比处于较高水平，商业健康保险仍有较大的发展空间（见图 12）。

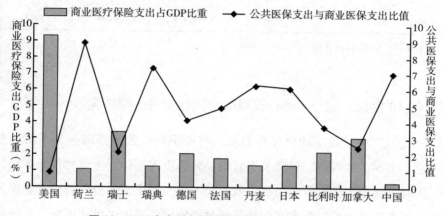

图 12　2019 年部分国家商业健康保险支出占比情况

资料来源：OECD Health Statistics。

（三）长期护理保险缺乏统一的制度安排

随着人口老龄化的推进，长期护理保险的必要性日益凸显。我国患有慢性病的老年人超过 1.9 亿人，失能和部分失能老年人约有 4000 万人，约占总人口的 3% 左右[8]。失能老年人对生活照料、医疗护理等的需求旺盛，但长期护理保险制度仍处于试点阶段，全国统一、覆盖城乡的长期护理保险制度尚未建立。从已经开展长期护理保险制度试点地区的情况看，长期护理保险制度存在筹资水平和基金使用率低、受益面窄等问题，而且筹资主要依赖基本医保基金结余和个人账户资金，制度发展的可持续难题尚待破解（见表 3）。

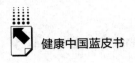

表3 2017~2021年试点地区长期护理保险情况

年份	受益面(%)	人均筹资(元)	受益人年均支出(元)	受益人月均支出(元)	当年基金使用率(%)
2017	0.17	69.4	7667.1	638.9	18.6
2018	0.36	221.6	29972.5	2497.7	48.5
2019	0.76	180.2	14992.4	1249.4	63.4
2020	0.77	181.0	15732.0	1311.0	67.0
2021	0.75	180.2	15494.8	1291.2	64.6

资料来源：《中国医疗保障统计年鉴（2022）》。

（四）医保、医疗、医药改革的协同性需进一步增强

一是"三医"改革的目标和侧重点有所不同。医保强调基金平衡和费用补偿，主要关注筹资、保障及患者负担等，更多地体现量力而行的需求管理；医疗关注服务的数量、质量、效率和安全，侧重于尽力而为的专业服务供给；医药聚焦市场回报率高的药品耗材等物质要素的保供和创新，在满足供需双方需求的同时也存在"诱导"使用等问题。当前，一些医保改革措施创设的激励机制未能充分考虑医疗机构、医药生产企业在既定规则下的创新发展需求，医保作为战略购买者促进医疗、医药事业创新运行机制和实现高质量发展的作用尚未发挥出来，一些改革措施的实际效果与改革目标发生一定背离，"三医"联动仍需落实。

二是医保改革偏重技术效率，对系统整体配置效率重视不足。突出表现在对能够提高单病种、专业或医疗机构服务效率的供方支付方式改革高度重视，对引导就医流向和门诊、住院服务资源配置的医保补偿政策调整关注不足，就医流向趋上和住院服务利用偏多的局面难以扭转。从历年《中国医疗保障统计公报》和《中国卫生健康统计年鉴》披露的数据看，2012年到2020年，全部人口的门诊就诊人次与住院人次之比由38.6：1下降到33.6：1，门住比明显低于多数OECD国家，住院服务利用率偏高；在住院

人次的就医流向上，职工医保参保人员在三级医院的住院人次占比由47.6%提高到58.2%，二级及以下医疗机构住院占比不断下降。

四 制约医疗保障体系高质量发展的主要因素

（一）医疗保障体系发展处于新旧问题交织时期

一方面，我国的职工医保制度是从计划经济时期的公费医疗和劳保医疗制度改革而来的，在制度转型的过程中，为确保改革顺利进行，部分政策做了折中和妥协，如建立个人账户鼓励积累、规定退休职工不缴费等。新农合和城镇居民医保在建制过程中采取了低水平起步的发展策略，总体的筹资水平偏低并且个人与财政的负担不平衡。同时，城乡居民医保发展前期以扩大覆盖面为工作重心，精细化管理工作相对滞后。进入高质量发展阶段后，制度设计方面的固有问题对基本医保制度发展的制约作用逐步凸显，职工医保和居民医保均面临较为繁重的完善制度设计和提高发展质量的改革任务。

另一方面，我国社会的主要矛盾也在发生变化，人民群众对健康的重视程度和对健康服务的期望逐步升级，对医疗保障体系保障内容的充足性和丰富性提出了更高的要求，具体需求也更加多元化。城镇化和人口流动、人口老龄化、就业方式多样化加快发展，疾病谱变化影响更加复杂，医学技术进步和需求释放等导致医疗费用支出增加。与此同时，受宏观经济结构性减速和税收改革等因素影响，各级财政的收支压力明显加大，城乡居民医保和医疗救助制度的筹资可持续性受到一定影响[9]。两相叠加，医疗保障体系的降本提效变得更加迫切，对其高质量发展提出更高要求。

（二）"以人民健康为中心"的协同发展理念尚未在"三医"联动改革中得到落实

健康中国是我国建设社会主义现代化强国的重要方面，2016年召开的全国卫生与健康大会以及党的二十大均强调，把人民健康放在优先发展的战

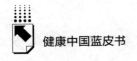
略地位，树立"以人民健康为中心"的发展理念。然而，理念的贯彻和向实际行为的转化尚需时日。在医疗保障体系建设中，仍存在疾病保障为先还是健康保障为先等争议，不同部门对于健康保障的重要性和落实次序等存在不同认识，对如何将"以人民健康为中心"落实到具体政策中缺乏抓手，真正体现"以人民健康为中心"的"三医"联动改革措施尚未形成。

（三）对一些关键问题缺乏社会共识

当前，有关各方对于医疗保障体系建设的一些根本性问题仍缺乏共识，对于法定医疗保障制度模式的选择，尤其是全民免费医疗模式对我国的适用性等问题尚存在争论。同时，围绕既有医疗保障制度设计形成的利益格局日益固化，开展改革面临的阻力越来越大[2]。对于一些关键改革问题的推动，如职工医保个人账户的改革、职工医保和居民医保的个人缴费机制改革、门诊慢特病补偿和住院重大疾病补偿等特殊补偿政策涵盖病种的调整等，都容易引发不同利益群体的抵制，医疗保障制度的福利刚性难以打破，对于医疗保障政策的调整难以在理性讨论和理性博弈的环境下进行，一定程度上阻碍了改革的推进。

五　促进医疗保障体系高质量发展的对策建议

（一）不断健全完善基本医疗保险制度

习近平总书记强调："我们建立全民医保制度的根本目的，就是要解除全体人民的疾病医疗后顾之忧。"解除疾病医疗后顾之忧，首先需要做好基本医保制度自身的改革、发展与建设。

按照中共中央、国务院《关于深化医疗保障制度改革的意见》和《"十四五"全民医疗保障规划》的部署，基本医保制度改革的主要措施包括：以人民健康需要为导向，构建以人为本、"以人民健康为中心"的整合型医疗卫生服务体系，在基本医保制度框架内建立与服务形式变革相适应的筹资、补偿、支付和监管机制；优化医保筹资和补偿政策，向老年人、儿童、低收入人口等弱势群体倾斜，向重大疾病保障等群众呼声强烈的保障痛点倾斜，向门诊补偿和疾病早期干预、健康管理等更具"投入—产出"效益的服务倾斜，做好门诊待遇和住院待遇的统筹衔接，逐步缩小制度间、地区间、人群间的待遇差距；适应人口流动形势，积极推动职工和城乡居民在常住地、就业地参保，消除由政策原因导致的异地就医。

（二）促进多层次医疗保障体系均衡发展

明确医疗救助、基本医保等多层次医疗保障制度的保障任务与责任边界，为补充医疗保险和商业健康保险预留发展空间，实现不同层次医疗保障制度既有明确分工，又有序衔接、接续补偿。同时，稳步建立互助共济、责任共担的长期护理保险制度，重点满足重度失能人员基本护理保障需求。

（三）实现以健康为目标的"三医"高质量协同联动

突破将医疗保障制度单纯视为风险分担机制的视野局限，从生产力和生产关系的高度理解"三医"协同发展问题，使作为生产关系的基本医保制度不断调整、适应作为生产力的医疗服务需求和医疗服务提供的发展变化，在更好发挥多重功能的过程中促进中国医疗保障体系的高质量发展（见图13）。一方面，明确以健康为目标的"三医"协同发展和治理理念，夯实"三医"协同发展的理念基础。另一方面，推动基本医保从重点关注技术效率转向重点关注配置效率，通过向基层倾斜的差别化补偿政策、强制性基层

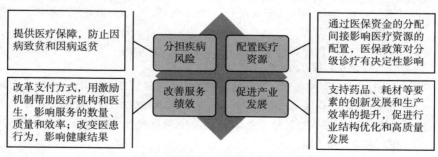

图13　医疗保障制度的多重功能

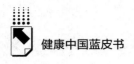

首诊、打破补偿政策的板块限制、将健康管理纳入补偿范围等措施，提高医保资金和医疗服务资源的配置效率。

（四）培育医疗保障体系改革的社会共识

一是建立多元治理机制，使不同群体的利益得到充分表达，并能通过协商等途径得出接受度较高的改革方案，在保护不同群体权益的同时增进社会共识和社会团结；二是培育理性、互助的社会文化，使医疗保障相关问题的讨论能够在理性的氛围中展开，避免极端情绪；三是及时发布信息、畅通沟通渠道、有效引导舆论，为改革和发展创造良好的社会环境。

参考文献

［1］何文炯：《中国社会保障：从快速扩展到高质量发展》，《中国人口科学》2019年第1期。

［2］郑功成：《"十四五"时期中国医疗保障制度的发展思路与重点任务》，《中国人民大学学报》2020年第5期。

［3］仇雨临、王昭茜：《从有到优：医疗保障制度高质量发展内涵与路径》，《华中科技大学学报》（社会科学版）2020年第4期。

［4］顾海、吴迪：《"十四五"时期基本医疗保障制度高质量发展的基本内涵与战略构想》，《管理世界》2021年第9期。

［5］王晨光、饶浩：《国际法中健康权的产生、内涵及实施机制》，《比较法研究》2019年第3期。

［6］〔美〕约翰·罗尔斯：《正义论》，何怀宏等译，中国社会科学出版社，1988，第302页。

［7］《2022年全国医疗保障事业发展统计公报》，http：//www.nhsa.gov.cn/art/2023/7/10/art_7_10995.html，2023年7月。

［8］马晓伟：《国务院关于加强和推进老龄工作进展情况的报告》，中国人大网，http：//www.npc.gov.cn/npc/c2/c30834/202208/t20220831_319086.html。

［9］关博：《"十四五"时期"全民医保"的风险挑战与改革路径》，《宏观经济管理》2021年第3期。

B.10

中国基本医疗保险支付制度改革

郭默宁　陈　吟*

摘　要： 我国基本医疗保险支付制度改革的核心是支付方式，当下支付方式改革从按项目付费的单一模式向 DRG/DIP 付费、按人头付费、按床日付费等多元复合型支付方式推进，并在控制医疗费用、降低医保基金支出、提高住院效率等方面取得了较好的成效。改革实施中仍面临多部门深度协同不够、激励机制有待优化等挑战。在"以人民健康为中心"的核心导向下，本报告认为医保支付制度改革应逐渐转为按价值付费，具体表现为完善多部门协同、推动医保从以量结算逐步转变为以价值为导向。

关键词： 基本医疗保险　医保支付制度　医疗卫生改革

　　基本医疗保险支付制度包括支付方式、支付标准和结算办法[1]，其中支付方式是医疗保险支付制度的关键内容，也是支付制度改革的核心。当下国内支付方式正从按项目付费的单一支付方式逐渐向总额预算、打包付费和按项目付费并存的多元复合型支付方式演进。本报告以国内基本医疗保险支付方式及其改革为切入点，梳理现状，对优势和不足进行讨论总结，在此基础上对医保支付制度发展方向予以展望，为政策制定者提供决策参考。

---

　*　郭默宁，北京市卫生健康大数据与政策研究中心副主任，北京市医疗管理数据质量控制与改进中心主任委员，主要研究方向为 DRG 付费制度、DRG 在医院管理中的应用、医改监测与评估、医院绩效评价管理以及卫生政策；陈吟，北京市卫生健康大数据与政策研究中心数据应用与政策研究组组长，主要研究方向为卫生政策、医保付费改革。

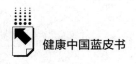

一 基本医疗保险支付制度发展简史

基本医疗保险制度是国家或政府根据相关法律规定，通过国民收入再分配为患病居民提供基本医疗服务的基础性经济制度[2]。我国基本医疗保险制度经历了新中国成立之初的以劳保制度和公费医疗为主的部分城市人群保障制度，以及以合作医疗为模式的农村医疗保障制度。在经济发展、制度变革双重变化带来的需求挑战以及社会发展不均衡导致的矛盾下，公费医疗按项目付费出现了医疗费用急剧增长的情况。合作社、人民公社农村经济模式的退出，导致农村合作医疗覆盖人群规模大幅下降[3]，已有的保障制度无法满足需求。20世纪90年代末，国家开始探索职工医疗保险制度，"两江"试点和扩大试点①的成功，初步建立了职工医疗保险制度框架。1998年，全国范围正式推行城镇职工基本医疗保险制度，标志着我国的基本医疗保险制度建设进入了新时期。经过不断改革、创新，逐步形成了以覆盖全民的城镇职工基本医疗保险、城乡居民基本医疗保险为主体，以城乡医疗救助为兜底，以重大疾病保险、多种商业保险为补充的医疗保障制度体系。

从筹资方和医疗服务需求方两者的关系来看，我国的基本医疗保险制度是一种不完全的福利制度。无论是城镇职工还是城乡居民医疗保险，保险基金筹资来源包括个人缴费、单位筹资和财政补贴，而在进行医疗费用报销时则是按比例报销，个人需负担一部分费用。医疗服务信息的不对称在一定程度上加重了个人医疗负担，而医疗保险支付方式改革主要是通过建立激励相容机制约束医疗服务提供方的行为，从而促进医疗服务的合理、有效供给利用。

---

① "两江"试点是指九江市和镇江市实施的职工医疗制度改革试点；扩大试点是指在总结镇江、九江等地试点经验基础上，决定1996年在全国范围内再挑选一部分具备条件的城市扩大试点。

二 从单一向多元复合型支付方式推进

（一）单一付费方式：按项目付费

医疗服务具有信息不对称性和专业垄断性的特点，这导致需求方在选择服务时处于被动位置[4]。医疗服务提供方往往为追求利润最大化而利用这种特点，给需求方提供非必要的服务项目。在这种模式下，筹资方的约束机制就不能较好发挥作用，导致医疗消费支出迅速增长。在实施公费医疗和劳保时期①，卫生服务费用增速明显高于个人收入的增长。1989~1997 年，城镇人均收入年均增长率为 18%，而门诊费用年均增长 26%，住院费用年均增长 24%[5]。除了彼时医保制度不完善，另一个原因是从新中国成立之初起实行的是按项目付费的方式。按项目付费是最常采用的医疗付费方式，其模式为医疗服务提供方对每个服务项目进行收费，筹资方与提供方的结算方式也是按照服务提供项目和数量进行结算。由于公费、劳保医疗制度是由各个用人单位付费，无法建立医保筹资方与医疗服务提供方的市场化医药服务价格形成机制，而必须采用政府定价机制。在这种价格机制下，医疗机构提供服务数量越多，所获得的医保支付越多，收益就越大，而医务人员的绩效往往与医疗服务收入相关，因此倾向于提供更多医疗服务以获取更多的经济激励。

（二）多元复合型支付方式：总额预算控制与打包付费

1. 总额预算控制

由于按项目付费存在过度医疗、资源浪费等问题，出现了医疗费用增长过快的问题。如图 1 所示，2004~2008 年，卫生总费用 5 年间环比增幅超过 10%，明显快于人均工资增幅（3%）。为了控制费用过快增长的问题，

---

① 劳保时期指的是新中国成立之初建立的劳动保险制度，详见 1953 年公布的《中华人民共和国劳动保险条例》。

《"十二五"期间深化医药卫生体制改革规划暨实施方案》（国发〔2012〕11 号）提出要加快建立具有基金管理、费用结算与控制、医疗行为管理与监督等复合功能的医保信息系统。2012 年，人力资源社会保障部、财政部、卫生部在《关于开展基本医疗保险付费总额控制的意见》中提出"开展基本医疗保险付费总额控制"，也就是总额预算控制。总额预算控制是指在供方提供服务前，医疗服务支付方就供方在某一时期内所提供的特定范围内的全部医疗服务，预先确定支付总额并据此支付的方式[6]。总额预算控制通常以统筹区域每家医疗机构作为打包对象，一定程度上控制了医疗费用的快速增长。全面实施总额预算控制前 5 年（2008~2012 年）门诊次均医药费用、住院次均医药费用年均增长率为 8.62%、7.46%。实施总额预算控制后 5 年（2013~2017 年）则降至 5.63%、4.55%，且 2012~2015 年城镇基本医疗保险基金支出增速下降 11 个百分点（见图 2）。

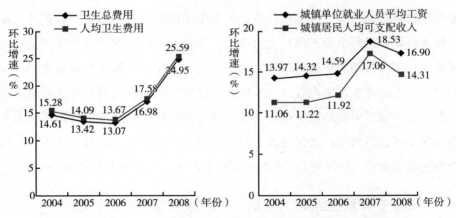

图 1　2004~2008 年卫生总费用（左）和人均收入环比增速变化（右）

资料来源：国家统计局、《中国卫生健康统计年鉴（2013）》、《中国卫生健康统计年鉴（2018）》。

2. 打包付费

打包付费模式主要是服务提供方与筹资方在结算时按照包干模式结算。总额预算控制属于宏观层面的打包付费。2012 年实施总额预算后，城镇职工基本医疗保险基金支出增速下降明显（见图 2），体现出总额预算对基金发挥事前约束的作用。但总额预算控制的计算方法简单，主要以历史费用数据和医疗保险基金预算为基础，在服务量、费用等指标基础上每年上浮一定比例基数[7~9]。目前，我国的分级诊疗制度尚不健全，患者就医选择具有高自由度，而医保基金对患者就医选择缺乏约束，患者既可以选择在就近的医疗机构就医，也可以跨省、市到三级医疗机构就医。医疗费用的报销比例尽管按医院等级有所不同，但患者并不会因为报销比例上的差距而放弃对高质量医疗服务的追求，这就使知名度高的三级医疗机构诊疗量逐年增高。因此，单纯运用"年度数据+浮动比例"这种宏观费用模式无法达到控费增效的目的，反而会出现医疗机构为下一年总额的增加而多收病人增加服务的现象，且总额预算控制主要限制每家医院医保费用总额，对非医保及个人负担部分未能进行有效约束。实施总额预算控制后，三级医院次均住院费用没有受到影响，自付费用增加，患者个人负担反而加重[10]，而医疗机构会通过推诿病人、转嫁费用的方式来规避总额控制的约束[9]，执行总额预算制度导致医院门诊支出占比提高，扭曲了医疗生态[11]。

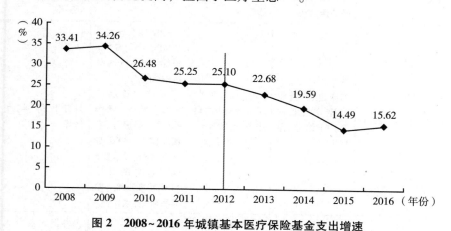

图2 2008~2016年城镇基本医疗保险基金支出增速

资料来源：国家统计局。

为了进一步规范医疗服务提供，国务院在《关于进一步深化基本医疗保险支付方式改革的指导意见》（国办发〔2017〕55号）中，提出了实行多元复合型医保支付方式，倡导开展单病种付费、按疾病诊断相关分组（Diagnosis

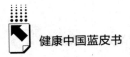

Related Groups，DRG）付费等打包付费方式。不同服务单元打包模式不完全一致，表1总结了国内主要实施的打包付费模式，门诊服务单位主要探索按门诊病例分组（Ambulatory Patient Groups，APG）付费，慢性病门诊病人按人头付费，住院服务单位探索单病种付费、按 DRG 付费、按病种分值付费（Diagnosis-Intervention Packet，DIP），以及长期、慢性住院疾病按床日付费。这6种付费模式有如下特点：（1）支付标准涵盖服务单元全流程所有费用；（2）测算对象细化到一类近似疾病或一类治疗方式；（3）在总额预算的基础上进一步考虑了个体差异和疾病治疗的复杂性（单病种付费的除外机制考虑了该问题）；（4）均属于与具体服务项目无关的预先确定支付标准的付费方式。

表1　各种打包付费方式[12~18]

付费方式	服务单元	支付原则	支付范围	支付标准	结算办法
按人头付费	门诊	基层医疗服务；治疗方案标准且评估指标明确的慢性病	医保目录内药品、基本医疗服务费用和一般诊疗费	按包干人数折算人头支付定额标准	根据医疗机构服务的参保人数和每个人的支付定额标准
按 APG 付费	门诊	临床过程、资源消耗等相似程度，门诊医保费用	手术操作、内科服务、辅助服务	1. APG 基准点数 = 该 APG 例均费用÷全部 APGs 例均费用×100；2. 具体门诊病例 APG 点数 = 手术操作（或内科服务，或辅助服务）APG 基准点数×差异系数+同时包含的其他 APG 基准点数×差异系数×补偿比例	月度预付、年度清算
单病种付费	住院	标准明确技术成熟的住院医疗服务	选择诊疗方案和出入院标准比较明确、诊疗技术比较成熟、临床路径稳定、综合服务成本差异不大的疾病开展按病种付费	一次住院或日间诊疗过程中的全部医疗费用、会诊费用、推荐外购的药品、材料费用	由参保人员个人支付的病种医疗费用，由患者在出院时与医疗机构据实结算；偏离单病种路径的，可申请退出，仍按原结算方式支付

付费方式	服务单元	支付原则	支付范围	支付标准	结算办法
按DRG付费	住院	诊断和治疗方式对病例的资源消耗和治疗结果影响显著的病例,急性住院	参保人在试点定点医疗机构发生的应由医疗保险基金支付的住院费用（医疗保险经办机构和定点医疗机构之间）	（参保人员住院所属DRG组的支付标准-全自费费用-先自付费用-起付线）×政策规定的基金支付比例	年度预算、月度预拨、季度考核结算、年终清算
按DIP付费	住院	住院医疗（包括日间手术、医保门诊慢特病）		病组支付标准＝DIP分值×结算点值	月度预付和年度考核清算等
按床日付费	住院	长期、慢性病住院医疗服务;长期住院治疗且日均费用较稳定的疾病（精神病、安宁疗护、医疗康复等）	参保精神病患者在医保定点精神病医院/科的住院费用	确定不同级别医院、不同段别按床日付费定额标准	按患者实际住院天数、定额标准及报销比例

3. 多元复合型医保支付体系

医疗服务属于混合型公共产品,供方在提供相同服务类型的时候,由于卫生服务需求的差异,以及个体特征的不同,具体服务内容存在异质性,这导致了医疗服务价格的事前不可知性和事后不可比性[19]。筹资方可以通过支付方式来约束供方的医疗服务行为,无论是按项目付费还是打包付费,单一的付费方式都无法完全发挥混合型公共产品的社会价值和满足公众利益,从而出现负效应。打包付费的预付费模式和按项目付费的后付费模式相结合、多种支付方式并行的多元复合型医保支付体系的构建能在一定程度上解决前述问题（见图3）。以住院按DRG付费为例,统筹区域给每个病组制定了支付标准,定点医疗机构按照标准进行费用申报,同时制定了配套措施,包括进一步考虑临床发展和临床价值后出台新药新技术和特殊病例结算机制,其中,特殊病例结算机制涵盖了费用极高/低值按项目付费、长期慢性住院患者（如精神疾病患者）相关病组仍按床日付费的模式。而无论采用

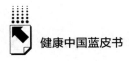

多少类微观单元的打包付费模式，结算范围依然限定在总额预算框架下，如北京在开展 DRG 付费改革工作的通知中就明确提到结算时医保部门将按照北京医疗保险总额预算管理办法进行基金拨付。

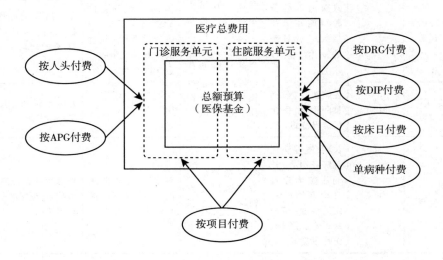

图 3　多元复合型医保支付体系

三　医保支付制度改革的成效和挑战

（一）取得的成效

我国全面建成基本医疗保障制度的时间较短，支付制度改革实施时间更短，但改革在短期内仍取得明显成效。以支付方式改革覆盖范围最广的 DRG/DIP 来看，国家医保局 2018 年展开了"顶层设计、模拟测试、实际付费"的 DRG 付费改革工作。2020 年推行区域点数法总额预算和按病种分值付费试点工作[20]，至 2022 年，共有 206 个统筹地区实现 DRG/DIP 支付方式改革实际付费，DRG/DIP 付费的医保基金支出占统筹地区内医保基金住院支出比例达到 77%[21]。实施 DRG 或 DIP 支付方式后，产生了如下正效应：一是卫生总费用、医疗费用、住院次均费用呈现下降、增速减缓趋势[21,23~26]；

二是医保基金支出增速趋缓，参与改革的医疗机构结余较按项目付费模式有所增加[27]；三是住院时间缩短[23]、术后并发症发生率降低[28]。

（二）面临的挑战

医保支付制度改革是调控医疗费用、引导医疗行为变化的有效手段，也是深化医疗卫生体制改革的重要杠杆，但改革涉及供方与需方行为变化、医疗资源再分配和利用优化，是一项系统性工程。单独以支付方式为工具来控制费用，短期内的确能见到明显成效，而这种成效是由医院管理策略的转变和医生临床行为的改变所主导的。比如，实施打包付费模式后，医疗服务提供方迫于生存和发展压力，会通过改变服务行为来获得经济激励[25,28]，这种行为改革一是通过进一步规范治疗流程，压缩成本；二是产生了风险转移，如增加治疗的数量和强度，降低每次治疗的成本[29]。我们可以从住院时间缩短而住院次数增加这一现象初步得出这个结论[23]，或者通过将住院治疗项目转移到门诊以降低单次住院费用，或者将成本转移到非医保患者[30]，而对这些医疗服务提供行为转变的监管和评价，以及降本是否会出现降质问题，机制尚不健全。此外，费用控制还源于医保基金管理部门就总额和具体服务项目制定了支付标准。从国家医保局顶层设计的 DRG/DIP 付费改革角度分析，DRG 付费是在承认历史医疗费用水平的前提下制定的付费标准，在改革初期，这种测算模式有利于医院较平稳过渡，配套的"结余留用"原则降低了对医务人员的激励影响。但从国际上实施 DRG 的效果来看，可能会出现风险转移等情况，随着医疗服务价格逐渐回归正常轨道，基于历史费用测算的费用标准盈余空间将逐渐被压缩。如何在平衡激励、技术发展和控制成本的情况下制定病组适宜价格，是未来实施 DRG 付费模式面临的重大挑战。DIP 付费则结合了点数法，点数法是将区域内医保基金总额折算成点数，再测算每个病种值多少个点数，每个点数价格到年底结算时才确定，DIP 病种基于以费用为核心的历史数据制定，制定点数也重点考虑了费用，实际实施过程中可能会出现"冲点"的高靠行为[31]。此外，随着医保基金总额预算的压缩，点数的价值也会相应下降，医疗机构经济激励空

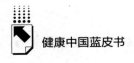

间将随之缩小。

深化医药卫生体制改革的总体目标是建立健全覆盖城乡居民的基本医疗卫生制度，为群众提供安全、有效、方便、价廉的医疗卫生服务。医保通过支付制度改革可以发挥价格指挥棒的作用，但仅依靠医保的力量无法完成深化医药卫生体制改革的总目标[32]。人员激励、医疗质量监督评价、绩效优化、战略购买均是进行支付制度改革需配套开展的措施，需完善支付机制、价格机制、激励机制、监管机制、谈判机制，并建立五大机制的协同推进机制，而这些机制的有效运行，涉及卫健、人社、药监、财务等多个部门。当前，改革以医保部门为主导，以支付方式改革为核心，但对改革带来的行为变化、治疗策略变化的监督评价以及如何将改革红利真正传导给医疗人员仍缺乏相关配套机制，部门协同也仍然不足。

四 关于医保支付制度改革的展望

（一）完善多部门协同的支付方式改革，推进医药卫生事业高质量发展

作为筹资方和支付方，医保是连接供方和需方的桥梁，医保支付制度改革目标在需方体现为降低患者就医经济负担，同时改善就医体验。在供方则需要通过经济杠杆引导医疗行为变化、优化医疗资源利用、控制医疗成本并且确保医疗质量。因此，医保支付制度改革是推动公立医院高质量发展、实现医疗卫生健康高质量发展的重要杠杆，需发挥医疗、医保、医药"三医"联动机制的作用，完善多个部门有效协同的改革运行机制。多部门协同不仅体现在政策制定阶段，而且需要发挥多部门的联动作用。医保部门是支付制度改革的主导部门，贯穿改革事前的价格制定、医保基金战略性购买、改革的具体实施以及事后监管，因此药品和市场监管部门需要严格把控关键服务内容（如药品、卫生材料）的准入，制定医药战略降低医药采购成本，确保医保"保基本、兜网底"的定位。医药成本的降低能够起到"腾笼换鸟"的作用，

调整费用结构，将更多的资源应用到体现劳务价值的服务上。在支付制度改革先行的条件下，主管部门需要建立完备的绩效考核和评价体系来引导医疗行为规范适度，监管医疗质量和医疗行为，通过医疗服务供方改革达到改善需方医疗服务体验的目的，同时借助支付方式改革优化资源利用及均衡布局。医药卫生体制改革的核心目标是需方获得感提高，而改革的持续有效推进在于实现供、需、购买方三者动态平衡，这就需要在约束需方行为的同时通过激励措施调动其积极性。因此，多部门协同还需要发挥人事、财务相关部门的作用，深入优化医疗机构补偿机制和医务人员激励机制，形成全链条改革闭环，巩固改革成效，最终为需方提供合理、有效、经济可承受的适宜医疗服务，引导医疗机构以临床价值为导向，提供兼顾医疗成本、质量和效果的服务，达到卫生健康高质量发展的目标。医保支付制度改革的多部门协同如图 4 所示。

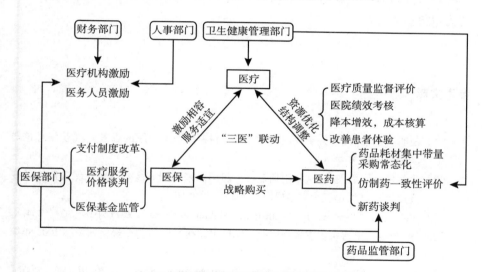

图 4　医保支付制度改革的多部门协同

（二）推动医保从以量结算逐步转变为以价值为导向支付

价值医疗是以相同或较低的投入或成本获得较高的医疗产出和医疗质量，其本质是以患者为中心，提供高质量、安全、有效、及时、公平的医疗

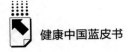
服务[33]。从按项目付费模式过渡到多种打包付费模式，仍是以控制医疗费用、节约成本为目标，尽管对过程中的医疗质量加强了监管，但仍缺乏有效关联支付单元与患者健康收益的措施。按人头付费、基金结余留用等模式本质上仍是激励供方提供更多的医疗服务[34]。《"健康中国2030"规划纲要》提出建设健康中国的核心是"以人民健康为中心"，标志着我国推动"以治病为中心"向"以人民健康为中心"转变。"以人民健康为中心"的本质在于为人民提供系统性、全生命周期、以价值为导向的健康服务，而这离不开医保支付制度改革的引导。"按价值付费"一方面体现在为患者提供高性价比的医疗服务，改善患者就医体验，降低人均医疗费用。另一方面在于兼顾医保支付价值、医生服务价值及各方价值的均衡体现[33,35]。因此，需探索在现行打包付费支付方式改革的前提下如何推动支付方式从以量结算逐步转变为以价值为导向。

参考文献

［1］王昕、李靖洁：《关于我国医疗保险支付制度改革问题的思考》，《价格理论与实践》2015年第8期。

［2］丁辉侠、张绍飞：《从分割到融合：建国以来我国城乡基本医疗保险制度的变迁过程》，《中国卫生政策研究》2020年第4期。

［3］Wei, F., "Research in Health Policy Making in China", *BMJ* 2018, 360：234.

［4］于广军：《上海医保支付制度改革总体思路研究》，《卫生经济研究》2002年第2期。

［5］Liu, Y., "Reforming China's Urban Health Insurance System", *Health Policy* 2002, 2002：133-150.

［6］胡敏、陈文、茅雯辉：《服务购买视角下医疗保险总额预付的内涵和机制分析》，《中国卫生政策研究》2013年第9期。

［7］杨圣贤、徐霁、侯庆春等：《天津市公立医院总额预付下医保支付现状研究》，《中国卫生事业管理》2013年第1期。

［8］裴敬、周晓容、李家伟等：《新农合总额控制支付方式改革现状与对策研究——以西部某省为例》，《卫生经济研究》2017年第2期。

［9］ 王宗凡：《医疗保险总额控制的实践与思考》，《中国医疗保险》2017 年第 3 期。

［10］ 封进、唐珏、马勇：《医保总额控制对医疗费用的影响——基于上海和成都的研究》，《中国医疗保险》2019 年第 6 期。

［11］ 王超群、顾雪非：《我国城镇职工基本医疗保险制度改革的经验与问题——基于对政策文件和制度环境的分析》，《中国卫生政策研究》2014 年第 1 期。

［12］《国家医疗保障疾病诊断相关分组（CHS-DRG）与付费技术规范》（医保办发〔2019〕36 号），国家医疗保障局网站，http：//www. nhsa. gov. cn/art/2019/10/24/art_ 37_ 1878. html。

［13］《国家医疗保障按病种分值付费（DIP）技术规范》（医保办发〔2020〕50 号），国家医疗保障局网站，https：//www. gov. cn/zhengce/zhengceku/2020 - 11/30/5565845/files/8242d69ea79846d185f9048d52edb6c7. pdf。

［14］《金华市基本医疗保险门诊付费办法（试行）》，http：//ybj. jinhua. gov. cn/art/2022/6/8/art_ 1229240961_ 1775851. html，2022 年 6 月。

［15］《安徽省基本医疗保险精神病患者住院按床日付费指导方案》，http：//ybj. ah. gov. cn/public/7071/146229471. html，2020 年 11 月。

［16］《关于开展基本医疗保险按病种支付方式改革试点的通知》，http：//ybzx. ybj. zj. gov. cn/art/2022/8/16/art_ 1229664046_ 584. html，2016 年 10 月。

［17］《人力资源社会保障部办公厅关于发布医疗保险按病种付费病种推荐目录的通知》（人社厅函〔2018〕40 号），人力资源社会保障部网站，http：//www. mohrss. gov. cn/SYrlzyhshbzb/shehuibaozhang/zcwj/yiliao/201802/t20180223_ 288675. html.

［18］ 陈继芳、白丽萍、谭卉妍等：《广东省按病种分值付费实践及对医院医保管理的启示》，《中国医院管理》2022 年第 3 期。

［19］ 孙洛平：《医疗服务市场的竞争性分析》，《中山大学学报》（社会科学版）2008 年第 2 期。

［20］《国家医疗保障局办公室关于印发区域点数法总额预算和按病种分值付费试点工作方案的通知》（医保办发〔2020〕50 号），国家医疗保障局网站，http：//www. nhsa. gov. cn/art/2020/10/19/art_ 53_ 3753. html。

［21］《2022 年医疗保障事业发展统计快报》，http：//www. nhsa. gov. cn/art/2023/3/9/art_ 7_ 10250. html，2023 年 3 月。

［22］ Yuan, S. , Liu, W. , Wei, F. , et al. , "Impacts of Hospital Payment Based on Diagnosis Related Groups（DRGs）with Global Budget on Resource Use and Quality of Care：A Case Study in China", *Iran J Public Health 2019*, 2019：238-246.

［23］ Zhang, T. , Lu, B. , Yan, Z. , et al. , "Impacts of a New Episode—Based Payment Scheme on Volume, Expenditures, and Efficiency in Public Hospitals a Quasi-

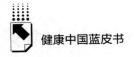

Experimental Interrupted Time-Series Study in Jinhua, China", *Risk Management and Healthcare Policy 2022*, 2022: 1659-1669.

[24] 邓茜、王冲、靳佳宏等:《基于双重差分法的 DIP 试点城市运行效果实证研究》,《中国医院管理》2023 年第 6 期。

[25] Lai, Y., Fu, H., Li, L., et al., "Hospital Response to a Case-Based Payment Scheme under Regional Global Budget—The Case of Guangzhou in China", *Social Science & Medicine* 292, 2022: 1-10.

[26] Ding, Y., Yin, J., Zheng, C., et al., "The Impacts of Diagnosis-intervention Packet Payment on the Providers' Behavior of Inpatient Care—Evidence from a National Pilot City in China", *Frontiers in Public Health 11*, 2023: 2296-2565.

[27] 徐伟伟、胡振产:《医保支付制度改革的"浙江范式"》,《卫生经济研究》2021 年第 12 期。

[28] Qian, M., Zhang, X., Chen, Y., et al., "The Pilot of a New Patient Classification—Based Payment System in China: The Impact on Costs, Length of Stay and Quality", *Social Science & Medicine* 289, 2021: 114415.

[29] Sheaff, R., Morando, V., Chambers, N., et al., "Managerial Workarounds in Three European DRG Systems", *Journal of Health Management* 34, 2020: 295-311.

[30] Zhang, J., "The Impact of a Diagnosis-related Group—Based Prospective Payment Experiment: The Experience of Shanghai", *Applied Economics Letters 17*, 2010: 1797-1803.

[31] 林坤河、刘宵、黄雨萌等:《区域点数法总额预算下医疗机构"冲点"行为分析——以 DIP 支付方式为例》,《中国卫生政策研究》2022 年第 5 期。

[32] 仇雨临、王昭茜:《以医保为杠杆协同推进"三医联动"改革》,《中国医疗保险》2018 年第 11 期。

[33] 顾雪非、聂子潞:《价值医疗的概念及实现路径》,《中国普外基础与临床杂志》2021 年第 12 期。

[34] 张素、王红波、宫佳宁:《基于价值的医保支付概念演变、国外探索与中国框架》,《中国卫生经济》2022 年第 3 期。

[35] 顾雪非、刘小青:《从数量到价值:医保支付如何驱动医疗卫生体系整合》,《卫生经济研究》2020 年第 1 期。

B.11
急性后期医保支付方式
改革的金华探索

支梦佳　胡琳琳　刘远立 *

摘　要： 受人口老龄化、疾病谱改变、经济社会发展等因素的影响，我国康复和护理需求及其费用负担快速增加，亟须研究和建立适用于康复护理服务的医保支付方式。浙江省金华市在借鉴急性后期康复护理服务（Post-Acute Care，PAC）支付制度的国际先进经验的基础上，结合中国国情，基于美国患者导向支付模型（Patient Driven Payment Model，PDPM）构建适用于我国急性后期康复护理患者的病例组合分组模型，在此基础上提出急性后期康复护理服务新的医保支付方式改革创新方案，并对新的医保支付方式实施后对患者医疗需求的满足情况、医疗资源配置效率等带来的影响开展科学评估，为国家层面开展急性后期康复护理服务的医保支付制度改革创新提供决策依据和参考。金华市的前瞻性探索将为我国其他地市的医保支付方式改革工作提供可参考的经验，也将为我国进一步推进深化医保支付方式改革、健全医保支付机制提供借鉴。

关键词： 医保支付方式　PAC　患者导向支付模型　金华市

---

* 支梦佳，北京协和医学院卫生健康管理政策学院流行病与卫生统计学博士，研究方向为医疗保障、卫生政策等；胡琳琳，北京协和医学院卫生健康管理政策学院研究员，硕士生导师，研究方向为卫生政策、老年健康、医疗保障等；刘远立，国务院参事，北京协和医学院卫生健康管理政策学院卫生政策与管理学长聘教授，博士生导师，研究方向为卫生政策与管理等。

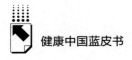

全世界医疗卫生体制改革的核心是筹资支付制度的创新。受人口老龄化、疾病谱改变、经济社会发展、科学技术创新等因素的影响，我国诊疗、康复和护理需求以及卫生总费用快速增加，医保承担的比例也在不断上升，亟须改革"按项目付费"这种容易刺激供方多提供服务甚至开"大处方"的传统付费方式。当前，针对住院服务成本补偿，我国正在大力推进以DRG、DIP为主体的打包式支付方式改革。然而，医疗保健服务不仅包括像住院服务这样典型的急性期照护（Acute Care），还包括衔接急性期医疗和长期护理之间重要一环的康复护理服务，即急性后期康复护理服务（PAC）。由于急性后期康复护理患者具有病程长、连续性服务要求高、康复方案复杂等特点，如果套用DRG/DIP支付方式，无法有效解决急性后期康复护理住院患者被频繁转院和分解住院等问题，既影响医保基金使用效率，又影响参保人的就医获得感。因此，建立更加科学合理的急性后期康复护理床日付费制度，提升精细化管理水平，成为创新和完善我国医保支付方式改革的一项重要任务。浙江省金华市自2016年开始实施DRG付费改革，并取得了明显成效，但DRG支付方式不能有效覆盖急性后期住院服务，原床日支付方式亦有缺陷。为了构建适用于急性后期康复护理服务的医保支付方式，金华市医保局与北京协和医学院、泰康养老保险股份有限公司合作，在借鉴国际经验的基础上，进行了急性后期医保支付方式改革的探索研究。

一　急性后期医保支付的国际经验

（一）美国急性后期支付制度和支付方式改革历程

美国急性后期医疗服务体系根据服务功能和患者特征的不同主要设立了四类急性后期医疗机构，包括住院康复机构（Inpatient Rehabilitation Facilities，IRFs）、专业护理机构（Skilled Nursing Facilities，SNFs）、居家健康服务机构（Home Health Agencies，HHAs）和长期照护医院（Long-Term Care

Hospitals，LTCHs)。由于居家健康服务的花费增长快且前瞻性支付制度无法马上导入，1997 年 10 月，居家健康服务逐步导入过渡期间的支付方式（Interim Payment System，IPS），IPS 通过降低每次访视成本的上限和增加每位被保险人支付总额的限制来制约给予机构的支付，此制度在有效控制总额的基础上，限制每家机构每次访视的成本，以及每年每位被保险人的平均支付金额；美国于 2000 年 10 月在居家健康服务领域正式实施前瞻性支付制度，以居家健康资源分组（Home Health Resource Groups，HHRGs）为资源耗用系统，共分 80 组，支付基准以 60 天为一个周期。随着时间的变迁，美国 Medicare 的急性后期照护支付制度逐渐得到推广并不断改革，1998 年 7 月针对专业护理机构以资源利用分组（Resource Utilization Groups，RUGs）、2002 年 1 月针对住院康复机构或单位以功能相关分组（Function Related Groups，FRGs）、2002 年 10 月针对长期照护医院以长期照护诊断相关分组（Long-Term Care-Diagnosis Related Groups，LTC-DRGs）为资源耗用系统，使急性后期照护的服务范围不断扩大，支付制度更趋完善。经过多年的发展，美国的急性后期支付制度又发生了一些变革。2019 年 10 月，患者导向支付模型（Patient-Driven Payment Model，PDPM）取代了原有的 RUGs，这种模式按日向专业护理机构支付费用。2020 年 10 月，患者导向分组模型（Patient-Driven Groupings Model，PDGM）取代了原有的支付制度，以 60 天为一个周期向居家护理机构支付护理费用，PDGM 共分 432 组。美国 Medicare 急性后期照护支付制度见表 1 所示。

表 1 美国 Medicare 急性后期照护支付制度

机构类型	实施日期	资源耗用分组系统	组数	支付基准
居家健康服务（HHAs）	1997 年（IPS） 2000 年 10 月（正式实施）	居家健康资源分组 HHRGs)	80 组	以 60 天为一个周期
	2020 年 10 月	患者导向分组模型（PDGM）	432 组	以 30 天为一个周期

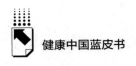

续表

机构类型	实施日期	资源耗用分组系统	组数	支付基准
专业护理机构（SNFs）	1998 年 7 月	资源利用分组（RUGs）	原始：44 组 2006 年：53 组 2011 年：66 组	按日
	2019 年 10 月	患者导向支付模型（PDPM）	物理治疗：16 组 作业治疗：16 组 言语治疗：12 组 护理：25 组 医药：6 组	按日
住院康复机构（IRFs）	2002 年 1 月	功能相关分组（FRGs）	385 组	按一次出院
长期照护医院（LTCHs）	2002 年 10 月	长期照护诊断相关分组（LTC-DRGs）	501 组	按一次出院

资料来源：根据相关文献整理。

（二）美国患者导向支付模型（PDPM）的支付思路

Acumen（2018）受 CMS 委托，基于 2017 年全美所有专业护理机构的 2244031 例患者的 MDS 量表数据和结算信息进行测算，采用 LASSO 回归法和分类回归树法（CART）进行分组，确定 2019 年每一部分的基本费率和不同分组及其 CMI 值。图 1 展示了基于 PDPM 每位专业护理对象支付额的计算方式。针对不同的部分，PDPM 设置了不同的病例组合分组方法，其中，物理治疗、作业治疗、言语治疗都属于康复服务的范畴，其分组主要依据患者的疾病类型和功能评分；护理服务则类似于 RUGs，先依据患者特征和接受的特殊服务分组，入组后再根据功能进行分组；非治疗辅助服务主要涉及药品、耗材、检查检验等费用，主要根据患者的并发症、特殊治疗等情况进行分组。同时，PDPM 还针对物理治疗、作业治疗及非治疗辅助服务部分加入了住院日调整因子，即支付额度随着住院日的增加进行梯度调整，从而控制了这几部分费用的不合理支出。相比于 RUGs，PDPM 更多地考虑患者的特征和需求进行分组，且对费用实现了更为精细化的管理，更好地反

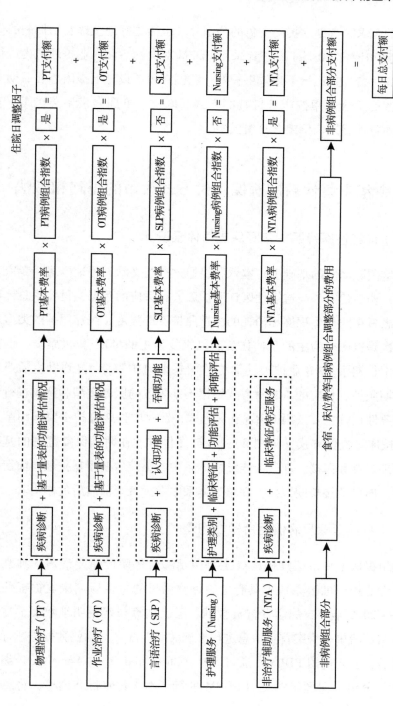

图 1　PDPM 下每位专业护理对象支付额的计算方式

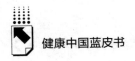
映了患者的需求，有助于提高支付的公平性，也能更好地发挥费用控制的作用。美国于 2019 年 10 月 1 日正式采用 PDPM 对急性后期专业护理机构进行更为精准的付费，且运行下来效果较好。我国在顶层设计上提出急性后期康复护理患者更适合采用按床日付费的方式。因此，可探索借鉴美国 PDPM 来构建我国急性后期病例组合分组模型。

二 金华市急性后期医保支付方式改革的思路和做法

（一）连续性医疗照护和医保支付体系设计

在借鉴国际经验的基础上，本课题组通过查阅文献、理论推演、专家咨询等方法，初步建立了与连续性医疗照护服务相适应的医保支付体系总体框架。根据患者疾病严重程度和消耗的医疗照护资源强度，医疗照护的类型从高到低依次是以医疗为主的急性住院、以康复为主的早期/积极康复、以护理为主的中长期康复/专业护理（简称"中长期康护"），再到以生活照料为主的长期照护。相应的，支付方式根据不同阶段的服务类型和特点进行设计，针对急性住院主要采用 DRGs 支付方式，针对中长期康护主要采用基于 PDPM 的按床日支付方式（见图 2）。各类支付方式在明确保障范围的基础上进行合理过渡和衔接。在这个连续性体系中，急性后期康复护理向前衔接急性住院，向后衔接长期照护，在整个体系中发挥着承前启后的作用。

（二）数据提取及病例组合模型构建

课题组提取金华市医疗机构（主要包括综合医院的康复病房、独立康复机构、专业护理机构等）中具有量表评估结果的急性后期康复护理住院患者 2018~2020 年所有的病案首页数据、医保结算与费用明细数据，将量表信息与结算清单、病案首页信息进行准确关联匹配。对病例数据进行标准化及映射后，引入美国 PDPM，通过 SQL（Structured Query Language）编辑分组器进行分组。课题组对美国 PDPM 进行了本土化修订和调整，将急性

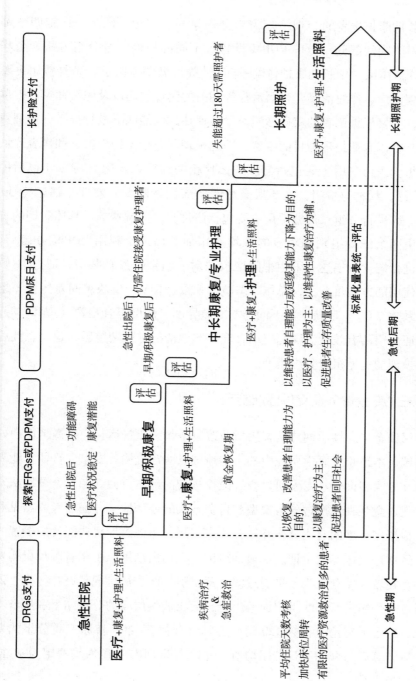

图 2 金华连续性医疗照护和医保支付体系设计

后期中长期康护患者的合理治疗需求分为康复、护理、医药、设施四个部分。针对不同的部分，金华 PDPM 设置了不同的病例组合分组方法。金华 PDPM 分组体系（中长期康护住院-床日付费）见图 3 所示。康复费用主要是与物理治疗、作业治疗、言语治疗等相关的治疗费用以及中医针灸、推拿等费用，主要根据患者的疾病诊断及量表评估的功能状况进行分组。护理费用主要是临床专业护理项目的收费，因此护理服务依据护理特征和量表评估结果分组。医药费用主要包括与疾病诊疗相关的检查检验、药品（包括中药）、诊疗、耗材等费用，主要根据患者的疾病诊断、并发症、临床特征/特定服务等进行分组。设施费用主要包括床位费、空调费等。具体病例的日均费用由四个细分组别相对应的日均费用加总而成。利用 PDPM 分组后，对数据进行统计性描述，采用中间区段法对入组数据进行裁剪，通过 R^2 解释资源使用的方差百分比，总体方差减少系数（RIV）反映组间差异度，组内变异系数（CV）反映组内不同样本的差异度、病例组合指数（CMI）等，以此验证分组的有效性。课题组结合金华本地情况进行调整后，建立急性后期康复护理的病例组合分组模型。

（三）专家论证及支付标准制定

为保证金华急性后期住院费用付费改革平稳、顺畅运行，特邀请国内外相关领域、本地康复医学质控中心、本地试点医疗机构等专家、行业从业者多次召开专家咨询会、专家研讨会、医疗机构内部研讨会。各专家分别从宏观、中观、微观视角探讨分组模型和付费方式的合理性，并提出专业意见和建议。根据多维度的对比分析并结合临床实际，考虑医疗机构间费用倒置的情况，经本地临床专家论证后，最终得出分组输出结果。由于各医疗机构费用结构存在较大差异，为了平稳过渡，逐步引导医疗机构规范医疗行为，课题组对三类分组进行了病例层面的组合，给出病例层面的分组结果和床日支付标准，共形成理论组合数 120 组，实际组合数 53 组。将原三类分组的费用相加后计算各组合的床日费用均值，并以全部 DRG 住院次均费用为基准，拟定了支付点数。

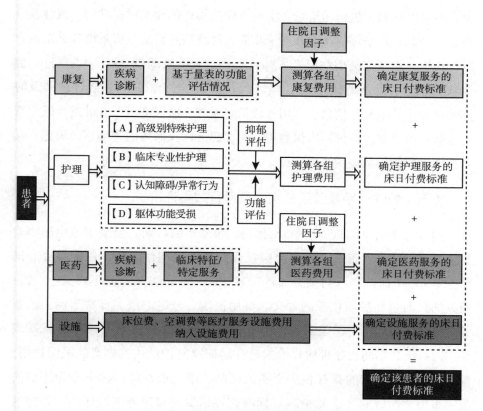

图3　金华PDPM分组体系
（中长期康护住院-床日付费）

（四）评估量表本土化研发和信息系统开发

基于前期对连续性记录与评估工具（CARE）的研究，课题组开发了急性后期（康复护理）标准化评估量表并进行信度效度验证。结果显示，中文版CARE是一套可靠的多维度综合评估工具，具有良好的信度和效度，能有效评估患者的健康及功能状态。该量表包括基本资料、既往信息、诊断、视听说、认知、情绪、行为表现、疼痛、自理能力、活动能力、吞咽、营养、大小便、皮肤、特殊项目和出院信息共15个维度的评估。金华版标准化评估量表能够针对患者照护需求进行连续性及一致性评估和记录，有助于

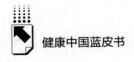
整合不同医疗照护机构的信息，实现不同机构评估和支付标准的一致性及公平性。同时，基于评估量表开发了相应的管理信息系统，将系统部署至定点医疗机构，由医疗机构在患者入院4天内、入院后间隔30天（定期）、健康状况发生重大变化时、出院（转出或死亡）当天，进行量表评估并及时上传量表评估结果等信息。利用管理信息系统，医保部门可有效进行医疗行为监管、医疗质量评价、医保费用支付，提升医疗服务的连续性，为建立整合型医疗照护体系提供有力支撑。

（五）急性后期政策正式实施及运行效果评价

2021年8月31日，金华市医保局、金华市财政局、金华市卫生健康委员会三部门联合发布了《金华市医疗保险急性后期住院费用付费办法（试行）》（以下简称"《付费办法》"），2021年10月1日起正式实施。《付费办法》对急性后期住院的含义、试用范围、分组方法、日常案例、监督管理等做出了规定。课题组收集了2021年10月1日政策正式实施至2022年12月31日期间医疗机构收治的急性后期康复护理住院患者的医保数据。经培训且考试合格的具有相应资质的医师、康复治疗师、护士作为评估人员，采用急性后期（康复护理）标准化评估量表对患者进行评估，并将量表数据与当次病案首页、医保结算、费用明细数据进行准确关联匹配。采取定量分析和定性分析相结合的方式，通过医保数据提取、座谈访谈等收集相关资料，从医疗费用、经济负担、服务广度、机构效率、患者结局、满意度等几个方面设计评价指标，对金华市PDPM付费改革运行效果进行评价。

三 金华市急性后期医保支付方式
改革的效果和讨论

（一）PDPM分组模型经验证适合我国国情

课题组首次在国内对美国PDPM进行验证，探索建立了符合急性后期康复护理服务特点的病例组合分组模型。金华的数据显示，PDPM 分组模型各组数据的变化趋势与美国公开数据呈现较高的一致性，体现出该 PDPM 推广到全国的可能性。根据金华本地情况，经数据分析、专家咨询、临床论证后对 PDPM 分组模型分别进行本土化调整处理，以确保临床和支付的合理性，最终分别形成了 4 个康复组、6 个护理组、5 个医药组，分组效果较好。按医疗机构等级测算分组后，具体病例的日均费用支付标准由各个细分组别相对应的日均费用标准加总而成。从分组效能来看，金华市 PDPM 分组模型效能良好，主要表现在按照 PDPM 进行分组之后，患者的康复医疗资源消耗水平和病情复杂程度在各病组之间的差异较大，而在各个病组内部较为相似。可见，PDPM 支付方式在支付设计上用量表和合理的分组方式精准识别患者疾病和功能状态，实现更精细化的付费，适用于我国。

（二）医疗费用降低，反复检查检验减少

金华实施 PDPM 付费改革以来，日均费用的平均值从运行前（2018～2020 年）的 529.69 元下降至运行后（2021 年 10 月 1 日至 2022 年 12 月 31 日）的 417.74 元。这主要是因为在 PDPM 支付模式下频繁转院的检查检验费用被节省下来，该类检查检验并非临床实际需求，只是反复出入院产生的入院检查检验。实施 PDPM 改革前，DRG 均次住院费用的控费使大量急性后期康复护理病例反复住院、分解住院情况明显。每次患者入院，都需要做一次入院检查检验，包括抽血化验等，这其实是一种医疗资源的浪费，尤其是针对急性后期康复护理的患者，其病情症状都相对稳定，反复检查检验不仅会产生较大一笔医疗费用，给患者和家属的身心也带来双重负担。而自 PDPM 改革以来，由于满足了付费的精准性和按床日支付的持续性，不受 DRG 均次住院费用的控制，患者能够实现长期住院，入院检查检验的费用也就节省下来，显著减轻了患者痛苦、身体负担以及经济负担。由此可见，日均费用减少的原因之一也在于医保基金无须负担因分解住院产生的非必要的重复检查费用。

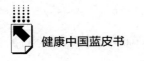

（三）二级和基层医疗机构积极踊跃，分级诊疗成效显著

自 PDPM 付费改革以来，三级医疗机构收治的急性后期康复护理患者从 49.08%下降到 14.05%，二级和基层医疗机构收治的患者从 50.92%上升至 85.95%。三级医疗机构收治的急性后期康复护理患者逐渐减少，而二级医疗机构和基层医疗机构收治的急性后期康复护理患者逐渐增多。这主要是由于 PDPM 政策通过经济激励，为二级和基层医疗机构接收急性后期康复护理患者提供了政策支持。PDPM 支付标准依据急性后期康复护理患者功能、需求分组支付，促进急性治疗后处于稳定期、医疗资源消耗较少的中长期住院患者下转至医疗成本偏低但能够满足康复护理需求的二级和基层医疗机构。此外，PDPM 覆盖病种与二级和基层医疗机构接收患者能力范围内的病种较为吻合，可以平稳促进分级诊疗。值得指出的是，急性后期康复护理病例病情多长期处于稳定状态但又无法彻底脱离医院环境，给医院（尤其是等级较高的综合医院）带来极大的床位压力，PDPM 可有效缓解高等级医院床位压力。因此，PDPM 付费改革制度的优势在于，从医保支付的角度，以支付为经济杠杆，引导二级和基层医疗机构收治急性后期康复护理患者。

（四）促进收治失能重病患，床日付费合理精细化

相比于改革前，医疗康复护理需求较高的失能患者占比显著增加，具有独立生活能力的患者占比从 44.84%下降至 12.22%，而完全失能的患者从 15.60%上升至 57.34%。PDPM 改革促进了医疗机构收治真正有医疗、康复、护理需求的重症患者。目前，国内的床日付费标准较为粗放，普遍为 400 元，最大的弊端在于医疗机构会倾向于收治医疗资源消耗更少的患者。因为患者症状越轻，越不需要消耗医疗资源，医院盈利也就越多。金华市 PDPM 的日均支付标准范围为 160~1256 元，支付标准的范围比较大，对患者进行量表评估后，可以按患者的失能状态和实际医疗照护需求支付。这主要是考虑到急性后期康复患者病种范围广、病情有轻重之分，重症患者的康

复和一般康复有明显差别，日均费用也就有了百元与千元的差别。在 PDPM
分组模式下，患者症状越重、失能越严重，医疗康复护理需求越高，PDPM
床日支付的标准也越高，最高可以达到 1256 元；反之，患者症状越轻，越
健康，最低支付标准则为 160 元。医院出于成本考虑也会劝医疗康复护理需
求不大的患者转到基层医疗机构。综上，PDPM 改革能够引导医院收治更有
医疗康复护理需求的重症患者，这也为应对高龄化和少子化趋势做了准备，
使得老有所养。

（五）频繁转院/分解住院问题显著缓解，医疗服务质量提高

PDPM 付费改革实施以来，患者平均住院天数从运行前（2018～2020
年）的 23.83 天延长至运行后（2021 年 10 月 1 日至 2022 年 12 月 31 日）
的 60.47 天，频繁转院/分解住院情况显著缓解，长期住院需求得到极大满
足。金华市历史数据显示，急性后期康复护理患者的平均住院次数为 10.1
次/年。在 DRG 支付方式改革和全国公立医院绩效考核的双重背景下，医院
不得不劝急性后期康复护理类病人住院一段时间后出院，导致这类病人在各
医院之间频繁转院，给病人和家属带来负担。在 PDPM 政策实施后，这些
患者的频繁转院情况得到显著缓解，医患保等各方认可度良好。课题组对
1464 例患者/家属进行安心医保问卷调查，结果显示，对于 PDPM 付费改
革政策比较满意和非常满意的占比为 92.90%。在 PDPM 支付制度下，患
者能持续住院而不用频繁转院，不仅能有效减少家属反复办理出入院手续
的问题，还有助于医生掌握患者病情、增强医患熟悉度，便于调整治疗安
排，提高治疗效果。患者和医院、患者和医保的关系显著改善。

此外，PDPM 改革采用量表对患者的出院和入院状态进行评估，病情好
转的患者占 24.21%，维持现状的患者占 67.74%，病情恶化的患者仅占
8.15%。整体来看，PDPM 付费改革实施以来，病情好转的患者远远高于病
情恶化的患者，医疗服务质量有所提高。采用量表进行评估不仅有助于监测
医疗服务质量，也有助于不同医疗机构之间进行服务质量的比较，便于探索
构建价值医疗和按疗效付费的支付模式。

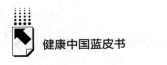

（六）PDPM 的不足及优化建议

美国自 2019 年 10 月 1 日开始采用 PDPM 模式进行支付，由于时间较短，其副作用和弊端尚未完全显现出来。从金华的 PDPM 运行情况看，该模式也存在一些局限：首先，PDPM 的支付高度依赖综合性量表的评估结果，量表填报数据的准确性会直接影响付费，同时量表评估的复杂度较高，也影响了其使用；其次 PDPM 包含 5 个病例组合调整部分，即 PT、OT、SLP、Nursing 和 NTA 以及 1 个非病例组合部分，其组合较为复杂，限制了其使用。

总体来说，与传统的按床日支付相比，金华 PDPM 在支付精细度、急性后期康复护理匹配度方面有较大的改进，但仍然有提升的空间。第一，持续优化分组模型与支付标准。建议制定分组体系与支付标准动态调整和数据质量维护机制，依据新型医疗服务项目可行性和物价波动，结合不断更新的优质数据，对分组和支付标准进行调整。第二，有效进行监管，制定合理的康复临床标准。PDPM 改革暴露了康复服务规范性欠缺的问题，主要是尚无规范文件，包括机构和执业者资格许可与准入、康复疾病范围界定、入院和出院流程以及临床路径等方面尚缺乏细则文件。康复规范化关系整个行业是否能够长远良性发展，关乎 PDPM 政策在设计、执行、监管、处罚等各个方面的合法合规，是亟须完善的焦点问题。第三，优化完善 PDPM 评价指标体系。由于 PDPM 支付改革属国内首创，本报告的评价指标体系仍显不足，需要及时调研现行医疗保险政策，并不断对改革进展进行准确判断和定位，以构建更加合理的评价指标，推动 PDPM 支付方式更加科学合理。

四　小结

总的来说，金华市 PDPM 支付方式改革探索取得了较大的成效。PDPM 分组模型根据患者疾病和功能状态进行精准识别，实现了更精细化的付费，适用于我国。PDPM 改革也在稳定运行、机构效率和群众认可度方面取得显著成效。首先，PDPM 改革弥补了我国急性后期医保支付的空白，有效缓解了急性后期患者频繁转院的问题，提高住院连续性；同时因其有效缓解了分解住院问题，减少了反复入院带来的重复检查检验，显著节省了医疗资源，改善了患者、医疗机构与政府的关系。其次，PDPM 精准化的分组支付、预付模式能够带来经济激励，具有良性引导作用，对促进分级诊疗、三级康复体系建设和改善机构成本管理具有良好的引导作用。最后，PDPM 改革对康复护理行业也有深远的影响，能够从资金支持、标准化和数字化三大方面提高急性后期医疗服务的质量和效果，促进康复护理学科发展。金华的探索为在中国急性后期康复护理服务中采用 PDPM 支付方法的可行性提供了一定的参考，也可为我国医保支付制度改革与医疗体系规划提供经验借鉴。

参考文献

［1］丁文珺、熊斌：《积极老龄化视域下康养产业的理论内涵、供需困境及发展路径分析》，《卫生经济研究》2020 年第 10 期。

［2］卫生部、人力资源社会保障部、民政部：《关于将部分医疗康复项目纳入基本医疗保障范围的通知》（卫农卫发〔2010〕80 号），http：//www. gov. cn/fuwu/cjr/2013-07/04/content_ 2630748. html，2023 年 8 月。

［3］人力资源社会保障部、国家卫生计生委、民政部、财政部等：《关于新增部分医疗康复项目纳入基本医疗保障支付范围的通知》（人社部发〔2016〕23 号），http：//www. mohrss. gov. cn/SYrlzyhshbzb/shehuibaozhang/zcwj/yiliao/201603/t20160322_ 236156. html，2023 年 8 月。

［4］邵宁军：《病组点数法：促进付费管理精细化》，《中国社会保障》2018 年第 5 期。

［5］浙江省金华市医疗保障局：《金华 DRGs 付费的改革实践》，《中国人力资源社会保障》2019 年第 6 期。

［6］杨燕绥、朱诚锐、廖藏宜：《金华"病组点数法"付费效果评估》，《中国社会保障》2018 年第 5 期。

［7］邵宁军、严欣：《金华医保"病组点数法"付费改革成效评析》，《中国医疗保险》2018 年第 4 期。

［8］支梦佳、胡琳琳：《美国基于功能相关分类法的康复医保支付方式及对我国的

启示》，《中国卫生经济》2021 年第 7 期。

[9] 孙燕、励建安、张晓：《美国老年人住院康复医疗支付政策与启示》，《中国康复医学杂志》2009 年第 8 期。

[10] 胡琳琳、王懿范、支梦佳等：《美国连续性记录与评估工具的开发应用及对我国的启示》，《中华现代护理杂志》2018 年第 30 期。

[11] Shay, P. D., Mick, S. S., "Post-Acute Care and Vertical Integration after the Patient Protection and Affordable Care Act", *Journal of Healthcare Management* 58, 2013：15-27.

[12] Wang, Y. C., Chou, M. Y., Liang, C. K., et al., "Post-Acute Care as a Key Component in a Healthcare System for Older Adults", *Annals of Geriatric Medicine and Research* 23, 2019：1-9.

[13] Burke, R. E., Juarez-Colunga, E., Levy, C., et al., "Rise of Post-Acute Care Facilities as a Discharge Destination of US Hospitalizations", *JAMA Internal Medicine* 175, 2015：295-296.

[14] 支梦佳、王懿范、胡琳琳：《连续性记录与评估工具在养老机构老年人中的信度和效度研究》，《中华老年医学杂志》2021 年第 8 期。

[15] Chang, F. H., Ni, P., Chiou, H. Y., et al., "Cultural and Semantic Equivalence of the Activity Measure Post—Acute Care (AM-PAC) after Its Translation into Mandarin Chinese", *Disability & Rehabilitation* 41, 2018：1937-1942.

[16] 杜天天、刘跃华、杨燕绥：《美国专业护理机构以患者为导向的病例分组支付方式研究——从 RUG 到 PDPM》，《中国卫生政策研究》2020 年第 6 期。

[17] Rivera-Hernandez, M., Fabius, C. D., Fashaw, S., et al., "Quality of Post-Acute Care in Skilled Nursing Facilities That Disproportionately Serve Hispanics with Dementia", *Journal of the American Medical Directors Association* 21, 2020：1705-1711.

[18] Stineman, M. G., "Function-based Classification for Stroke Rehabilitation and Issues of Reimbursement：Using Patient Classification Systems to Scale Payment to Patient Complexity", *Topics in Stroke Rehabilitation* 1, 1994：40-50.

[19] Chien, S. H., Sung, P. Y., Liao, W. L., et al., "A Functional Recovery Profile for Patients with Stroke Following Post-Acute Rehabilitation Care in Taiwan", *Journal of the Formosan Medical Association* 119, 2019：254-259.

[20] Dean, J. M., Hreha, K., Hong, L., et al., "Post-Acute Care Use Patterns among Hospital Service Areas by Older Adults in the United States：A Cross-sectional Study", *BMC Health Services Research* 21, 2021：176-186.

[21] 国务院：《"健康中国 2030"规划纲要》，http：//www. gov. cn/zhengce/2016-10/25/content_ 5124174. html，2023 年 8 月。

［22］金华市医疗保障局、金华市财政局、金华市卫生健康委员会：《关于印发金华市基本医疗保险急性后期住院费用付费办法（试行）的通知》，http：//ybj. jinhua. gov. cn/art/2021/9/8/art_ 1229154580_ 1764650. html，2023 年 8 月。

［23］Acumen，"Skilled Nursing Facilities Patient-Driven Payment Model Technical Report"，2018，https：//www. cms. gov/Medicare/Medicare － Fee － for － Service － Payment/SNFPPS/Downloads/ PDPM_ Technical_ Report_ 508. pdf. Accessed December 12, 2022.

B.12
中国长期护理保险制度的发展现状、挑战和未来方向

朱铭来　申宇鹏*

摘　要： 我国各试点地区长期护理保险制度框架基本形成，失能老人护理需求得到了一定程度的满足。在此背景下，本报告全面梳理总结了当前我国长期护理保险制度的发展现状，并发现仍存在筹资机制待改进、待遇保障需调整、失能评估待优化、经办方式需细化、服务体系待完善等问题，据此提出了建立独立及多渠道筹资机制、构建动态调整的待遇保障机制、明确管理原则和定位、完善失能评估和经办管理机制、完善护理保障和服务体系等发展建议。

关键词： 长期护理保险　护理需求　人口老龄化

党的二十大报告明确提出"建立长期护理保险制度"。我国自 2000 年进入老龄化社会以来，老年人口规模持续扩大。根据国家统计局发布的《中华人民共和国 2022 年国民经济和社会发展统计公报》，截至 2022 年，我国 65 岁及以上老年人口超过 2.09 亿人，占总人口的 14.90%，已经迈入中度老龄化社会。在老龄化程度加深的同时，失能老人数量也在不断增加。据全国老龄委预测，我国失能老年人数将在 2030 年和 2050 年分别达到 6168

* 朱铭来，南开大学卫生经济与医疗保障研究中心主任，金融学院养老与健康保障研究所所长，教授，博士生导师；申宇鹏，南开大学周恩来政府管理学院博士研究生。

万人和 9750 万人；从 2020 年到 2050 年，轻度、中度和重度失能老年人的增长率分别为 108%、104% 和 120%，老年人的平均失能时期将达到 11.45 年。

为满足不断增长的失能老人护理需求，我国于 2016 年开始建立长期护理保险制度。经过近几年长期护理保险制度的建设，我国各试点地区长期护理保险制度框架基本形成，重度失能老人护理需求问题得到了一定程度的缓解，节约了医疗资源，提高了医保基金使用绩效，同时培育了医疗与养老机构结合创造新动能，带动社会资本加快投入医养照护产业，拓展了就业渠道。此外，各试点地区在制定失能鉴定标准、护理服务标准、护理服务质量评价标准以及搭建多方参与的高效优质运行机制等方面也取得了一定成效。

一 长期护理保险制度的发展现状

（一）长期护理保险制度建设历程

2012 年 7 月 1 日，青岛市制定出台了《关于建立长期医疗护理保险制度的意见（试行）》，通过社保筹资的方式在全国率先建立了长期医疗护理保险制度。经过两年多的试运行，青岛市政府在总结该制度经验的基础上，于 2014 年 9 月发布了《青岛市社会医疗保险办法》，第三十四条规定建立长期护理保险制度，并明确规定职工长期护理保险资金按照相应比例分别从基本医疗保险历年结余基金和职工基本医疗保险基金中划转；居民长期护理保险资金主要从居民社会医疗保险基金中按一定比例划转。

2016 年 6 月 27 日，人力资源社会保障部办公厅印发《关于开展长期护理保险制度试点的指导意见》（人社厅发〔2016〕80 号，以下简称 80 号文），提出在全国 15 个城市开展长期护理保险制度试点工作，同时确定山东、吉林两省为重点联系省份。

2020 年 9 月，国家医疗保障局和财政部发布《关于扩大长期护理保险制度试点的指导意见》（医保发〔2020〕37 号，以下简称 37 号文），在原

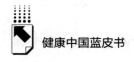

试点城市基础上，新增 14 个试点城市，拟进一步深入推进长期护理保险制度试点工作。

2021 年 9 月 29 日，国务院办公厅印发《"十四五"全民医疗保障规划》（国办发〔2021〕36 号，以下简称 36 号文），明确提出"十四五"期间要适应我国经济社会发展水平和老龄化发展趋势，构建长期护理保险制度政策框架。2021 年 12 月 30 日，国务院印发《"十四五"国家老龄事业发展和养老服务体系规划》（国发〔2021〕35 号），对上述规划又进行了再次重申。

截至 2023 年 10 月，我国已有 49 个国家级社会长期护理保险试点，另有部分城市自行开展了社会长期护理保险试点。2022 年，49 个试点地区中参加长期护理保险人数共 16990.2 万人，享受待遇人数 120.8 万人，2022 年基金收入 240.8 亿元，较 2021 年有一定程度的下降，基金支出 104.4 亿元，长期护理保险定点服务机构 7679 个，护理服务人员 33.1 万人[1]。

（二）长期护理保险制度概况

1. 参保对象

试点地区长期护理保险保障对象基本分为两类：一是城镇职工基本医疗保险参保人员，包括单位在职职工、退休人员以及自由职业者；二是城镇职工基本医疗保险和城乡居民基本医疗保险参保人员，其中，在城乡居民基本医疗保险参保人员中，上海将参保对象限定在 60 岁及以上，广州、成都、北京石景山将参保对象限定为成年城乡居民基本医疗保险参保人员。部门试点城市长期护理保险保障对象如表 1 所示。

表 1　部分试点地区参保对象

保障对象	试点地区
城镇职工	承德、齐齐哈尔、宁波、安庆、重庆、天津、晋城、盘锦、福州、开封、湘潭、南宁、黔西南自治州、昆明、汉中、甘南自治州、乌鲁木齐
城镇职工+城乡居民	长春、上海、南通、苏州、上饶、青岛、荆门、广州、成都、石河子、北京石景山、呼和浩特

资料来源：根据试点地区长期护理保险实施办法整理。

2. 筹资情况

（1）筹资来源

试点地区的筹资来源基本分为两种：一是单一筹资，主要是通过职工医疗保险统筹基金划拨筹资，或通过调整基本医疗保险统筹基金和个人账户结构进行筹集，单位和个人无须额外缴费；二是多元化筹资，包括通过个人、单位、一次性划转、财政补助等多渠道筹集，同时接受社会团体或个人捐赠，其中部分试点地区每年从福利彩票公益金中安排一定数量资金用于长期护理保险资金，如南通、上饶、石河子等城市（见表2）。总体来看，无论是单一筹资还是多元化筹资，试点地区长期护理保险资金全部规定了从医保基金汇总划拨的筹资标准。

表 2　试点地区筹资来源

筹资来源	试点地区
单一筹资	湘潭、天津、呼和浩特(职工)、盘锦、福州、南宁、长春、齐齐哈尔、上海、苏州、宁波、青岛、广州、重庆
多元化筹资	北京石景山、晋城、呼和浩特(居民)、开封、黔西南自治州、昆明、乌鲁木齐、承德、南通、上饶、安庆、荆门、成都、石河子、甘南自治州

资料来源：根据试点地区长期护理保险实施办法整理。

从筹资来源结构的角度看，医保基金筹资占据绝对比重，可持续的筹资机制有待完善。同时，部分地区多元融资模式开始有序形成，形成了医保、个人、单位和财政各主体占据一定比例的局面。

（2）筹资形式和水平

筹资形式和水平往往根据当地的经济社会发展水平、老年人护理需求、护理服务成本以及长期护理保险保障范围和水平等因素综合确定，各地差别较大。从整体来看，试点地区筹资形式分为按定额筹资和按比例筹资两种。其中，按定额筹资最高标准为上海市居民参保人每人每年 1500 元，最低标准为黔西南自治州居民参保人每人每年 7 元；按比例筹资最高标准为南通市

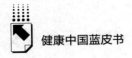

职工基本医保统筹基金的 3%，最低标准为广州市的职工基本医保缴费基数的 0.05%（见表 3）。值得注意的是，成都市根据职工参保人不同年龄确定了不同的筹资水平：40 岁及以下为职工基本医保缴费基数的 0.3%；40 岁以上为职工基本医保缴费基数的 0.4%。

表 3　试点地区筹资形式

筹资形式	试点地区
按定额筹资	长春（居民）、齐齐哈尔、上海（居民）、苏州、宁波、安庆、上饶、荆门、青岛（居民）、石河子、成都（居民）、北京、呼和浩特（居民）、盘锦、开封、黔西南自治州、汉中、甘南自治州、乌鲁木齐（居民）
按比例筹资	承德、长春（职工）、上海（职工）、南通、青岛（职工）、重庆、广州、成都（职工）、天津、晋城、呼和浩特（职工）、福州、湘潭、南宁、昆明、乌鲁木齐（职工）

资料来源：作者根据试点地区长期护理保险实施办法整理。

（3）账户设置与管理

参照 37 号文要求，各试点地区长期护理保险基金管理参照现行社会保险基金有关制度执行。基金单独建账，单独核算。建立健全基金监管机制，创新基金监管手段，完善举报投诉、信息披露、内部控制、欺诈防范等风险管理制度，确保基金安全。在基金管理原则上，大部分地区采取"以收定支、收支平衡、略有结余"的原则，仅有重庆采取"以支定收"的原则。在基金账户设置上，大部分地区单独列账、单独核算、专款专用，接受审计和社会监督。另外，上饶、青岛、荆门实行"收支两条线"，即设立基金收入户和支出户。

3. 待遇保障

（1）待遇享受对象

试点地区长期护理保险待遇享受对象基本分为两类：一是仅包含重度失能人员；二是包含中度和重度失能人员（见表 4）。其中，青岛将失智人员也纳入待遇享受对象当中。

表4　试点地区待遇享受对象

享受待遇对象	试点地区
重度失能	北京石景山、湘潭、天津、晋城、盘锦、福州、开封、南宁、黔西南自治州、昆明、汉中、甘南自治州、乌鲁木齐、承德、齐齐哈尔、宁波、安庆、上饶、荆门、重庆、成都、石河子
中度+重度失能	长春、苏州、呼和浩特、南通
重度失能失智	青岛
其他	上海二到六级、广州一到三级

（2）保障范围

试点地区长期护理保险基本保障项目均包含生活照料和医疗护理，其中有大部分地区仅包含生活照料和医疗护理内容，另有部分地区额外增加了功能维护、风险防范、辅具租赁、辅具租售、失能失智预防、药品耗材、床位费等项目，如表5所示。总体来看，生活照料主要包括清洁、协助进食、排泄护理等与日常生活密切相关的照料内容。医疗护理主要是指与日常生活密切相关的医疗护理内容。

表5　国内试点地区长护保障项目

地区	生活照料	医疗护理	辅具租赁	耗材	功能维护、康复训练	风险防范、失智失能预防
承德	■	■			■	
长春	■	■				
齐齐哈尔	■	■				
上海	■	■				
苏州	■	■				
南通	■	■				■
宁波	■	■				
安庆	■	■				
上饶	■	■				
荆门	■	■				
青岛	■	■			■	
重庆	■	■				

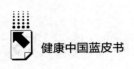

续表

地区	生活照料	医疗护理	辅具租赁	耗材	功能维护、康复训练	风险防范、失智失能预防
石河子	■	■				
广州	■	■	■			
成都	■	■				
北京石景山	■	■				
天津	■	■				
晋城	■	■	■			
呼和浩特	■	■				
盘锦	■	■				
福州	■	■				
湘潭	■	■				
开封	■	■				
南宁	■	■				
黔西南自治州	■	■	■			
昆明	■	■				
汉中	■	■	■	■		
甘南自治州	■	■				
乌鲁木齐	■					

注：耗材指药费耗材、药品耗材或医药服务、护理耗材。部分地区包含两类不同服务项目，则分别对应城镇职工和城乡居民服务项目。

辅具租赁方面，南通、广州、晋城、黔西南、汉中等地区包含此项目。药品耗材方面，汉中包含此项目。风险防范方面，以南通市为例，政策规定采用统一的评估工具，对60岁及以上老年人进行失能预防风险评估，出具相关失能预防风险评估指导，并定期做好失能预防服务效果的监测和再评估。定点服务机构根据失能预防风险评估情况制定失能预防服务计划。

（3）支付方式

目前，试点地区的最新待遇支付方式可以归纳为两种：一是比例给付，如承德（机构护理）、长春、齐齐哈尔、上海、苏州（居家护理）、青岛、荆门、广州、成都、石河子（机构+居家上门护理）、湘潭、北京石景山、天津、晋城、盘锦、开封（居家自行护理）、南宁、昆明、甘南自治州、乌鲁木齐。另外，长春、成都、石河子、天津、晋城、开封、乌鲁木齐等城市均设定了最高限额；二是定额给付，如承德（居家护理）、南通、苏州（机构护理）、宁波、安庆、上饶、重庆、石河子（居家自行护理+非定点）、呼和浩特、福州、开封（机构护理+居家上门护理）、黔西南自治州、汉中。从待遇支付模式来看，绝大多数试点地区采用比例给付与限额给付相结合的方式，即在长期护理保险报销一定比例的基础上设定封顶限额。从给付水平来看，职工给付比例高于居民，而且机构护理报销比例维持在 50% ~ 70%，居家护理报销比例维持在 70% ~ 90%。从护理类型来看，为鼓励居家护理，居家护理的给付标准大都高于机构护理。值得注意的是，基于人口流动趋势，南宁还规定了异地护理的报销比例。

4. 失能评估

2021 年 8 月，国家医保局办公室和民政部办公厅印发《长期护理失能等级评估标准（试行）》（医保办发〔2021〕37 号），文件将长期护理失能等级评估标准指标分为 3 个一级指标和 17 个二级指标，一级指标为日常生活活动能力、认知能力、感知觉与沟通能力，二级指标包含进食、穿衣、时间定向、沟通能力等 17 项；失能等级划分为 0 ~ 5 级。截至 2023 年 10 月，49 个国家试点地区均逐步过渡到国家标准，但具体内容存在一定差异。

（1）评估对象

通过梳理试点地区文件发现，可参与长期护理保险失能评估的对象基本为因疾病、年老、伤残等原因生活不能自理已达或预期达六个月以上，申请护理保险待遇的身体失能的长期护理保险参保人。另外，部分地区拓宽了参评人群，如青岛申请政府失能补贴、居家服务，以及轮候入住公办养老机构的城乡居民以及在享受政府运营补助政策的养老机构入住的本地户籍老年人都可视情况参与失能评估。

（2）管理模式

各地区在失能评估的管理模式上存在较大差异，综合而言，主要存在三种方案：一是由医保经办机构直接负责失能评估工作；二是由地区劳动鉴定

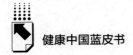

委员会或医保经办机构组织设立专业的评估委员会，负责失能评估材料审核；三是采取政府购买方式，由与医保经办机构签订协议的定点评估机构负责具体失能评估。同时，建立人社部门和医保经办机构共同监督的管理体系，优化考核机制，并且部分地区将失能评估流程纳入长期护理保险信息系统，提高评估的科学性和准确性。

在失能人员管理方面，各地区大多制定了限制措施。如规定了评估未通过的再次评估等待期、不可反复评估条件、家属的配合措施以及失能情况变化主动申报规定等。此外，大部分地区采取1~2年享受完待遇期后进行复评，同时建立不定期复核机制以及争议处理机制。石河子市每5年复评一次。广州市每3个月进行一次护理效果和自理能力评估，适时调整享受待遇等级。青岛市和齐齐哈尔市对有望康复或降低评估等级的对象，每6个月复核一次。

5.经办管理

（1）经办模式

2016年80号文要求："社会保险经办机构可以探索委托管理、购买以及定制护理服务和护理产品等多种实施路径、方法，在确保基金安全和有效监控前提下，积极发挥具有资质的商业保险机构等各类社会力量的作用，提高经办管理服务能力。"2020年37号文强调"引入社会力量参与长期护理保险经办服务，充实经办力量"，拟进一步深入推进长期护理保险制度试点工作。2021年36号文明确提出"十四五"期间要"健全长期护理保险经办服务体系。完善管理服务机制，引入社会力量参与长期护理保险经办服务。鼓励商业保险机构开发商业长期护理保险产品"。

目前，各试点城市长期护理保险主管部门均为医保经办机构或医保部门下设的长期护理保险经办机构，在此基础上，绝大多数地区采用政府购买服务的形式招标商业保险公司参与经办。

（2）责任分工

从2022年国内长期护理保险试点地区经验看，商业保险公司职责主要包括全流程经办和部分经办两种。

全流程经办的职责包括政策咨询、待遇申请受理、组织失能评估、对接护理服务、服务监管、结算支付、评估机构及护理服务机构管理、组织专业培训、档案管理、投诉处理、数据统计分析、业务系统及信息平台建设等，如青岛、南通、成都等城市。

部分经办为医保部门根据自身工作职责及人员调配情况，将组织失能评估、护理服务稽核等部分环节委托给商业保险公司经办，如广州试点组织失能评估、定点机构巡查工作由商业保险公司经办。

（3）参与方式

从国内长期护理保险试点地区经验看，商业保险公司参与长期护理保险经办方式主要包括承办型和经办型两种。

承办型。按照"收支平衡、保本微利"的原则，将长期护理保险当年度筹资总额作为购买产品的保费划拨给商业保险公司。商业保险公司从保费中提取运营成本，参与全流程管理，包括基金管理和待遇划拨，年底结余返还，风险共担，设置（成本+利润）上限（基金的3%~7%），如南通、苏州、青岛等城市。建立盈亏调节机制，通过设定限额进行风险共担，一定限额内由商保与医保共同承担，超过一定范围为政策性亏损，进行回补及政策调整。

经办型。政府以购买服务的方式委托商业保险公司经办管理，保险公司不承担超赔风险，根据协议约定和年终考核成绩，收取服务费用，有提取比例和固定金额两种形式，如广州、天津、宁波、嘉兴等城市。

二　长期护理保险制度面临的挑战

（一）筹资机制待改进

目前，试点地区90%以上的长期护理保险筹资都来自医保基金划转，在经济新常态和老龄化背景下，一方面企业降低社会保险缴费的呼声日益高涨，另一方面政府财政的负担也日益加重，长期护理保险基金面临不可持续风险。筹资标准不统一，有的地区按照人均可支配收入，有的按照医保缴费

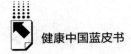

基数，有的按照年度职工工资总额，不利于形成全国统一的长期护理保险筹资框架；筹资水平差异大，就定额筹资而言，人均筹资水平最低仅为 7 元，最高达到 1500 元，不利于统筹层次的提高和人员的有效流转。在实际运作过程中，部分地区长护基金账户依然内嵌于医保基金账户中，尚未实现单独建账和分账核算。

（二）待遇保障需调整

各地区保障内容差别较大且护理服务标准不一，试点地区虽然构建了护理服务包，但是对于每项服务的具体标准和操作流程尚未出台明确规定，导致各地区乃至地区内部的护理服务水平存在差异；为了满足贫困失能老年人长期照护需求，各地方政府均实行了养老服务补贴、高龄补贴、困难残疾人补贴等财政投入的涉老津贴制度，这些老年福利补贴制度并未与长期护理保险进行有效整合，长期护理保险支付范围与上述各项老年福利补贴在发放人群与功能属性上存在部分重合，老年人口、残疾人群福利制度的"碎片化"与民政、残联部门管理的"分散化"在实践中造成了特定人群津贴的重复发放。

（三）失能评估待优化

部分地区通过建立专家库进行失能评估，专家库人员大多为兼职，失能人群失能状况测定不及时，且专业化难以保证。大部分地区规定长期护理保险享受待遇期限为 1~2 年，在此期间难以进行失能等级变动的有效监控，易形成道德风险，造成医疗资源的浪费；统一的失能评估体系需要进一步完善，《长期护理失能等级评估标准（试行）》制度推进较慢，原有地方评估标准与国家标准存在一定的不契合，导致不同标准下失能评估结果差异较大，过渡机制有待完善。

（四）经办方式需细化

在长期护理保险制度中，由于无法精确估量经办业务所需要的人力、物力、财力，政府在招标过程中可能会出现一些商业保险机构"低价中标"现象，导致护理业务经办质量难以得到保证；长期护理保险的风险保障型承保项目，大部分为基金结余返还，超赔风险机制未进一步明确，商业保险机构只有微利空间，对其激励性不强；部分地区以赔款为基数，按一定比例提取经办管理费，管理费不足；部分经办造成经办流程烦琐，信息系统无法与医保、医疗系统有效衔接。

（五）服务体系待完善

大多数地区护理服务队伍仍存在较大缺口，且护理队伍老龄化，受教育水平较低，专业化程度难以保证；试点地区对于每项服务的具体标准和操作流程尚未出台明确规定，导致各地区乃至地区内部的护理服务水平存在较大差异；定点护理机构质量参差不齐，且社区居家护理机构大多依靠社区卫生服务中心，服务能力不足；城乡保障差异化明显，护理机构大多分布在城镇，难以辐射到农村，尤其是农村山区，导致部分地区出现有制度无服务的情况。此外，大部分地区虽然规定了医保部门或者医保经办部门作为监督主体负有对护理服务提供者的监督责任，但是对于如何监督、监督标准以及奖惩机制并未进行详细规定，导致护理服务无法得到有效监管，使得部分试点地区对社会资本投资照护服务产业无法形成引导。

三 长期护理保险制度发展建议

（一）探索建立独立及多渠道筹资机制

长期护理保险应为一项独立的社会保险制度。需要明确政府、单位、个人三方筹资责任，按照权利义务对等、社会互助共济、各方共担责任的原则优化筹资结构，提高单位和个人缴费责任。同时，应探索多元化筹资渠道，降低对医保基金的过度依赖，在当前阶段完善以基本医保基金结余划转、基本医保个人账户划转和财政补助为主，公益慈善基金、社会捐助、福利彩票

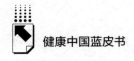

收入为辅的筹资渠道，并着眼于建立独立且根据老龄化和失能情况动态调整的筹资机制和财政预算机制，合理确定筹资总额，做到收支平衡、略有结余。

（二）建立动态调整的待遇保障机制

探索出台全国统一的长期护理保险待遇保障清单，具体包括日常生活照料和专业医疗护理内容，适时加入辅具租赁服务，统一服务标准。考虑到地区筹资和服务能力的差异，可设定不同的服务包，各地根据实际情况进行选择。厘清长期护理保险支付边界，各地根据经济发展水平、筹资情况，以及护理服务能力，合理确定和定期调整待遇保障范围，尽力而为、量力而行，防止出现保障不足和过度保障的情况。强化以服务给付为主、现金补贴为辅的支付形式，更加注重服务给付。

（三）明确长期护理保险的管理原则和角色定位

长期护理保险制度应该以确保"失能人员福利"为初衷，首要目的在于让失能人员过上有尊严的生活，而非单纯缓解家庭负担，否则会出现机会主义倾向，浪费护理资源。长期护理保险实行的核心任务在于提升专业化水平，培育专业化护理机构和培养专业的护理人员，因此应完善护理人员资格认定，加强对定点护理机构的监管，鼓励高等院校开设护理专业，引导形成良性护理市场，同时避免采用简单的现金支付模式，以免使之变成一项津贴制度。

（四）进一步改进和完善失能评估、经办管理服务等机制

促进《长期护理失能等级评估标准（试行）》的实施，各地区需要建立由地方标准转向国家标准的过渡机制，实现与国家标准的柔性衔接，同时建立协作机制，加强协调配合，逐步实行评估结果跨地区互认机制。

在经办模式上，继续采用政府购买服务的方式，委托有资质、有经验的商业保险公司提供长期护理保险试点经办服务，充分发挥市场机制作用和保

险公司在经办经验、人员配备、系统建设、资源整合等方面的优势，提高经办效率与服务水平。

（五）建立长期护理保障体系，做好各类涉老政策衔接

在强调社会长期护理保险主体保障地位的同时，鼓励商业长期护理保险、长期护理互助、长期护理救助等多种形式发展，鼓励开展人寿保险与长期护理保险责任转换业务。全面梳理长期护理保障制度，做好长期护理保险与基本医保、养老保险、医疗救助、残疾人补贴等政策的协同配合，在厘清各类制度保障边界的基础上，既要避免重复补贴，又要避免出现保障"盲区"。

（六）注重护理服务体系建设，协同推进护理服务队伍发展壮大

出台统一的护理服务具体标准和操作流程规范，实现护理服务过程的一体化。加强对护理服务队伍建设的政策支持，强化医保、人社等相关部门的协同配合，发展护理专业职业教育，形成人才培养体系，不断开展职业技能培训，建立完善由医保部门牵头、经办机构具体负责的监督机制，实现对护理培训、服务和事后评价的全流程监督，提高护理质量。以市场机制培育优化护理产业，提高行业待遇，吸引护理及相关机构进入，试点阶段对农村地区进行一定的政策倾斜，引导护理服务向农村等服务能力欠缺的地区辐射。

参考文献

［1］《2022 年全国医疗保障事业发展统计公报》，http：//www.nhsa.gov.cn/art/2023/7/10/art_ 7_ 10995.html，2023 年 7 月。

B.13
中国商业健康保险的发展现状

胡裕涵　俞清源　刘远立*

摘　要： 商业健康险是多层次医疗保障体系的重要组成部分，本报告结合
保险深度、保险密度、筹资和赔付水平等定量指标对商业健康险
发展现状进行分析，同时对不同国家商业健康险发展模式进行比
较，结合国情回顾了我国商业健康险承担补充作用的现状，以及
发展非标准体险种、创新服务等方面的增量空间。在此基础上，
梳理了商业健康险进一步发展面临的问题和挑战，如产品同质化、
与基本医保边界不清、缺乏与医疗体系深度融合等。最后，从行业
端、政策端和消费端三个方面提出了优化商业健康险的对策建议。

关键词： 商业健康保险　多层次医疗保障体系　保险业

在我国多层次医疗保障体系中，商业健康险无疑发挥了重要的补充作
用，尤其是近年来商业健康险的社会作用得到认可，市场地位不断提升，政
府及行业对其发展寄予厚望，本报告聚焦商业健康险的主要产品、发展现状
与发展空间，关注健康险行业亟待解决的现实问题。

我国的商业健康险属于人身险范畴，2022 年从银保监会披露的保费收
入规模来看，人身险中商业健康险保费收入 8653 亿元，约占 22%的份额，

---

* 胡裕涵、俞清源，北京协和医学院卫生健康管理政策学院硕士生，主要研究方向为卫生政
策；刘远立，国务院参事，北京协和医学院卫生健康管理政策学院卫生政策与管理学长聘教
授，博士生导师，研究方向为卫生政策与管理等。

寿险保费收入 29892 亿元，约占 76%，人身意外伤害险约占 2%。我国商业健康险的险种以疾病保险和医疗保险为主。

商业保险公司主要收入来源为团体企业补充医疗保险和个人健康险，同时商业保险公司也参与城乡居民大病医保的承办（或经办）。总的来说，商业健康险是基本医疗保障制度保障能力和范围的补充、服务的延伸和基金风险控制的强化。

一 商业健康险的分类

（一）按保险责任划分

商业健康险按保险责任划分主要包括医疗保险、疾病保险、失能收入损失保险、护理保险以及医疗意外保险等。我国的商业健康险以疾病保险和医疗保险为主。以商业健康险总保费收入计算，疾病保险业务收入占比达60% 左右，医疗保险业务占比为 35% 左右，护理保险、失能收入损失保险的占比较小。

疾病保险主要是重疾险及针对特殊人群或特种疾病的保险。重疾险保额高，一次性给付金额大，通常保险期限较长，如 30~50 年或终身。个人长期健康险，特别是通过线下个险渠道销售的重疾险，是我国商业健康险的重要组成部分。

医疗保险可分为高中低三个层次，在中端医疗险中，"百万医疗险"是各家保险公司展业的重点，不同类型的医疗保险对比如表 1 所示。

表 1 主要商业医疗保险产品对比

保险类型	报销场景	保障内容	报销额度	免赔额
小额医疗险	二级及以上公立医院普通部	只对范围内社保未支付的部分进行报销，如小额住院、门诊及用药费用	1 万~2 万元	0~100 元

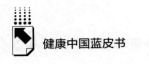
续表

保险类型	报销场景	保障内容	报销额度	免赔额
百万医疗险	二级及以上公立医院普通部	报销范围突破医保目录限制，报销住院费用、特殊医疗（放化疗透析等）、门诊手术、住院前后门急诊费用	100万元及以上	1万~1.5万元
中端医疗险	普通公立医院、公立医院的特需部、国际部、部分私立医院	报销范围突破了医保目录的限制，包含住院、门诊、特殊医疗、门诊手术、紧急医疗、可选牙科等	100万元及以上	可选择0免赔额
高端医疗险	普通公立医院、公立医院的特需部、国际部、私立医院、海外部分医院	突破地区和医保目录限制，包含门诊住院、体检、疫苗、牙科、眼科、助听器、孕产及新生儿护理、紧急运送等	百万元至千万元	可选择0免赔额

（二）按保险期限划分

商业健康险按承保期限划分主要分为长期健康保险和短期健康保险。长期健康保险，是指保险期间超过一年或者保险期间虽不超过一年但含有保证续保条款的健康保险。短期健康保险，是指保险期间为一年以及一年以下且不含有保证续保条款的健康保险。

（三）按保险金给付性质划分

商业健康险按保险金给付性质划分主要分为费用补偿型医疗保险和定额给付型医疗保险。前者是指根据被保险人实际发生的医疗、康复费用支出，按照约定的标准确定保险金数额的医疗保险；后者是指按照约定的数额给付保险金的医疗保险。费用补偿型医疗保险的给付金额不得超过被保险人实际发生的医疗、康复费用金额。

（四）按承保对象划分

商业健康险按承保对象划分主要分为个人健康险和团体健康险，个人健

康险的承保对象是单个的自然人，主要包括医疗费用保险、疾病保险、药品
费用保险等，国家为购买特定类型商业健康险的居民提供个人税收优惠。而
团体健康险的承保对象往往是某个社会团体，投保人一般为民营企业与外资
企业的雇主，将团体商业健康险作为员工的福利，也有部分团体险的被保险
人是整个家庭。为鼓励企业提高员工的医疗保障水平，国家对购买补充医疗
保险的企业实施税收优惠政策。

二　商业健康险的发展现状

（一）行业发展

保险深度是反映国家保险业在国民经济中地位的一个重要指标，指保费
收入占 GDP 的比例。近年来，我国商业保险的整体保险深度维持在 4% 左右，
2016～2022 年商业健康保险的保险深度从 0.54% 增至 0.72%，与成熟市场仍有
较大差距。保险密度是指按一个国家或地区的人口计算的人均保费收入，反映
了保险的普及程度和保险业的发展水平。2016 年健康险保险密度为 290 元/人，
2018 年、2019 年增速较快，2020 年后增长速度放缓，2022 年保险密度为 613 元/
人（见图 1）。以上两个指标说明我国的商业健康险仍有较大的发展空间。

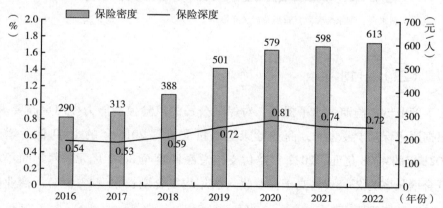

图 1　2016～2022 年我国商业健康保险体系的保险深度及保险密度

资料来源：国家金融监督管理总局公布数据。

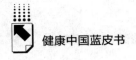
（二）筹资水平

我国商业健康险保费收入持续增长，但增速已略显疲态。保费收入从2016年的4042亿元增长至2022年的8653亿元，年均复合增长率为13.5%，但从逐年增速来看，2017～2019年增速呈上升趋势，2020年后增速放缓，2022年增速为2.4%（见图2）。从对卫生筹资的影响来看，2016～2021年，商业健康保险保费收入占卫生总费用的比重由8.7%增至11.2%，2020～2021年该比重较为稳定（见图3）。

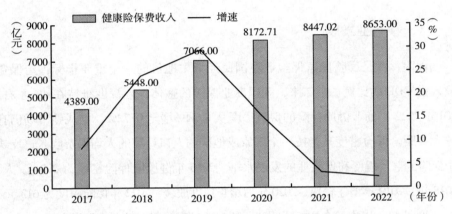

图2 2017～2022年我国商业健康保险体系的保费收入规模及增速

资料来源：国家金融监督管理总局公布数据。

（三）赔付水平

商业健康险赔付水平提高，对保险公司的风险控制能力提出更高要求。根据原银保监会数据①，商业健康险赔付支出从2016年的1000亿元增至2021年的4028亿元，2022年赔付支出总额回落至3600亿元，六年间年均复合增长率为23.8%，高于保费收入的年均复合增长率（13.5%）。商业健

---

① 国家金融监督管理总局：《2022年12月保险业经营情况表》，http：//www.cbirc.gov.cn/cn/view/pages/ItemDetail.html？docId=1093175&itemId=954&generaltype=0，2023年1月。

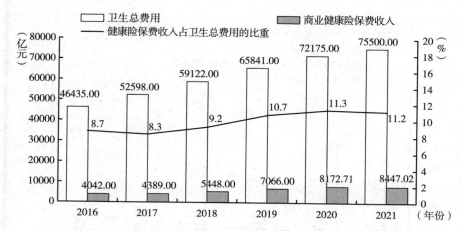

图 3 2016～2021 年我国商业健康保险保费收入及占卫生总费用的比重

资料来源：国家金融监督管理总局公布数据、《2022 中国卫生健康统计年鉴》。

康险赔付比（即全年赔付支出占保费收入的比重）由 2016 年的 24.8%增长至 2021 年的 47.7%，2022 年回落至 41.6%。

商业保险的赔付水平一定程度上可以反映其对国家及个人卫生负担的影响。从国家角度来看，2016～2021 年，商业健康险赔付支出占全国卫生总费用的比重从 2.2%提升至 5.3%；从个人角度来看，2016～2021 年，商业健康险赔付支出占个人现金支出的比重从 7.5%上升到 19.2%，一定程度上发挥了对基本医保的补充作用①（见图 4）。

从理赔去向来看，健康险的理赔整体呈现医疗险理赔件数多、重疾险理赔金额高的特点。近年来，医疗险的理赔件数大幅上升，头部保司（如平安人寿、中国人寿等）医疗险理赔件数占总理赔件数的比重均超过 90%，远超重疾、身故及伤残的理赔件数。但从赔付金额的占比来看，重疾险仍是赔付金额最高的险种。以平安人寿为例，其 2022 年医疗险赔付件数占比超 9 成，重疾险理赔件数不足一成，但重疾险年度赔付金额占全年总赔付金额的 50%左右。②

① 国家金融监督管理总局：《保险业经营情况表》，http：//www.cbirc.gov.cn/cn/view/pages/tongjishuju/tongjishuju.html。

② 郭婧婷：《2022 年度理赔报告透视：商业健康保险成主战场》，《中国经营报》2023 年第 1 期。

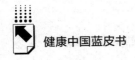

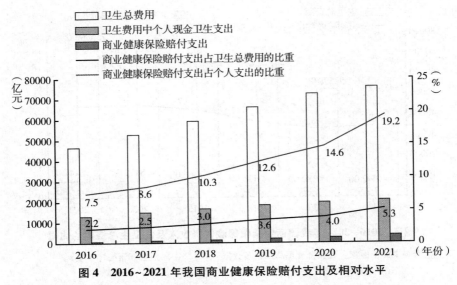

图4　2016~2021年我国商业健康保险赔付支出及相对水平

资料来源：国家金融监督管理总局公布数据、《2022中国卫生健康统计年鉴》。

（四）行业监管

2018年，中国银行保险监督管理委员会（简称银保监会）成立，银保监会先后颁布《健康保险管理办法》《关于规范保险公司健康管理服务的通知》《关于我国商业健康保险发展问题和建议的报告》等政策文件，促进商业健康险专业化发展。2023年3月，中共中央、国务院组建国家金融监督管理总局，银保监会不再保留。在行业自律方面，中国保险行业协会承担了自律、维权、服务等多项职能，包括牵头制定发布行业示范条款、推进保险业务操作和销售理赔服务的标准化建设以及促进保险从业人员素质提升等。

三　多层次医疗保障体系中商业健康险的定位与发展空间

（一）不同医疗保障模式下的商业健康险

商业健康险与公共医疗保险的关系主要可以分为替代型、补充型两种模式，替代型指参保人要么参加商保，要么参加社保，如美国的商业健康险和德国特定收入群体购买的商业健康险；补充型是在公共保险基础上进行费用的补充和服务的补充，或用于扩大投保人就医选择权、提高服务质量和舒适度。目前，包括中国在内的大部分国家以补充型商保为主。本部分介绍在以商业健康险为主的医疗保障、社会医疗保障和国家医疗服务三种不同医疗保障模式下商业健康险的发展情况。

1. 以商业健康险为主的医疗保障模式：美国

美国医疗保障体系以商业健康险为主导，覆盖约66%的人口，政府主导的 Medicare、Medicaid 等公共保障计划只覆盖老年人、残疾人、穷人、儿童、军人等弱势群体或特殊群体；约8%的人口不持有健康保险计划。美国的商业健康险市场相对自由，经营主体不仅有商业保险公司，也有由医疗机构和医生协会发起的蓝十字、蓝盾组织等非营利性组织；保险产品以企业团险为主，由雇主为雇员购买的团险覆盖约54%的人口，实现了对包括健康人群、带病人群在内的就业人群的保障，这类企业团险一般包括医生门急诊、化验、影像检查、住院、处方药、预防医疗等，部分保险将牙科、视力、健身、生活方式辅导等作为额外福利包附加出售，企业雇员需要承担18%~30%的保费，并支付免赔额、共付额、定额费用，保险设定最高支付限额，投保人自费支出超过这一限额后保险公司全部报销之后的费用。美国健康险经营模式的另一个特点是通过管理式医疗控费，主要有健康维护组织HMO、优先医疗服务组织 PPO 及定点医疗服务计划 POS。

2. 社会医疗保障模式：德国

德国是社会医疗保障模式的代表，法定医疗保险体系与商业健康保险平行发展，政府每年设定强制参加法定医疗保险的收入上限，年收入低于该阈值的群体必须参加法定医疗保险，高于阈值的可选择参加法定医疗保险或商业健康保险。2013~2023 年，除 2022 年无变化，政府每年会按不同比例上调该收入阈值，该阈值从 2013 年的 52200 欧元上升至 2023 年的 66000 欧元。德国约90%的人口参加法定医疗保险，约 10%的人选择参加商业健康保险。

德国的商业健康险可分为综合医疗保险、补充医疗保险、长期护理保险

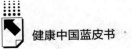

和特殊医疗保险，综合医疗保险涵盖住院门诊的检查治疗费、手术费、护理费、康复费、住院津贴、牙科和眼科治疗费，甚至包括体检和验光配镜费用等。按层次分为基本型、标准型和舒适型，基本型和法定医疗保险相似，覆盖相同的医疗服务范围和保险费用；标准型有起付线和免赔额，免赔额有五档可选，在有效期内不可更改；舒适型保障内容比法定医疗保险更多，包括更多可报销的医疗服务、高比例报销牙科治疗费、使用私人病房和替代医疗等。

补充医疗保险为法定医疗保险参保人提供更高质量的医疗服务，如单间病床、镶牙、选择性治疗、心理疾病治疗等，从险种来看，可分为疾病津贴保险、住院津贴保险、法定医疗保险费用补充保险等。德国约30%的人既参加法定医疗保险，又投保补充医疗保险。

3. 全民医疗保险模式：澳大利亚

1984年起澳大利亚采用覆盖全民的医疗保险制度Medicare，Medicare的资金主要来源于一般税收和公民缴纳的医疗保险税，税收大约占总资金的80%，以政府拨款的方式支出，医疗保险税约占20%，目前税率为公民应纳税额的2%，个人年收入超过9万澳元或家庭年收入超过18万澳元但未购买私人医疗保险的高收入阶层，需要额外缴纳1%~1.5%不等的"医疗保险附加税"①。

澳大利亚的非急诊患者通常先找全科医生就诊，经全科医生转诊才能接受专科医疗服务或住院服务。在全科医生处诊疗一般可以全部报销，专科医生提供的医疗服务以及必要的检查服务可以报销85%。患者以公费身份到公立医院治疗，政府按照医保收费标准的100%支付医疗服务费用，除需缴纳床位、牙科、眼科等自费费用外，公费患者几乎免费得到治疗，但无权选择医生和病房。购买了商业保险的患者则可以在公立医院选择医生、缩短等待时间，或选择到私立机构就诊，政府按照医保收费标准支付75%的医疗服务费用。澳大利亚商业健康保险产品分为医院保险和附加险，医院保险产品主要

---

① Australia Taxation Office，https：//www. ato. gov. au/Individuals/Medicareand－private－health－insurance/Medicare－levy－surcharge/Paying－the－medicarelevy－surcharge/.

保障住院时产生的全部或部分医疗费用，附加保险产品主要涵盖牙科、视力治疗等，2022年医院保险的参保率达到45%，附加保险参保率达到55%。[①]

（二）我国商业健康险的定位与发展空间

1.我国商业健康险发挥的补充作用

我国主流的商业健康险主要起到补充基本医保的作用。首先，是对基本医保保障程度的补充，商业健康险通过涵盖门诊、住院起付标准以下个人自付部分、统筹基金支付需个人按比例自付部分、超封顶线部分，对患者医疗费用进行二次报销。其次，是对基本医保保障范围的补充，包括部分基本医保不予报销的新药特药、检查和治疗项目，以及医疗服务设施和非指定医疗机构，如特需病房、高端诊所等。

2.我国商业健康险的增量空间

在基本医保基金增长趋于饱和、保障水平趋于稳定的背景下，商业健康险想要在多层次医疗保障体系中发挥独特价值，就要基于其补充作用寻求潜在增量，近年来国家也对商业健康险的定位和发展方向做出了指示，本报告整理了部分政策文件的关键内容，如表2所示。

表2 商业健康险发展规划相关政策文件

文件名	发文机构/文号	主要内容
《"十四五"国民健康规划》	国办发〔2022〕11号	鼓励围绕特需医疗、前沿医疗技术、创新药、高端医疗器械应用以及疾病风险评估、疾病预防、中医治未病、运动健身等服务,增加新型健康保险产品供给
		鼓励保险机构开展管理式医疗试点,建立健康管理组织,提供健康保险、健康管理、医疗、长期照护等服务。鼓励社会力量提供差异化、定制化的健康管理服务包,探索将商业健康保险作为筹资或合作渠道
		搭建高水平公立医院及其特需医疗部分与保险机构的对接平台

---

① Australia Taxation Office, https://www.ato.gov.au/Individuals/Medicareand-private-health-insurance/Medicare-levy-surcharge/Paying-the-medicarelevy-surcharge/.

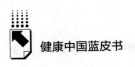
续表

文件名	发文机构/文号	主要内容
《"健康中国2030"规划纲要》	中共中央国务院发	鼓励开发与健康管理服务相关的健康保险产品。促进与医疗、体检、护理等机构合作,发展健康管理组织等新型组织形式
《"十四五"全民医疗保障规划》	国办发〔2021〕36号	逐步将医疗新技术、新药品、新器械应用纳入商业健康保险保障范围;厘清基本医疗保险责任边界
《关于进一步丰富人身保险产品供给的指导意见》(征求意见稿)	银保监会发〔2021〕462号	进一步提高投保年龄上限,加快满足70岁及以上高龄老年人保险保障需求。适当放宽投保条件,对有既往症和慢性病的老年人群给予合理保障。加强老年常见病的研究,加快开发老年人特定疾病保险; 探索建立商业健康保险药品目录和诊疗项目目录,将更多医保目录外合理医疗费用科学地纳入医疗保险保障范围,提高重大疾病保险保障水平; 支持健康保险产品和健康管理服务融合发展,逐步制定完善健康管理服务、技术、数据等相关标准

由以上政策文本可以看出,国家鼓励商业健康险拓展人群、拓展责任、拓展服务,拓展人群包括开发适用于老年人、带病体、儿童的健康保险,拓展责任包括将医疗新技术、新药品、新器械及医保目录外合理医疗费用纳入保障范围,拓展服务包括提供疾病预防、健康管理、管理式医疗,与公立医院加强对接等。结合政策指引和保司的创新实践,本报告对商业健康险的潜在增量进行了梳理。

(1)非标准体保险

长期以来,主流健康险产品大多只覆盖65岁以下健康人群,在健康人群中的渗透率已经达到较高水平且渐趋同质化。非标体主要包括亚健康、慢病、既往疾病患者等,在老龄化快速演进、慢病"年轻化"以及医疗技术进步提高带病生存年限等因素共同推动下,我国非标体人群规模持续增长,以乳腺异常、肺结节、甲状腺结节、糖尿病前期等为代表的人群规模有较大幅度增长。与健康人群相比,非标体人群的疾病风险更高,更有意愿通过商业健康险来减轻患病后的支付压力。但由于定价与核保困难,这类人群却一直缺乏相应的健康险产品。

近年来，部分保司推出了针对带病人群的保险产品，这类保险最先聚焦糖尿病人群，提供"慢病管理服务+并发症保险"，2020年后拓展到200余种慢病，保障范围延伸到并发症及重症、医疗及药品、门诊及住院等责任，如全国首个面向乙肝患者的百万医疗"乙肝保"、行业内首款癫痫人群可购的百万医疗险"癫痫保"、面向肺结节人群的"欣e保"等产品。但这类保险产品价格一般较高，拥有支付能力的患者还比较有限。

（2）创新服务

商业健康险公司通过提供健康管理、"健康保险+互联网医疗"、医药福利管理、一体化服务等，可以打破过去仅仅是对医疗风险进行费用分摊的机制，主动对投保人的健康风险进行干预。鼓励保险公司开展健康管理是我国商业健康险发展的一大特点，根据银保监会发布的《关于规范保险公司健康管理服务的通知》，保险公司可以从净保险费中抽取不超过20%用于支付健康体检、健康咨询、健康促进、疾病预防、慢病管理、就医服务、康复护理等健管服务的分摊成本。

健康管理服务主要有两种嵌入保险产品的模式：一种是作为普通健康险的增值服务，保司与健管服务第三方合作为投保人提供体检、绿通、控糖管理、重疾专案管理等附加服务；另一种模式是嵌入单病种管理型健康险，如某保司推出的肺结节"欣e保"医疗保险，通过医疗顾问、健康管理师、营养师、心理咨询师提供专属服务，实施覆盖预防、早筛、科学治疗、随访观察的肺结节全病程管理。目前，保险公司开展的健康管理服务和医疗机构合作不够紧密，患者数据等关键信息不完善，且患者主动配合的意识还有所欠缺。

（3）促进健康产业创新发展

国家政策鼓励商业健康保险产品为医药和医疗技术的创新发展提供支付方案和资金支持，促进新技术、新药品以及新医疗器械的研发和应用。以创新药为例，新药上市后必须尽快实现商业化以尽早回收前期投入的成本，在专利期内以合理的价格水平使创新获得回报。受制于医保筹资、医保资金利用率等限制，未来近半数的创新药预计无法纳入医保支付中，而进入医保目录的创新药也会面临较大降价压力，挫伤创新者的研发热情。但价格过高患

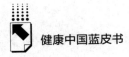

者使用相关药物的可获得性难以保障，也不利于创新药的可持续研发。因此，对未能进入国家医保目录的新药，探索适合的商业保险模式作为支付方成为一种理想选择。

美国的商业保险公司针对药械等医疗技术推出了基于价值的创新支付模式，如多家保险机构与阿斯利康签订协议，就其抗凝药物倍林达和糖尿病药物艾塞那肽的使用达成按疗效付费的支付项目。国内已经有部分保司联合保险科技公司、药企，探索新药新技术的创新支付模式，惠民保、部分百万医疗险也不同程度地开始将一些新药特药纳入保障责任，但保司与药企的合作仍处于起步阶段，未来需要探索构建"用药+服务+保险"一体化解决方案。

（4）为公立医院发展提供动能

基本医疗保险是我国公立医院最主要的支付方，在医保基金有限、支付方式改革的背景下，商业健康险有望为公立医院发展提供新动能。保司与公立医院合作的动力一方面来自二者都有挖掘多层次医疗服务的需求，公立医院普通医疗部分在定价、医保支付上有较大限制，而特需医疗部分可以自主定价、不受社保限制、提供交叉补贴，特需医疗尚未实现饱和，其患者特征与高端医疗险高度重合，二者存在较大合作空间；另一方面高端医疗险可以连接公立特需医疗资源和高净值人群，为公立医院引流高净值人群，医院加入头部保司的服务网络，也有助于提升其国际知名度。

目前，保司与公立医院的合作还较为有限，最主要的合作形式为高端医疗保险在特需医疗（国际医疗）部的直赔直付，部分三级公立医院开设了商保驻院代表窗口。此前有保司探索过与公立医院合作开发专科专病保险，但效果不佳，也有保司以战略投资、控股方式与公立医院合作办医，受我国医疗体系特点和保险市场规模影响，保司在公立医院体系中话语权与影响力不大，患者数据无法共享也制约了二者在非高端医疗保险产品范畴的合作。

四　商业健康险参与基本医疗保障体系

商业健康险凭借其较为专业的经营能力和专业人员素质，也与政府合作参与到基本医疗保障的运作中，本部分重点介绍商业健康保险公司参与大病保险的经办（或承办），以及与基本医疗保险紧密衔接的城市定制型商业医疗保险（即"惠民保"）。

（一）商业保险公司经办医保

1. 商保参与经办的主要模式

在多层次医疗保障体系建设背景下，商业保险公司与政府在基本医保层和补充医保层开展了不同程度的合作。

在基本医保层，随着政策推动，各地开展了基本医疗保险社会化经办的实践探索，主要分为委托管理、全额承保、共保联办三类模式。第一类为委托管理模式，由政府主办，向保险公司支付经办管理费，保险公司提供具体经办服务，而不承担基金风险。第二类为全额承包模式，由政府负责制度设计、政策调整、资金筹集、监督管理等工作，保险公司专业经营、自负盈亏，但后期出现大幅亏损，保险公司难以为继，经协商后由全额承保转为委托经办管理。第三类是共保联办模式，多出现在新农合的经办中。

对于补充医保层，商业保险公司在大病医疗保险领域积极参与，比如湛江和太仓地区采取特许经营模式，由商业保险公司承担大病保险工作，并独立承担基金风险。随着长期护理保险试点的铺开，多地政府以购买服务的方式，委托商业保险公司承办相关业务。根据政府参与程度，各地关于普惠型医疗保险可分为不同类型，主要采取政府主导或支持、商保承办模式。具体如表3所示。

2. 大病医疗保险经办案例——"湛江模式"

2009 年，湛江市政府开展城乡居民医保一体化改革，并将基本医保个人缴费部分的 15% 用于购买大病保险，由人保健康承保。自 2012 年起，双方合作建立大病保险制度，按照"政府主导、专业经办、基本+补充"的原则，引入商保参与城乡医保统筹管理。

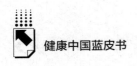
表 3　商业保险公司与政府合作经办模式

层次	探索模式	实践地点	主要特点	风险责任	收益
基本层	委托管理	新乡、洛阳、江阴	政府购买,商保经办	商保公司不承担基金盈亏风险	商保公司收取管理费
	全额承保	建德	政府主导,商保全额承保	商保公司自负盈亏	保险收益
	共保联办	平谷	政府主导,共保联办	商保公司和政府分担基金盈亏风险	商保公司和政府共享盈余
补充层	大病保险	湛江、太仓等	政府主导,商保承办	商保公司自负盈亏	保险收益
	长期护理保险	承德、苏州、青岛等部分试点城市	政府主导,商保承办;政府购买,商保经办	商保公司自负盈亏/商保公司不承担基金盈亏风险	保险收益/商保公司收取管理费
	普惠型医疗保险	各城市开发城市定制型商业医疗保险	政府主导/支持,商保承办	商保公司自负盈亏	保险收益/商保公司收取管理费

资料来源：霍媛：《我国社会医疗保险委托管理模式研究》，首都经济贸易大学硕士学位论文，2014；喻华锋：《我国医疗保障制度引入市场机制改革研究》，经济日报出版社，2019。

第一，人保健康公司建立专业化管理服务队伍，与当地医保部门开展全流程联合办公。为参保人提供包括政策咨询、业务受理、医院网络监控、医疗费用清单审核与结算支付等一系列管理服务工作。第二，对就医诊疗行为进行全程监控，通过开展现场医疗服务巡查、异地核查和智能审核，提高医疗资源使用效率。第三，建立一体化管理服务平台，组织人员到医院驻点为参保人提供医保咨询服务。第四，开展异地就医即时结算，缓解由户籍所在地限制造成的看病不便的问题。

3. 商业保险公司和医保经办机构的优劣势比较

医保中心和商业保险公司有各自的优势和劣势，能够产生互补效应。医保中心具有全国一体化和稳定性强的优势，适合负责数字建设和标准规范制定等管理和服务岗位。商保机构用人机制灵活，但人员流动性大，适合承担窗口业务等用人需求大、专业程度低、人员稳定性要求低的业务。商保公司内部激励和分配机制较完善，适合负责一些专业性较强的业务，如会计审计、精算分析和现场监管等。

实践证明，商保提供部分前台、精算、审计、协助监管等服务，能够实现政商双方互利共赢，并惠及参保人群。如果仅将部分医保业务切割给商保经办，排斥社保经办机构在信息系统、窗口平台设施、标准流程等方面的支撑和配合，反而会舍弃双方的优势。

4. 商业保险公司经办医保实践的成效与不足

综合近年商业保险机构经办社保的实践，其成效主要包括有以下几个方面。第一，商保公司往往能更积极主动地监控和管理医疗费用，有效控制了过度医疗、骗保等行为，减少了医保基金的不合理支出。第二，商保公司的专业能力提升了服务效率和服务水平，如开发的门诊慢特病管理系统简化了业务办理时间、拓展了健康管理功能。第三，商保参与有助于缓解经办人力不足的问题，截至 2018 年，我国医保经办机构工作人员总数约为 10 万人，人均服务对象约为 1.33 万人[1]，而保险业从业人员多达百万数量级，能在一定程度上提供人力支持。第四，推动政府职能转变，使政府部门能抽身于具体事务，降低政府行政成本。

同时，实践中也暴露了部分问题。第一，盈亏机制不合理，商保公司缺乏激励机制。目前政府对保司参与经办的利润率有严格限制，多数保司仅能保证保本微利或面临风险。以广东省商保经办大病保险为例，政府部门未建立统一的盈利率和完整的亏损补偿机制，缺乏双向调节，导致商保公司面临盈亏风险。第二，保司与相应政府部门、医疗机构的沟通效率较低，医保信息在部门间的流通率低，数据的统计口径也存在不一致，需进一步标准化。第三，保司参与基本医保经办多为充当"出纳"角色，并未真正发挥商业

---

① 华颖：《中国医疗保险经办机制：现状评估与未来展望》，《西北大学学报》（哲学社会科学版）2020 年第 3 期。

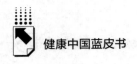

保险的专业化运营和风险控制能力。

综合以上实践经验，商业保险公司经办社会保险是我国不断推进的趋势。而商业保险公司与医保中心具有不同的特性，只有合理分工并设置完善的盈亏分担机制，才能使二者优势互补，形成合力。

（二）城市定制型商业医疗保险——惠民保

各地惠民保是近年来发展最迅速、受关注度最高的现象级保险产品，也是政策性较强的商业保险产品。2020~2021年，城市惠民保发展迅速，截至2022年末，惠民保累计上市产品408款，涉及29个省份的150个城市，累计覆盖2.8亿人次，累计保费收入约307亿元。惠民保具有投保门槛低、不限年龄、价格普惠、非健康体可保可赔等优势，保障人群覆盖因年龄或既往症等因素被普通商保产品拒之门外的老年人和"带病体"。[①]

惠民保主要具有以下特点：（1）城市定制化，一城一险；（2）由地方政府及相关部门指导，政府介入程度影响投保率；（3）由保险公司负责商业运作，如进行产品设计、营销推广、风险保障、损失赔付等；（4）与基本医保衔接，体现在医保外住院责任赔付、特定高额药品责任赔付。

2021年之前的惠民保保障责任以医保目录内医疗责任叠加特药责任为主，2021年后"医保内医疗责任+医保外医疗责任+特药责任"逐渐成为主流的产品责任结构，同时惠民保出现价格小幅增长、免赔额下降、平均赔付比例下降的趋势。

惠民保在多层次医疗保障体系中的定位是社会基本医疗保险和商业健康险的衔接和补充，但其可持续发展还受到诸多挑战。惠民保在保险原理方面借鉴了社会保险中的代际转移支付（或代际补贴）模式，例如年轻人群补贴老年人群、健康人群补贴带病人群。惠民保主要通过较低的价格、较高的

---

① 《惠民保的内涵、现状及可持续发展》，https://www.chinare.com.cn/zhzjt/441147/gsxw/20230626090013116468/index.html，2023年6月。

免赔额度（免赔额通常为 2 万元）来平衡获客和风险，根据中再寿险测算，2021~2022 年参保人获赔率通常在 5% 以内，且高龄、既往症和癌症是主要的获赔方向，这说明惠民保的本质是一个大部分参保人为少数参保人出现医疗巨灾风险时进行融资的产品。这种运作模式一方面提升了惠民保的社会价值，使老年人和带病体"有险可保"，另一方面也决定了其必然会面临参保效率逐年下降、健康体脱退、形成"死亡螺旋"的风险。因此，惠民保在长期经营过程中需探索如何保证较高的参保率、较高的健康体参保比例以尽可能抵消逆向选择风险，如何平衡普惠性与商业性，以及如何明确产品定位等现实问题。

五　商业健康险面临的问题与挑战

商业健康险在我国还处于发展较不充分的阶段，在多层次医疗保障体系中发挥商保的独特价值，既需要国家政策的激励与支持，也与保险公司自身的能力积累与专业化水平相关，商业健康险进一步发展与拓展增量主要面临以下挑战。

（一）产品的精准性、差异性不足，未能充分挖掘市场需求

长期以来，我国商业健康险产品呈现"泛寿险化"的特征，兼顾健康保障功能和储蓄功能的长期重疾险是各公司主推的健康险产品，不少长期健康险也搭配寿险产品出售，在医学领域的专业化经营能力不足。目前，健康险产品差异化竞争逐渐从费率、免赔额、保险责任等金融属性特征走向医学领域，但保司普遍缺乏精细化风险分层与管控、精准捕捉客户需求等核心能力，健康保险产品设计的科学性和精准性有待提高。一方面，产品同质化严重，在售的健康保险产品责任和可投保人群高度相似；另一方面，产品设计的科学性和精准性不足，且有相当一部分商业医疗保险产品缺乏专业化核保政策，简单将带病体、老年人拒之门外，存在主观筛选人群规避赔付风险的问题。这既有中国健康险业务开办较晚，在产品定价及责任准备金提取方面

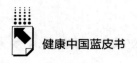

缺乏精算基础的原因，也有长期以来商保社保之间数据不共享制约了保险机构数据分析能力提升的原因。

（二）与基本医疗保险的边界不清晰、保障范围区分不明确

国内的商保产品主要围绕医保保障范围进行设计，在赔付责任上与医保高度重合，在主流的商业健康险产品中，仅部分百万医疗、高端医疗、惠民保以及少量的特药险、专病险可支付医保外药品，对医保目录外的医疗费用保障覆盖仍存在较大空白。基本医保保障责任的逐步完善，可能对商业健康险形成挤出效应，在社会保险背景下商业保险的定位、特殊性、与基本医保的关系影响到商业健康险的存在逻辑和发展路径。

（三）缺乏与医疗服务体系的深度融合，风险控制能力不足

商业健康险机构缺乏同医院、药企、康复机构的密切合作，很难对患者就医行为必要性进行评估，影响了行业自身供给和风控能力的提升。受我国卫生服务体系特点影响，我国医疗服务提供方以分散的公立医院为主，保险公司与病源充足的大医院谈判能力有限，很难建立可以影响医院医疗行为和医药费用的深层次合作机制。在对患者进行病程管理与健康管理时与外部医疗资源的联动不足，缺乏对客户事前事中的健康管理，大都着重于进行事后赔付，未能形成"保险+健康管理"业务模式，医疗费用支出管控效率低。

（四）居民尚未广泛形成对商保的认知信任和需求

商业健康险想要持续发展，避免"死亡螺旋"和超赔风险，就要吸引足够数量的健康人投保，但目前商保的覆盖面还非常有限，消费者教育仍不充分。其一，基本医保的参保人群与商保的保障人群存在大量重叠，大量居民缺乏补充购买商业健康险的意识和动力；其二，受传统思维和体制影响，我国居民长期以来形成了依靠"单位—国家"模式解决医疗保障需求的意识，缺乏利用"商业—市场"解决需求的意识；其三，大部分商业健康险的保险条款晦涩冗长，若无专业人员介绍，普通消费者很难对保险产品形成

充分理性的认知；其四，商业保险发展初期野蛮生长，依靠大量代理人进行推销，同时存在内含隐藏条款、进行虚假宣传等行为，消耗了居民的基本信任。

六　总结与展望

在基本医疗保险发挥适度基础保障作用的背景下，商业健康险在多层次医疗保障体系中发挥着不可或缺的补充作用，但受其发展阶段和我国医疗体系特点的影响，仍需要对商业健康险与社会医疗保险的关系、存在逻辑、发展路径进行探索。从行业端来看，各类保司不断探索创新商业模式，运用新技术开发保险产品，积极推进与社保部门的合作；从政策端来看，商保社保数据共享平台为纳入政策议程、个人税优支持扩大等提供了政策利好；从消费端来看，老龄化进程及居民健康消费意识的提高给商保带来发展机遇与挑战，需要商业健康险拓展人群、扩展服务、满足需求。期待商业健康险在提升自身核心运营能力和商业价值的同时，继续发挥正外部效应、在国民健康保障体系中创造独特价值。

参考文献

[1] 尹燕：《我国商业健康保险参与多层次医疗保障体系建设研究》，《中国保险》2019 年第 12 期。

[2] 郭婧婷：《2022 年度理赔报告透视：商业健康保险成主战场》，《中国经营报》2023 年 1 月 14 日。

[3] 冯鹏程：《社商融合型多层次医疗保障制度：国际经验和中国路径》，厦门大学出版社，2021，第 23~34、82~90、157~165 页。

[4] 马洪范、辜登峰：《澳大利亚医疗保障的做法、经验与启示》，《公共财政研究》2017 年第 2 期。

[5] 完颜瑞云、锁凌燕、赵桐浦等：《发展商业健康保险能提升经济效益吗？——理论和实证的双重视角》，《中国卫生政策研究》2022 年第 12 期

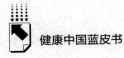
［6］《关于我国商业健康保险发展问题和建议的报告》，https：//finance. sina. com. cn/money/insurance/bxdt/2022-01-18/doc-ikyamrmz5758468. shtml，2022年1月。

［7］付思佳、张良文、阙霜等：《长期护理保险经办管理模式及风险防控研究》，《卫生经济研究》2022年第1期。

［8］Choi，W. I. ，Shi，H. ，Bian，Y. ，Hu，H. ，"Development of Commercial Health Insurance in China：A Systematic Literature Review"，*Biomed Res Int* 2018，2018：3163746.

［9］黄华波：《基本医疗保险政府与社会合作的PPP模式思考——基于城乡居民大病保险理性与实践的考察》，《中国社会保障》2015年第7期。

［10］朱铭来、宋占军：《商保经办大病保险的优劣势比较分析》，《中国医疗保险》2014年第9期。

［11］华颖：《中国医疗保险经办机制：现状评估与未来展望》，《西北大学学报》（哲学社会科学版）2020年第3期。

［12］《惠民保的内涵、现状及可持续发展》，https：//www. chinare. com. cn/zhzjt/441147/gsxw/2023062609013116468/index. html，2023年6月。

［13］于保荣、田畅、柳雯馨：《我国商业健康保险的现状及发展战略研究》，《卫生经济研究》2018年第8期。

B.14
公立医院医务人员薪酬制度
改革：三明经验*

詹积富**

摘　要： 医务人员薪酬制度设计是对医务人员的关键激励与行为导向，关乎医疗资源配置中公平与效率的动态平衡和患者的健康收益与经济获益。我国医疗服务体系尚存在财政去托底导致公立医院创收压力大、过度医疗追求收支结余持续增长、医疗定价扭曲导致公立医院收入结构不合理、医务人员薪酬增长与人民健康水平提升相矛盾、各级医疗机构过度竞争加剧医疗资源配置失衡以及医疗资源配置失衡导致名义上的看病难与看病贵的问题。三明市推行的公立医院薪酬制度改革通过破除药品回扣对医生的反向激励、纠正过度医疗基础上的医疗绩效对医生的反向激励两大措施，取得了良好成效，实现了多方共赢：居民得实惠；医务人员受鼓舞；医院收入结构得优化；基金使用效益得提升；医患关系得和谐。

关键词： 公立医院　薪酬制度改革　三明市

---

* 本报告数据如无特殊说明，医疗相关数据来自三明市卫生健康委员会及医疗保障局。
** 詹积富，福建省医疗保障局首任局长、三明市人大常委会原主任、福建医改研究会副会长。2012 年以来，詹积富作为三明医改操盘手，主导了三明“三医联动”改革，使三明医改模式获得中央的肯定并向全国推广，先后获得“2014《中国卫生》年度关注十大新闻人物”“2016 第九届中国健康总评榜年度人物”“2016 年中国十大医学进展/新闻人物”“十年十人：影响中国医院发展进程代表人物”“2019 年中华医学科技奖卫生政策奖”等称号。

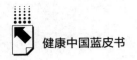

　　医务人员薪酬制度改革是医疗改革的核心，是医疗、医药、医保联动改革的枢纽。本报告基于福建省三明市近年来进行的公立医院医务人员薪酬制度改革探索和实践，从医务人员薪酬制度改革的重要性、我国医疗服务体系存在的主要问题、三明市推行公立医院薪酬改革破除过度激励的经验以及成效四个方面展开论述，以期为我国公立医院医务人员薪酬制度改革提供经验参考。

一　医务人员薪酬制度改革的重要性

（一）薪酬设计是对医务人员的关键激励与行为导向

　　在医务人员的激励措施中，薪酬最关键，不同的薪酬制度设计会对医务人员的诊疗行为产生不同的导向。与医疗业务量脱钩的固定工资制度，可以让医务人员走出创收的泥潭而专注于治病，使其履行救死扶伤的天职，让医疗真正回归公益；与医疗业务量挂钩的绩效工资制度会诱导医务人员通过提供非必需的医疗服务获取更多的报酬，使医疗偏离公益的轨道，而薪酬激励幅度则关乎医疗服务效率的高低。

（二）医务人员薪酬设计关乎医疗资源配置中公平与效率的动态平衡

　　任何改革都是利益的再分配，医改也不例外。与医疗业务量脱钩的固定工资制度可以保障医疗资源配置的公平性，有利于促进医疗资源合理利用，减少医疗浪费，但是存在效率不足的缺陷；与医疗业务量挂钩的绩效工资制度主要以竞争促效率，但是容易诱发过度竞争从而影响医疗资源配置的公平性。

（三）医务人员薪酬设计关乎患者的健康收益与经济获益

　　薪酬设计对医疗资源配置以及医务人员行为的导向最终会影响患者的获

益。较高的固定工资能弱化乃至杜绝药品回扣以及与业务量挂钩的绩效对医生的过度激励，让医生摆脱创收的压力，真正做到合理提供医疗服务，让患者花最少的钱获得最大的健康收益，但是存在激励不足的缺陷；而与医疗业务量挂钩的绩效工资制度会诱发过度医疗，让患者吃"冤枉药"、开"冤枉刀"，不但多花钱，还可能带来不必要的医疗副损伤。因此，以医保健康支付改革为基础，充分确保价值性医保对健康的战略性购买，将医保基金总额打包给医共体/医联体，实行"结余留用、超支自负"的激励与约束机制，才能引导医务人员从医疗绩效模式下的多治病挣钱转向健康绩效模式下的通过合理医疗与健康管理来省钱，让医务人员的薪酬水平与辖区群众的健康水平而非医疗收入正相关。

二　当前我国医疗服务体系存在的主要问题

（一）财政去托底导致公立医院创收压力大

20 世纪 80 年代，在启动医疗市场化改革之后，财政逐渐放弃了对公立医院的托底保障模式以及政府作为医疗服务基本提供商的责任，除了基本建设与大型设备，公立医院的日常运营支出都需要靠自身去创收。《2022 年卫生健康年鉴》数据显示，2017~2019 年，财政拨款占公立医院平均收入的比重分别为 9.24%、9.54%、9.69%，这意味着 90% 以上的收入要靠医院自身去创造。

（二）以过度医疗来追求收支结余持续增长

在医疗市场化改革之前，公立医院医务人员工资是参照事业单位执行的固定工资制度，工资只与职称、工龄、岗位等挂钩。医疗市场化改革之后财政对公立医院去托底，公立医院需要创收，必然会打破原来的固定工资制度，以收支结余来核定公立医院工资总量，允许医务人员在基础工资之外，通过多劳多得获得与医疗业务量挂钩的奖金或绩效。随着医务人员薪酬总额

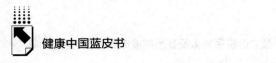

的逐年增长，基础工资占比越来越小，与医疗业务量挂钩的奖金或绩效占比越来越大，导致对医生的激励力度也越来越大。公立医院追求收支结余增长只有三条途径：一是财政收入增加；二是医疗服务单价提升；三是诊疗人次增长。

（三）医疗定价扭曲导致公立医院收入结构不合理

医院医疗收入构成主要包括纯医务性收入、药品耗材收入以及检查检验收入。按照国际惯例，这三者的合理比例应该在 5∶3∶2，但是 2021 年全国公立医院收入结构中这三者比例却分别为 27%、56% 和 17%，导致这种结构失衡的根本原因在于医疗服务定价扭曲。一直以来，纯医务性收费，包括诊察费、手术费、护理费等以及检查检验费，收费标准都由政府确定，以前定价权在物价部门，现在归属医保局。提升医疗服务价格不仅会增加医保基金支出负担，而且会让患者多自付费用。因此，长期以来医疗总费用增长过快的势头没有得到有效遏制，导致我国医疗服务价格得不到合理提升，现行价格标准基本还停留在 20 世纪 90 年代的水平。

医疗市场化改革之后，由政府定价的纯医务性收费与检查检验费不上调，给由市场定价的药品耗材费留下上涨空间，表现为公立医院医疗收入结构失衡，药品耗材占比明显畸高，而纯收益的诊疗性收费比重过低，最终导致公立医院收益不充分，可用于提升医务人员薪酬的盈余不足；药品耗材价格明显虚高，给回扣促销创造了费用空间，滋生了严重的医疗腐败。

（四）医务人员薪酬增长与人民健康水平提升相矛盾

在医务人员薪酬结构中，与医疗业务量挂钩的绩效工资占比过高，导致病人越多则医务人员收入才能越高，而病人越多则说明人群健康水平越低，也就是说在现行医疗绩效模式下，医务人员薪酬增长与人民健康水平提升相矛盾。公立医院要提高总收入只有三条途径：一是财政投入增加；二是医疗服务单价提升；三是诊疗人次增长。前两条途径从现实看已行不通，而诊疗人次增长这条途径是否可行也存在诸多不确定性，受以下两点的制约。

1. 人口增长减缓

当下，人口增长趋缓，2021 年我国人口自然增长率仅为 0.34‰，对于公立医院来说，辖区人口基数增长放缓，将来甚至可能会出现人口负增长，必然给诊疗人次提升带来很大困难。

2. 人群患病率下降

随着经济水平的提升，居民健康意识全面提高，慢性病管理、健康促进、健康体检等工作扎实推进，全人群的患病率总体必然呈下降趋势，这导致公立医院追求诊疗人次增长变得不可持续。

上述两个问题必然会导致医疗机构诊疗人次下降与医疗收入减少。从数据上看，2022 年 1～11 月全国医院总诊疗人次 36.1 亿次，同比下降 5.2%；[1] 2022 年公立医疗机构总收入 3.71 万亿元，总支出 4.21 万亿元，公立医疗机构总亏损 0.5 万亿元。[2] 从现实来看，在医保基金没有实现按人头打包支付、医疗服务价格迟迟无法上调、财政投入没有明显增长的困境下，医疗机构追求诊疗人次与医疗收入增长就只剩下开发病人提升就医率这一条不合理途径。虽然患者是否就医并不是医院说了算，但是医生却完全有可能在绩效的压力下夸大病情，让患者接受无谓的检查与治疗，因为疗程往往并非一次就医就可以完成，这种开发病人过度医疗的行为客观上提升了全人群就医率，增加了医疗支出，成为公立医院追求诊疗人次增加与医疗收入增长的现实途径。

（五）各级医疗机构过度竞争加剧医疗资源配置失衡

我国虽然有分级诊疗制度设计，但在医保制度和医疗机构评价机制中没

---

① 《2022 年 1-11 月全国医疗服务情况》，国家卫生健康委统计信息中心网站，http://www.nhc.gov.cn/mohwsbwstjxxzx/s7967/202304/60a495626bec4ec58cd7467b4f6d4eab.shtml，2023 年 4 月。

② 国家卫生健康委员会：《2022 年中国卫生健康统计年鉴》，中国协和医科大学出版社，2022。

有保障分级分类诊疗行为。各级医院都可以自设门诊收治患者，在医疗绩效与药品回扣的双重激励之下，各级医院医生由原来固定工资制度下分工协作变成相互竞争，大医院占有人才、技术、设备和市场品牌等优势，对基层医疗机构产生"双虹吸"（病源与人才）效应，导致医疗资源越来越向位于医疗体系塔尖的大医院集中，表现为大医院人满为患，基层医疗机构门可罗雀。这在使基层医疗机构的医疗服务能力难以提升，难以吸引患者就近就医的同时，也使行业内的高层次人才在大医院中提供常规的重复性一般医疗服务，造成了资源的严重浪费。

（六）医疗资源配置失衡导致名义上的看病难与看病贵

所谓"看病难"并不是真正意义上的医疗资源绝对不足，因为与"看病难"并存的是较低质量的基层医疗资源的大量闲置，"看病难"的实质是基层医疗机构提供均质化的可靠的医疗服务能力相对不足，而非全体系的优质医疗资源的相对不足。缺乏分级诊疗制度设计，大医院在创收压力之下，医生在绩效与回扣双重激励下，会不分病情轻重对患者来者不拒，导致大量轻症患者挤占重症患者所需的顶级优质医疗资源，导致部分患者的"看病难"；而不适宜的医保支付制度，和现有的大部分医院的薪酬收入来源，使过度医疗依然存在，使医患双方都更愿意小病大治，也使部分轻症患者医疗费用不合理上涨，产生患者认知中的"看病贵"现象。医疗资源的质量性配置不均衡以及少数大医院垄断患者资源和人才资源，以及不合理的制度安排导致的过度医疗，让整个医疗体系表现出少数医疗行为的微观反向高效现象，而实质上从健康福祉提供角度来说是低效或负面的，宏观上则是相对低效且不公平的。

三 三明推行公立医院薪酬改革破除过度激励的经验

三明医改是建立在对医疗体系过度不合理激励引发过度竞争造成医疗浪费这一顽疾的深刻认识之上，核心是充分发挥医保在"三医"联动改革中的基础、杠杆和引领作用，以降低乃至破除对医务人员不恰当的反向激励为目标，引导医务人员由多治病挣钱转向通过合理医疗与管理健康来减少疾病发生和恶化来省钱，最终促进医务人员医疗行为价值取向与居民的健康利益诉求同向而行，实现医院、医生、医保与患者四方共赢。

我国分级诊疗体系存在问题症结在缘于医疗机构之间的过度竞争，其根源之一是对医生的过度激励和反向激励，如医药代理商的回扣激励，医院发放的来自药品加成或是药物使用提成所带来的绩效激励。因此，要破除对公立医院医生的过度激励，首先要斩断药品耗材灰色利益链。

（一）破除药品回扣对医生的反向激励

公立医院医生拿回扣助推了药品耗材价格虚高，也阻碍了药品耗材价格回归合理范畴。破除药品耗材回扣损失的是眼前的利益，而通过挤出药品耗材价格虚高水分，借助医疗服务价格调整与医保基金打包支付两条途径反哺公立医院提升医务人员薪酬的过程又相对漫长，这使得三明医改初期医生群体对改革并不理解与赞同。改革不但要应对医药代理商的外部游说，还要说服医生群体支持改革，困难可想而知。

药品耗材回扣问题推高了医疗价格，使全社会总医疗支出增长过快，表现为公立医院医疗收入结构中药品耗材占比过高，这又反过来挤占了可用来提升医疗服务价格的空间，结果是公立医院用于提升薪酬的纯医务性收入不足，这是改革面临的最大难题。三明医改破除回扣对医生的反向激励，是通过三个"不"实现的。

1. 实施药品耗材集中限价采购，让医生不能拿回扣

三明的做法是整合原来分散于人力资源社会保障、卫生健康、财政等部门的医保管理职能，成立医保基金管理中心，由其组织实施药品耗材集中限价采购，以量冲价，挤出药品耗材价格虚高水分，让药品耗材回归真实价格，使药品回扣失去操作空间。为克服三明地区用药体量较小难以实现大降价的问题，三明于2015年组织成立了"三明联盟"，成员共涵盖16个省的29个地级市、4个国家医改示范县，覆盖区域人口1.5亿多人。同时，针对

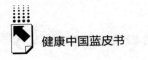

药企和配送企业建立黑名单制度，将存在行贿、回扣等行为的企业一律列入黑名单取消其配送资格，让药品回扣失去生存土壤。

2. 加强对不合理用药的监督与诚信管理，让医生不敢拿回扣

三明医改对药品使用情况进行了深入分析，发现医院用药中辅助性、营养性药品较多，长期使用不会达到治疗效果。同时，经过多方了解，这些药品大多有高额回扣。为此，2012年起三明重点监控福建省第七、八目录中129个"疗效不确切、价格很确切"的"神药"。据统计，监控当月药品支出下降1673万元，当年节约费用2亿多元。同时，实行医保医师（药师）代码制度和医师（药师）代码信息管理，监测医务人员接受贿赂（回扣）、过度治疗等不正当医疗行为，增加医务人员违法违纪的成本。

3. 推行目标年薪制改革提高阳光薪酬，让医生不想拿回扣

推行药品耗材集中限价采购与加强不合理用药监督让医生不能与不敢拿回扣都属于被动行为，这也确实会带来医生群体收入下降的问题，因此提高医生群体的阳光收入就显得尤为重要与迫切，缺乏医生群体支持的改革是注定要失败的。只有提高医务人员阳光收入，才能实现高薪"养廉"，医生才会真正主动不去拿回扣。

（二）纠正过度医疗对医生的反向激励

如前文分析，提高医务人员阳光薪酬势在必行，这需要解决两个问题：一是如何获得改革红利，解决钱从哪里来的难题；二是如何设计激励方案，解决薪酬如何发放的问题。

1. 三明医改红利来源

三明医改经历了整治以赚钱为中心，到"以治病为中心"，再到"以人民健康为中心"三个阶段，在改革的不同阶段医改红利来源并不相同。

（1）初始红利

三明医改的初始红利来自对药品耗材价格虚高水分的挤压。2022年三明地区公立医院药品耗材费用11.5亿元，在医疗费用中的占比从改革前的60.08%下降到30.96%。实施改革11年来，药品耗材费用如果按16%的增长率计算，总量要达到 303.02 亿元，实际上仅为 104.44 亿元，相对节约 198.58 亿元，而这节约的费用大部分是通过医疗服务价格调整（"腾笼换鸟"）与医保基金打包支付，继而转化为公立医院的改革红利。2012 年以来三明地区前后 9 次调整了医疗服务价格，动态理顺医疗收费项目 15555 个，大幅提高了诊察、治疗、手术、护理等技术性服务价格，使医院医疗服务性收入增加，共转移增加 59.57 亿元，具体表现为药品耗材收入占比下降，医疗服务收入占比提高，医疗机构收入结构更加合理。步入"以人民健康为中心"的第三阶段之后，医保基金"双打包"也成为医药改革反哺医疗的另一条重要途径。2018 年 1 月三明正式实施 C-DRG 付费改革（病种打包），药品耗材价格下降必然使医疗费用结余增加，药价水分被挤出后转化为公立医院纯收入，而且在医保基金按人头总额打包支付之后这种转化效益更加明显。

（2）健康红利

挤压药品耗材价格水分对三明医改初始红利贡献巨大，但是也要看到此红利来源是不可持续的，因为在三明地区公立医院收入结构中药品耗材占比已经降到 30.96%，基本达到国际公认的 30% 的合理水平，也就是说药价虚高水分已经被挤干，继续深入推进目标年薪制改革需要寻求新的红利来源，即健康红利。

三明地区积极推进医保支付改革，将医保基金按人头总额打包给健康管理组织（总医院），实行"结余留用、超支自负"的激励约束机制，引导医务人员从治病挣钱模式转变为合理医疗与维护健康的省钱模式。医保基金的筹资额每年都会有稳定的增长，而全人群的健康水平总体又在提升，这决定了医保基金结余增长具有可持续性，且是正向的，符合社会正义的，因此健康红利必然也是取之不竭、可持续的。

2. 三明医改的薪酬制度设计

解决了医务人员薪酬改革红利来源问题，下一步就是科学设计薪酬方案。现行以收支结余来核定公立医院工资总额的薪酬设计，必然诱导医务人员为追求收入增长而过度检查、过度用药、过度治疗，即通常所谓的"大

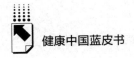

检查""大处方""大治疗"。针对这个问题，三明医改薪酬制度改革分为两步走。

（1）公益性医疗绩效阶段

三明医改薪酬制度改革从启动时，就直面现行不合理医疗绩效导致过度医疗的弊端，完全摒弃了以收支结余来核定公立医院工资总额的模式，仅以纯医务性收入（包括手术费、诊疗费、护理费等）来核定公立医院工资总额，而将检查检验费、药品耗材费等非医务性收入排除在工资总额之外，从根源上杜绝了"大处方""大检查"。

"大处方"产生其实也是因为双重反向激励：一是药品耗材回扣诱导医务人员多开药、开贵药；二是公立医院药品按进价加成15%销售，导致公立医院为追求药品销售利润，通过制定由公立医院发放的药品提成来激励医生多开药、开贵药。三明医改在彻底斩断药品回扣对医生不恰当激励的基础上，于2013年2月1日起全面实施药品零差率销售，彻底消除了15%加成对公立医院及医生的不恰当反向激励。问题在于，全国其他地区公立医院都实施了药品零差率销售政策，但是打压药品耗材价格虚高与优化公立医院收入结构却并未发挥像三明一样的政策成效，问题在哪里？

三明的成功经验在于并不是简单粗暴地取消15%的加成就了事，而是将取消加成作为调整医疗服务价格的窗口期，将全三明市公立医院取消药品加成总额的85%以价格平移的方式用于提升医疗服务价格，同时由财政补偿加成总额的10%，这意味着三明将被取消的药品加成总额的95%转化为纯医务性收入，极大地优化了公立医院收入结构。反观全国其他地区，仅仅取消了药品加成，并没有及时抓住窗口期调整医疗服务价格，导致这转瞬即逝的降价窗口很快又被药品耗材单价上涨或用量提升所挤占，客观上又造成了公立医院纯收入（15%加成被取消）的降低，助涨了药价虚高。

三明医改破除"大检查"成效同样显著。三明未将检查检验收入纳入公立医院工资总额的挂钩基数，与之相匹配，公立医院的年薪设计自然取消了检查检验收入提成。而反观其他地区，在取消药品耗材加成销售之后，在医疗服务价格长期难以提升的困境下，追求检查检验收入增长成为公立医院收入提升的主要途径，这也是很多医疗机构之间检查检验结果互认难以推行的根本原因。

在以纯医务性收入核定公立医院工资总额的定量考核机制之外，三明以院长年薪考核作为定性手段来保障医疗质量。院长受政府委托管理医院，其年薪由政府发放，与医院收入脱钩。院长没有经济收入压力，更加注重医疗技术和管理水平的提升。公立医院工资核定公式如下：

1）医院工资总额 = 当年度纯医务性收入 × 工资系数 × 院长年度考核分数 × 调节系数。
   其中，工资系数 = 2012年工资总额 ÷ 2012年纯医务性收入（0.8~1.0）
      调节系数 = 院长考核总分（100分）÷ 院长合格分数（80分）= 1.25
2）个人实际年薪 = 工分数（定性分+定量分）× 工分值。其中，工分值 = 工资总额 ÷ 总工分。

（2）以岗位为基础的健康绩效阶段

三明在公益性医疗绩效阶段，基本破除了"大处方""大检查"，但是这还不够。医务人员薪酬完全以纯医务性收入来核定，从本质上讲还是一种与医疗业务量挂钩的医疗绩效模式，只是公益性有了质的提升。医务人员还是希望患者更多以提高收入，这与居民追求健康水平提升的目标是相违背的。

三明于2021年9月30日推出《三明市实施"六大工程"推动医改再出发行动方案》，其中包括《三明市公立医疗机构薪酬制度完善工程实施方案》。从文件名称就可以得知，此次薪酬制度在于"完善"原有薪酬设计中对"大治疗"抑制的不足。年薪制包括基本年薪和绩效年薪：公立医疗机构基本年薪总额按照各类人员人数（按实际工作的月份计算）、职称进行核定，基本年薪标准不定期进行动态调整。基本年薪不分医院等级，核定标准如下：（1）主任医师基本年薪30万元，副主任医师基本年薪25万元，主治医师基本年薪20万元，住院医师基本年薪15万元；（2）技师、药师类基本年薪按照同级别医师类基本年薪的80%核定；（3）护师类基本年薪按照同级别医师类基本年薪的70%核定；（4）行政后勤人员基本年薪按照医师类平均基本年薪的40%核定；（5）村卫生所人员基本年薪10万元。绩效

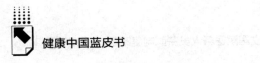

年薪标准为纯医务性收入的10%。

此次薪酬制度完善工程基本年薪已经完全与医疗业务量脱钩，而仅仅保留了纯医务性收入的10%作为绩效年薪，与原来100%以纯医务收入来核定公立医院工资总额相比，对医务人员追求医疗业务量的激励力度要小很多。同时，此次医改再出发行动推出了《三明市全民健康管护体系完善工程实施方案》，全面实现健康管理体系网格化，确定了医务人员与管护对象之间的服务关系；将医保基金总额按人头打包给总医院，实行"结余留用"激励机制，引导医务人员通过合理医疗与管护健康来节约医保基金支出，结余基金可用于发放薪酬。在当前分级诊疗体系混乱的大环境之下，用10%的纯医务性收入激励公立医院医务人员以应对上级医院的"虹吸"，通过医保基金按病种与总额打包"结余留用"机制约束医务人员诊疗行为，防止过度医疗，三明完美地实现了薪酬改革提出的适度激励的政策目标。

健康绩效与医疗绩效的区别在于，在医疗绩效模式下医务人员薪酬与全人群的医疗支出正相关，而与全人群的健康水平负相关，使得医务人员追求薪酬增长的目标与居民追求健康水平提升的需求相违背。而在健康绩效模式下，医务人员的薪酬与居民的健康水平正相关，医务人员所管护的人群越少得病、迟得病，医保基金结余就越多，医务人员收入也相应越高，这才是医疗模式向健康模式转变的关键。

四　三明医改以薪酬制度改革为引领实现四方共赢

（一）居民得实惠

三明2022年度城镇职工医保住院次均费用8831元，其中医保基金支付6686元，报销比例为75.7%；城乡居民医保住院次均费用7027元，其中医保基金支付4694元，报销比例为66.7%（见图1）。

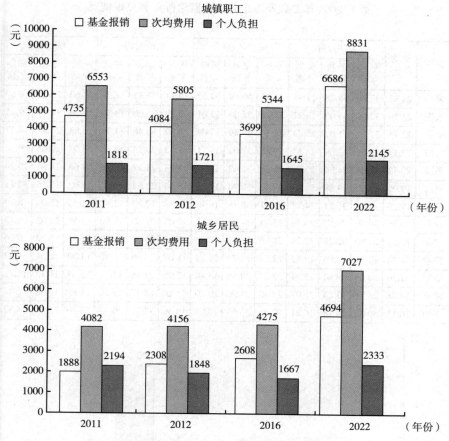

**图 1 2011~2022 年三明市 22 家县级及以上公立医院
城镇职工和城乡居民医保住院次均费用情况**

资料来源：福建省三明市卫生健康委员会及医疗保障局。

（二）医务人员受鼓舞

三明公立医院工资总额由 2011 年的 3.82 亿元增加到 2022 年的 20.44
亿元，增长了 4.35 倍；2022 年三明地区公立医院医师平均年薪达 20.11 万
元，其中主任医师平均年薪 30.82 万元，副主任医师 23.81 万元，主治医师
18.39 万元，住院医师 13.26 万元（见表 1）。

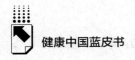

表1 2022年二级及以上公立医院医师年薪兑现情况

单位：万元

单位	平均年薪	主任医师			副主任医师			主治医师			住院医师		
		平均年薪	最高年薪	最低年薪	平均年薪	最高年薪	最低年薪	平均年薪	最高年薪	最低年薪	平均年薪	最高年薪	最低年薪
第一	20.37	32.26	58.28	17.41	24.79	50.69	14.22	19.11	37.31	12.21	13.63	25.86	6.89
永安	21.29	30.69	45.00	16.21	23.73	35.00	13.01	18.78	26.00	13.26	11.89	19.50	9.75
第三	22.75	37.21	51.07	25.74	28.30	44.49	19.04	20.82	35.46	11.59	13.83	24.84	4.57
大田	20.24	29.81	33.69	25.64	23.86	28.02	19.11	17.88	23.33	12.28	15.04	16.65	9.36
明溪	20.42	28.67	34.84	20.71	21.25	27.62	16.07	17.28	21.27	13.35	14.63	18.34	10.24
清流	19.90	29.20	34.59	18.73	23.47	30.70	17.23	18.04	21.63	12.02	14.92	17.15	12.11
宁化	17.29	27.74	31.21	24.28	21.91	30.78	16.40	16.38	22.75	12.62	11.36	17.00	8.79
沙县	20.25	30.30	39.57	20.49	23.32	34.29	14.51	19.01	29.69	13.60	14.54	25.02	9.73
尤溪	18.82	27.66	32.29	23.24	21.76	27.47	18.02	15.56	20.92	10.73	12.04	15.92	9.26
将乐	19.34	29.14	41.96	19.62	22.57	34.73	14.79	18.09	25.69	11.40	14.09	18.09	9.93
泰宁	21.20	30.15	33.84	25.34	23.37	29.95	13.88	17.95	23.85	13.44	15.03	17.72	12.72
建宁	14.78	25.75	33.83	23.07	21.46	24.96	18.20	14.10	18.37	13.29	11.65	14.38	8.24
平均	20.11	30.82	58.28	16.21	23.81	50.69	13.01	18.39	37.31	10.73	13.26	25.86	4.57

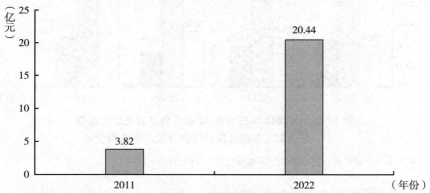

图2 2011年和2022年二级及以上医院医师年薪兑现情况及工资总量

资料来源：福建省三明市卫生健康委员会及医疗保障局。

（三）医院收入结构得优化

医疗服务性收入占医药总收入的比重从改革前的18.37%提高到2022年的43.97%（见图3）。

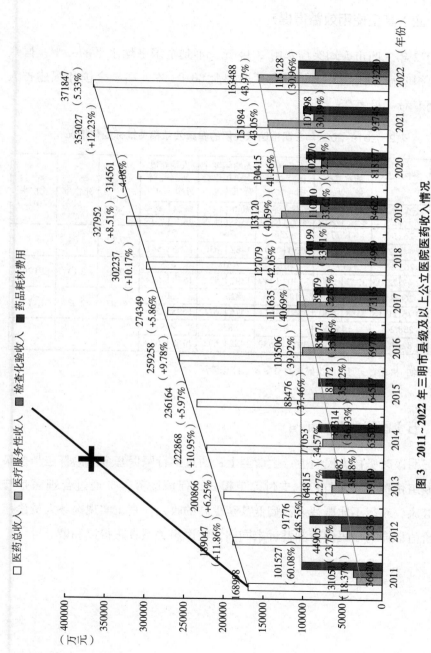

图 3 2011~2022 年三明市县级及以上公立医院医药收入情况

资料来源：福建省三明市卫生健康委员会及医疗保障局。

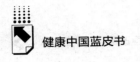

（四）基金使用效益得提升

2022 年三明市人均医疗费用 2044 元，不到全国平均水平的一半，群众看病负担明显减轻；2021 年人均预期寿命 80.02 岁，高于全国和福建省人均预期寿命（见表 2）。

表2　2019~2022年三明市医保使用的健康效益相关指标变化情况

年份	参保人数（万人）		人均年度拥有基金数（元）		人均年度医疗总费用（元）		人均年度个人负担医疗费用（元）		人均年度药品耗材费用（元）		人均预期寿命（岁）	婴儿死亡率（‰）	孕产妇死亡率（/10万）
	城镇职工	城乡居民	城镇职工	城乡居民	城镇职工	城乡居民	城镇职工	城乡居民	城镇职工	城乡居民			
2019	262.73		1177		1734		764		719		79.82	3.04	0
	41.44	221.29	3513	740	3550	1394	1482	630	1666	541			
2020	263.83		1192		1678		704		678		80.02	3.13	20.29
	42.49	221.35	3237	800	3390	1349	1392	572	1558	509			
2021	260.84		1318		1877		823		730		80.07	2.33	10.13
	43.76	217.08	3588	860	3660	1511	1576	671	1598	555			
2022	258.24		1443		2044		830		819				
	44.82	213.42	3886	930	3972	1639	1482	693	1768	620			

资料来源：福建省三明市卫生健康委员会及医疗保障局。

（五）医患关系得和谐

三明医改坚持人民至上、生命至上，通过推行医保基金总额打包与按疾病诊断组付费的"双打包"支付改革模式，保障医务人员通过合理医疗与管好健康，获得不比既往多治病低甚至更高的收入，真正实现医务人员诊疗行为价值取向与居民健康利益诉求同向，使医患关系真正得以和谐。

B.15
健康中国建设的科技支撑战略

李 青*

摘　要： 科技创新不仅是推动卫生健康行业高质量发展的第一动力，也是实施健康中国战略的有力支撑。过去五年，我国卫生健康领域的科技创新工作取得跨越式发展，治理体系和政策环境进一步完善，创新体系和基地建设进一步加强，一批重大科技成果有效支撑了行业的发展和新冠疫情防控。面对全面建设现代化国家和健康中国的重大需求，"十四五"乃至今后更长一段时期，我国卫生健康科技创新要进一步加强整体规划和顶层设计，强化卫生健康战略科技力量建设，集中突破一批卫生健康领域的"卡脖子"技术，持续开展卫生健康领域相关基础研究，全面部署面向人民生命健康的科技攻关，完善人才、投入、科研诚信治理等方面的政策，特别是要进一步完善医学科技创新体系，并强化核心基地的建设，促进我国卫生健康科技的整体水平早日步入国际先进行列，有效支撑健康中国战略的全面实施。

关键词： 健康中国战略　卫生健康　科技创新战略

党的二十大报告强调了"坚持创新在我国现代化建设全局中的核心地位"，并对加强教育、科技、人才三位一体的基础性和战略性支撑提出了新的要求。面对"世界百年未有之大变局"和我国开启现代化建设的新征程，

---

* 李青，中国医学科学院副院长，北京协和医学院副校长，理学学士，副研究员，主要研究方向为医药健康科技发展战略、创新推进政策和科研项目管理。

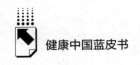

特别是新冠疫情的巨大考验，要实施健康中国战略，实现全民健康的宏伟目标，越来越离不开科技创新的有力支撑。

一　我国卫生健康科技创新取得的重大成就

党的十八大以来，特别是过去五年，在以习近平同志为核心的党中央的领导下，我国卫生健康科技创新事业实现了新的跨越，创新能力大幅提升，创新体系更加健全，创新环境不断优化，并在助力新冠疫情防控、强化公共卫生体系建设、完善健康服务、推进健康产业发展等方面取得显著成效，为实施健康中国战略提供了更加坚实的科技支撑。

（一）从"三个面向"到"四个面向"，进一步彰显科技创新在保障人民生命健康中的核心地位

习近平总书记胸怀大局、洞察大势，近年来多次就卫生健康科技创新工作发表重要讲话，做出一系列重要指示、批示。2020 年 9 月 11 日，习近平总书记在科学家座谈会上，提出了"四个面向"，即我国科技事业发展要坚持面向世界科技前沿、面向经济主战场、面向国家重大需求、面向人民生命健康，不断向科学技术广度和深度进军。"四个面向"立足我国面临的深刻复杂的国内外环境，基于推动高质量发展、实现人民高品质生活、构建新发展格局和顺利开启全面建设社会主义现代化国家新征程的需要，是"十四五"乃至更长时期内我国科技事业发展的根本遵循和行动指南。特别是在 2016 年提出"三个面向"的基础上，专门增加了面向人民生命健康，是习近平总书记基于"百年未有之大变局"、中国发展的新阶段、全球新冠疫情带来的新冲击，在理论和实践上实现的新突破、新创造、新飞跃，是践行"人民至上、生命至上"价值理念的新布局。

（二）卫生健康科技治理体系和政策环境不断完善

党的十八大以来，以习近平同志为核心的党中央，始终把创新放在推进

现代化建设全局的核心地位，大力推进科技创新的治理体系和政策环境完善。

1. 改革国家科技计划管理体系，启动了一批卫生健康领域国家级重大科技项目

通过公开竞争性立项支持的科技计划（专项、基金等）是政府支持科技创新活动的重要方式。改革开放以来，我国先后设立了 863 计划、973 计划、科技攻关（攀登）计划等一批科技计划（专项、基金等），对增强国家科技实力、提高综合竞争力、支撑引领经济社会发展发挥了重要作用。但是，由于顶层设计、统筹协调、分类资助方式不够完善，这些科技计划（专项、基金等）存在重复、分散、封闭、低效等现象，资源配置"碎片化"等问题突出，不能完全适应实施创新驱动发展战略的要求。为此，自 2015 年开始，在党中央、国务院的统一部署下，开始对中央财政支持的科技计划（专项、基金等）进行改革。改革要点有二：一是建立统一的国家科技管理平台，改革科技计划项目管理机制，具体措施包括建立部际联席会议制度，依托专业机构管理项目，发挥战略咨询与综合评审委员会的作用，建立统一的评估和监管机制，建立动态调整机制，完善国家科技管理信息系统；二是优化科技计划（专项、基金等）布局，将中央各部门管理的数十种科技计划（专项、基金等）整合形成五类科技计划，即国家自然科学基金、国家重大科技专项、国家重点研发计划、技术创新引导专项（基金）、基地和人才专项。

卫生健康是国家科技计划支持的重点领域之一，先后启动了"重大新药创制""艾滋病和病毒性肝炎等传染病防治"两个国家重大科技专项，以及"精准医学""重大出生缺陷防控研究""干细胞及转化研究""数字诊疗装备研发"等二十余项国家重点研发计划。

2. 改革完善科研经费管理制度

党的十八大以来，党中央、国务院出台了一系列优化科研经费管理的政策文件和改革措施，有力地激发了科研人员的创造性和创新活力，促进了科技事业发展。但在科研经费管理方面仍然存在政策落实不到位、项目经费管理刚性偏大、经费拨付机制不完善、间接费用比例偏低、经费报销难等问题。为有效解决这些问题，更好地贯彻落实党中央、国务院决策部署，进一

步激励科研人员多出高质量科技成果、为实现高水平科技自立自强做出更大贡献，国务院进一步出台了《关于改革完善中央财政科研经费管理的若干意见》（国办发〔2021〕32号），明确提出了七个方面25条具体措施，其中值得关注的改革要点包括几个方面。一是扩大科研项目经费管理自主权，具体措施包括简化预算编制，按设备费、业务费、劳务费三大类编制直接费用预算；下放预算调剂权，设备费预算调剂权全部下放给项目承担单位，除设备费外的其他费用调剂权全部由项目承担单位下放给项目负责人，同时扩大经费包干制实施范围。二是改进结余资金管理，项目完成任务目标并通过综合绩效评价后，结余资金留归项目承担单位使用。三是加大科研人员激励力度，包括提高间接费用比例，扩大稳定支持科研经费提取奖励经费试点范围，扩大劳务费开支范围，合理核定绩效工资总量，科技成果转化现金奖励计入所在单位绩效工资总量，但不受核定的绩效工资总量限制，不作为核定下一年度绩效工资总量的基数。四是进一步减轻科研人员事务性负担，包括落实财务助理制度，改进财务报销管理流程，简化财务验收程序，优化设备采购程序，完善科研人员因公出国（境）管理等。

3. 促进科技成果转化的政策体系日臻完善

为解决当前制约科技成果转化的突出问题，正确处理政府和市场的关系，充分体现市场在科技成果转化中的决定性作用，充分激发科技人员在科技成果转化、"大众创业、万众创新"中的积极性。2015年全国人民代表大会对《促进科技成果转化法》进行了修订，新增、调整了10个方面30余项法律规定，修订的主要内容有：一是改进和强化科技成果信息发布与共享机制，国家建立和完善科技报告制度和科技成果信息系统，向社会提供科技成果信息查询、筛选等公益服务，同时明确了政府财政资金设立的科技项目的承担者提交相关科技报告，汇交科技成果信息的法律责任；二是保障科研人员享有科技成果转化中50%的收益下限；三是将科技成果处置权、使用权和管理权下放给承担单位，科技成果转移转化所得收入全部留归单位。

在此基础上，2016年国务院又先后发布了《实施〈中华人民共和国促进科技成果转化法〉若干规定》和《促进科技成果转移转化行动方案》，进一步细化了促进科技成果转化的政策规定，提出了当前促进科技成果转化的重点任务、责任部门和时间进度安排。

此外，2020 年全国人民代表大会对《专利法》进行了第四次修订，增加了明确单位对职务发明创造的处置权、强化专利转化服务、设立专利开放许可制度等方面的法律规定，从而进一步促进专利的实施和运用。2020 年，科技部等九部门又发布文件，启动了为期三年的赋予科研人员职务科技成果所有权或长期使用权试点。这些法律和政策措施，使我国促进科技成果转化的政策体系日臻完善。

4. 深化国务院机构改革，强化卫生健康主管部门对行业科技创新的统一领导

2023 年 3 月，中共中央、国务院印发了《党和国家机构改革方案》，组建中央科技委员会。加强党中央对科技工作的集中统一领导。重新组建科学技术部，强化战略规划、体制改革、资源统筹、综合协调、政策法规、督促检查等宏观管理职责，将科学技术部的组织拟订科技促进社会发展规划和政策职责分别划入国家发展和改革委员会、生态环境部、国家卫生健康委员会等部门，将科学技术部所属中国生物技术发展中心划入国家卫生健康委员会。

此次机构改革，一方面进一步加强了党中央和国务院对全国科技创新事业的统一领导和统筹治理，另一方面避免了行业科技管理的部门交叉，加强了行业主管部门对本行业科技创新和科技计划的一体化管理，将进一步促进科技与行业的深度融合。

5. 医学研究管理政策体系不断完善

一是加强临床研究规范管理。印发实施《医疗卫生机构开展研究者发起的临床研究管理办法（试行）》，推动试点地区建立健全临床研究技术指导与服务支撑体系、监督体系、机构内部管理体系和人才培养体系。完善国家医学研究登记备案信息系统，在部分领域试点建设临床研究国家级质量评价和促进中心，初步实现对行业临床研究总体情况的实时监测分析。二是启动实施提升高水平医院临床研究和成果转化能力试点。依托北京协和医院等6 家医院作为试点单位，支持高水平医院探索建立自主开展临床研究和成果转化的医学研究模式。三是完善医学研究伦理审查制度。印发实施了《涉及人的生命科学和医学研究伦理审查办法》，为医疗卫生机构、高等学校、科研院所等提供统一的伦理审查制度遵循，我国以机构审查为基础的医学研究伦理审查体系基本成形。四是开展行业科研诚信治理。项目管理中严格落实科研诚信承诺制度，严重违背科研诚信要求的实行"一票否决"，营造风清气正的科研环境。

（三）一系列重大科技成果为卫生健康事业发展和新冠疫情防控提供了有力支撑

通过实施"重大新药创制"重大科技专项，累计支持研发成功一类创新药55个，占同时期我国新上市创新药总数的95%以上；依托中科院、中国医学科学院和相关领军高校建成一批国家级综合性新药创制技术平台，连同一批专业性新药创制平台和企业创新平台，形成了研发链与产业链紧密衔接、产学研用深度融合的国家药物创新技术体系，为行业开展新药研发提供系统化平台支撑，有力推动了我国医药产业从单纯仿制向创仿结合转变，行业创新能力显著提升。

通过实施"艾滋病和病毒性肝炎等传染病防治"重大科技专项，我国传染病科学防控自主创新能力达到国际先进水平，为有效应对重大突发疫情、保持艾滋病低流行水平、乙肝向中低流行水平转变、肺结核感染率和病死率降低至中等发达国家水平，提供了强有力的科技支撑。强化了新发突发传染病监测预警和检测确证体系，对有效应对近年来H1N1流感、H7N9流感、中东呼吸综合征、埃博拉出血热等重大疫情发挥了重要支撑作用，推动实现了从被动应付疫情向主动应对威胁的重大转变。

2020~2022年，面对百年未遇、全球肆虐的新冠疫情，科技创新为快速、有效应对和防控提供了坚实有力的支撑，主要体现在：一是"一锤定音"迅速确认病原；二是高效组织开发检测试剂等诊断产品；三是实现了新冠疫苗的自主研发和生产；四是坚持科学开展新冠病毒溯源研究，获得全球科学界高度肯定。

（四）卫生健康科研基地建设取得显著成就

"十三五"期间，我国批准新建医药卫生相关的国家重点实验室、国家临床医学研究中心、国家重大科技基础设施、前沿科学中心、国家医学中心、国家药品监督管理局重点实验室等科技创新基地167个，其中前沿科学中心、国家药品监督管理局重点实验室为新设置的科技创新基地类型。到目前为止，已分四批在20个疾病领域建成50家国家临床医学研究中心，并建立覆盖9700多家医疗机构的协同创新网络；推动国家转化医学中心、国家病原微生物资源库、国家生物医学文献信息中心等基础平台建设（见表1）。优化委级重点实验室体系布局，明确四类功能定位，先后建设109家委级重点实验室。

表1 医药卫生领域国家级科技创新基地设施平台分布（截至2022年底）

单位：家

基地类型	整合后基地名称	主管部门	2021年数量	2022年数量	增加数量
科学与工程研究类	国家实验室		0	0	0
	国家重点实验室				
	国家研究中心	科技部	3	3	0
	学科国家重点实验室		45	45	0
	企业国家重点实验室		18	18	0
	省部共建国家重点实验室	科技部	12	12	0
	军民共建国家重点实验室		1	1	0
	国家重点实验室港澳伙伴实验室		8	8	0
小计			87	87	0
技术创新与成果转化类	国家工程研究中心（含原国家工程实验室）	国家发改委	37	20	−17
	国家技术创新中心（含原国家工程技术研究中心）	科技部	37	37	0
	国家临床医学研究中心	科技部	50	50	0
	转化医学国家重大科技基础设施*		3	3	0
小计			127	110	−17

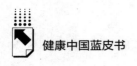

续表

基地类型	整合后基地名称	主管部门	2021年数量	2022年数量	增加数量
基础支撑与条件保障类	国家科技资源共享服务平台		14	14	0
	国家野外科学观测研究站		0	0	0
小计			14	14	14
总计			228	211	−17

* 转化医学国家重大科技基础设施未被整合到技术创新与成果转化类，但综合考虑该基地的功能和级别，将其归入此类统计。

资料来源：中国医学科学院医学信息研究所。

二 卫生健康科技创新发展面临的新形势、新任务和新挑战

"十四五"是我国继全面建成小康社会、迈向建设社会主义现代化强国新征程的起步阶段，我国卫生健康科技发展面临新的机遇和挑战。没有全民健康，就没有全面小康，提升14亿人民的健康水平和实现健康中国建设目标需要科技创新的引领和支撑。让人民享有更好的医疗卫生服务、更放心的食品药品，解决重大疾病防控、生殖健康、食品药品安全、营养与健康、人口老龄化等重大民生问题，离不开科技创新；打破重要专利药物市场被国外垄断、高端医疗装备主要依赖进口的局面，从根本上缓解看病贵，迫切需要科技创新；在生命科学和生物医药技术等前沿领域实现新突破，满足国家战略布局需求，根本在于科技创新。卫生与健康领域的科技创新是建设创新型国家的重要内容，是引领卫生与健康事业发展的原动力，是促进健康产业发展的关键举措。

（一）健康中国建设对科技支撑的需求更加强烈

经过多年努力，我国人民健康水平不断提高，主要健康指标居于中高收入国家前列，同时也应看到，我国仍面临多重疾病威胁并存、多种健康影响

因素交织的复杂局面。慢性病发病率上升且呈年轻化趋势，患有常见精神障碍和有心理行为问题的人数逐年增多，食品安全、环境卫生、职业健康等问题仍较突出。同时，人口老龄化进程加快，康复、护理等需求迅速增长。优生优育、婴幼儿照护服务供给亟待加强。因此，需要加快完善国民健康政策，持续推进健康中国建设，不断满足人民群众日益增长的健康需求。这些都离不开科技创新的强有力支撑。

第一，要显著增强公共卫生服务能力，基本建成能有效应对重大疫情和突发公共卫生事件、适应国家公共卫生安全形势需要的强大公共卫生体系，就要建立更加强大有效的疫情早期监测、智能预警、快速反应技术体系，为疫情的高效处置、有效救治提供关键技术、装备和药品疫苗等。

第二，要进一步控制和消除一批重大疾病危害，就要研发将艾滋病疫情继续控制在低流行水平的科技手段，研发使艾滋病感染者"痊愈"的药品和医疗手段；研发进一步降低结核病发病率的关键技术，特别是有效应对耐药结核菌株的方法和手段；研发有效控制和消除寄生虫病、地方病和人畜共患病危害的技术手段和创新药品；研发针对重大慢性病、心理相关疾病、严重精神障碍、职业病的预防、诊断、治疗、康复等系列关键技术和创新产品。

第三，要持续改善医疗卫生服务质量，提升基层医疗卫生服务能力，健全全方位全周期健康服务体系，逐步构建分级诊疗格局，彰显中医药特色优势，就需要研发和推广适用于医疗卫生服务一线，特别是基层医疗卫生机构的适宜技术，创新更多适用于基层和一线的国产医疗器械，完善智能化的医疗服务信息化技术体系，充分发掘中医药文化宝库，开发出更多适用于中国国情和中国人保健需求的技术和产品。

第四，要不断提升医疗卫生相关支撑能力和健康产业发展水平，就要进一步增强卫生健康科技创新能力，特别是新药和新型医疗器械的原始创新能力和国际竞争力，用现代科技手段进一步加快推进卫生健康信息化建设，这样才能有力保障健康服务、医药制造等健康产业的持续发展。

第五，要进一步健全国民健康政策体系，完善卫生健康法律法规体系，

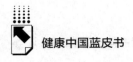

持续深化医药卫生体制改革，进一步提升卫生健康治理能力和治理水平，就要结合新时代的新世情、新国情、新需求，深入开展系统的卫生健康事业发展战略和卫生健康行业政策研究，开展既有政策的实施效果评价研究，及时提供证据充分、系统科学的政策依据和决策参考。

（二）卫生健康科技创新的新趋势

当前及今后一个时期，全球新一轮科技革命和产业变革突飞猛进，数字化、信息化、绿色化成为主导趋势。科学发现和技术发明全面加快，科学研究的视野不断向宇宙尺度、微观尺度和极端条件拓展，各种可预料和不可预料的新技术不断涌现，科技创新范式发生深刻变革，学科交叉融合不断推进，科学技术和经济社会发展加速渗透融合。作为科技创新最为活跃、国际竞争最为激烈的领域，卫生健康科技创新也呈现一些新的发展态势和趋势。

1. 数字化、信息化深刻影响医学发展

美国《福布斯》双周刊网站在其报道中，列出了2022年医疗保健领域的五大技术趋势：一是利用可穿戴设备实现对患者生命体征的远程实时监测，助力实现更精准的远程医疗；二是利用虚拟现实技术（VR）用于临床培训和治疗；三是利用AI和机器学习理解医学数据，既能帮助医生提高工作效率，又能更加准确地监测和预警疫情的暴发和流行；四是"数字孪生"取代动物试验，即通过数字化"虚拟患者"缩短新药从设计阶段进入通用阶段所需的时间；五是对基因组学大数据进行深入发掘，实现精准治疗，可以使医生采取更个性化的方法，根据患者自身的情况量身定制疗法。

2. 生物医学更加关注系统性、精确性和全生命过程

现代医学的诞生和发展是基于对人体自身生命活动认知的不断深入，因此人们往往将医学和生物学混为一谈，甚至将医学归类于生命科学当中。但生物医学，或称医学生物学确实是构成现代医学理论大厦的基础和基本骨架，生物医学的发展很大程度上也代表了医学科学的发展水平。根据吴家睿

的观点，生物医学在科学技术的推动下正在出现新的发展趋势。首先，系统生物学的形成和发展改变了基于还原论的"碎片化"和"简单化"的生命观，使得人们从生命复杂系统的角度去重新认识生命的生理和病理活动。其次，在系统生物学和生物医学大数据的共同推动下，人们从关注疾病发生发展的分子细胞机制转变成关注个体在分子层面的差异和共性。最重要的是，对健康的维护不再局限于临床诊断和治疗，而是对生命从正常到异常再到临床的全过程监测，以及从营养到运动再到治疗的全方位干预。人类社会迎来了一个全新的"大健康"时代。

3. 在转化医学大背景下医学研究范式发生诸多变革

医学科学虽然取得了辉煌的成就，但仍留下了恶性肿瘤、心脑血管疾病、代谢性疾病等影响健康寿命的重大难题尚未得到解决。虽然医学研究投入大幅度增加，但改善健康状况的效果却越来越不显著。出于上述压力，自21世纪初开始，医学研究的范式在"转化医学"大背景下发生了许多变革。一是基础研究和临床研究的关联越来越密切，在越来越多的临床医生参与的科研工作中，出现了"研究者发起的临床研究"（IIT）范式，临床研究机构和专用病房成为高水平医院的"标配"，甚至诞生了单纯进行临床研究的医疗机构——研究型医院。二是专业临床研究机构——合同研究组织（CRO）发展迅速，临床研究外包已成为快速增长的产业新秀。三是越来越多的其他学科和技术开始参与医学研究，为战胜疾病、保障健康提供了更多的技术手段选择。

（三）我国卫生科技创新面临的问题与挑战

尽管我国卫生健康领域科技创新取得了巨大成就，但整体水平与国际领先水平尚有一定差距，还存在医学科技创新体系整体效能不高、底层技术相对薄弱、原始创新能力不足、一些科技基础性要素（高端仪器设备、生物数据、人类疾病动物模型等）和关键核心技术受制于人、特定领域高端人才明显不足、科技成果和人才评价机制亟待完善、行业宏观统筹和协同不够突出等问题。再加上近年来国际形势复杂多变，科技、人才竞争成为国际竞

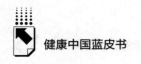

争的重要内容，个别西方国家在高科技领域对我们进行遏制封锁，影响了正常的国际科技交流与合作。

三 "十四五"规划的重点工作部署

"十四五"及今后一段时期，我国经济社会发展和民生改善，特别是实施健康中国战略，比过去任何时期都需要科学技术解决方案，都需要强化"创新"这个第一动力。必须增强风险意识和机遇意识，梳理底线思维和领跑思维，努力在危机中育先机、于变局中开新局，以高水平科技自立自强支撑引领健康中国建设的伟大事业。

（一）强化卫生健康领域国家战略科技力量

首先，面向国家战略需求和长远发展，在生物医药领域组建一批国家实验室，打造突破型、引领型、平台型一体化的大型综合性研究基地，建立健全目标导向、绩效管理、协同攻关、开放共享的新型运行机制。目前，国内水平较高、初步具备建设卫生健康领域国家实验室资格的机构如表2所示。

表2 我国初步具备建设卫生健康领域国家实验室资格的机构

筹建年份	实验室名称	依托单位
2003	北京分子科学重点实验室	北京大学、中国科学院化学研究所
2006	重大疾病研究重点实验室	中国医学科学院
2006	蛋白质科学重点实验室	中国科学院生物物理研究所

资料来源：中国医学科学院医学信息研究所殷环。

其次，重组卫生健康领域国家重点实验室，经重组后统一改为"全国重点实验室"。优化提升各类创新基地，包括国家技术创新中心、国家工程研究中心、国家产业创新中心等。支持新的一批国家临床医学研究中心建设运行，形成覆盖全国的临床医学研究协同创新网络。

最后，充分发挥卫生健康领域重要院所和高校的国家队作用，以健康中国建设的国家战略需求为导向，着力解决关系国家发展全局和民生重大健康利益的重大科技问题。支持科技领军企业承担卫生健康领域国家重大科技任务，完善卫生健康领域重大科技基础设施布局。

（二）打好卫生健康领域关键核心技术攻坚战

集中优势资源攻关新发突发传染病和风险防控、医药和医疗设备等关键核心技术，研制新一代基因测序仪、生物反应器等生命科学仪器，研发高纯试剂、高端试剂、生化试剂和标准物质。

加快布局基因与生物技术研究，突破基因组学、再生医学、微生物组、新型治疗等技术，促进生物技术在各领域的应用，加强信息科学与生命科学的交叉创新，布局生物信息、计算化学等技术研发，催生颠覆性技术创新。

瞄准生命健康、脑科学等前沿领域，发挥社会主义市场经济条件下新型举国体制优势，加快实施一批面向 2030 年的重大科技创新项目。根据国家战略需求和重大领域研究进展，在创新药物、新发突发传染病防治、中医药等方面，适时动态调整与充实重点项目和重大项目。

（三）持之以恒加强卫生健康领域基础研究

完善学科发展布局，加快推动生物学、医学和农业科学等领域学科发展，大力推进跨学科研究，促进自然科学与人文社会科学交叉融合发展，重视可能催生新学科、新领域和新范式的研究。围绕合成生物学、干细胞、微生物组、发育与代谢等重大基础科学问题，超前部署战略性科学计划，围绕精准医学、中医药学、重大传染病防治、高端诊疗装备等产业发展和民生改善的重大瓶颈，组织开展应用导向的基础研究。

（四）构建引领现代健康产业的技术体系

围绕生物技术产业优先发展方向，加强底层核心技术攻关和颠覆性技术创新，研究靶向递送、免疫治疗、生物修复与改造、生物制造、生物能源转

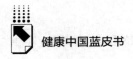

化等理论和关键技术，研发质谱仪、测序仪、基因检测芯片、生物药和疫苗等关键装备和产品，建立新兴生物技术体系，形成关键前沿生物技术和装备的先发优势，有力支撑和引领现代健康产业的持续发展。

（五）发展面向人民生命健康的关键技术

坚持把保障人民生命健康放在科技优先发展的战略位置，加强人口健康领域技术研发和转化应用，强化全方位、全周期健康服务的科技支撑。

一是加强重大疾病防治科技攻关。围绕癌症、心脑血管病、呼吸系统疾病、代谢性疾病等重大慢性非传染性疾病，研究其病因和发病机制，研发早筛早诊、预防干预、精准治疗、康复护理和健康管理等技术。开展神经精神疾病、常见多发病、地方病和职业病等防治技术研究。加强罕见病基础医学研究。及时修订抗生素药物的药敏折点，指导临床精准用药。针对新发突发传染病和艾滋病、病毒性肝炎、结核病、血吸虫病等重大传染性疾病防控需求，研究病原学特征、流行传播规律感染致病和耐药机制等，发展新型检测监测、应急处置、临床救治等技术。

二是强化积极应对人口老龄化的科技保障。针对妇女、儿童、老年人等重点人群，统筹推进健康决定因素、防控技术、服务模式研究和应用示范。大力发展老年医学，研究衰老的生物学基础，发展主动健康、人体机能增强、防残和延缓衰老等关键技术，加强老年常见、多发和主要退行性疾病防控、老年功能重建、康复护理等关键技术和产品的研发。

三是加强创新药和高端医疗装备研发。破解复杂疾病激励、共性标志物探寻等新药创制理论瓶颈，突破药物靶标发现验证、药物设计合成、药效与安全性评价等关键技术，提升药物原始创新能力；聚焦 mRNA 疫苗、DNA 疫苗、重组蛋白疫苗等新技术路线，加快突破免疫原设计、递送系统、新型佐剂等关键技术，增强疫苗创制能力。加强高性能医疗设备的元器件和核心部件研发，创制新型医疗器械和生物医用材料产品；开展安全性、有效性评估和监管科学等新技术研究。

（六）大力推进国家医学科技创新体系核心基地建设

中国医学科学院和北京协和医学院（简称"院校"）实行的是一体化管理，是国家医学卫生健康科技创新的战略力量和医学教育的引领者。为落实习近平总书记"抓住机遇、迎难而上，努力把中国医学科学院建设成为我国医学科技创新体系的核心基地"的重要指示，院校将在"十四五"及今后一段时期努力发挥医教研产一体化的优势，建设独具中国特色并进入国际领先行列的国家医学科技创新、医学教育与医疗卫生照护综合体系，提升医学科技原始创新能力，增强医学科技国际竞争优势。重点需要做好以下工作：一是谋划医学科技发展方略，成为国家卫生健康科教事业发展的先进思想源和强劲动力源；二是完善国家医学科技创新体系，统筹整合全国优势资源，实现重要学科领域的全覆盖，培育国家战略科技力量；三是推动建立更加稳定高效的资金投入机制，推进各类科研平台建设，强化创新文化营造，从而营造出保障医学科技创新和发展的良好生态；四是深化医学教育改革，发挥院校合一体制优势，为我国卫生健康事业和科技创新不断培育和输送一流人才；五是促进转化，让医学科技创新的成果更多助力卫生健康行业的发展，造福于广大群众的健康福祉，促进大健康产业的蓬勃发展。

参考文献

［1］《"健康中国 2030"规划纲要》，https：//www.gov.cn/zhengce/2016 - 10/25/content_ 5124174. htm。2016 年 10 月 25 日。

［2］《"十四五"国家科技创新规划》，2021 年 12 月 31 日。

［3］《国务院办公厅关于印发"十四五"国民健康规划的通知》（国办发〔2022〕11 号），中华人民共和国中央人民政府网站，https：//www.gov.cn/gongbao/content/2022/content_ 5695039. htm。

［4］《国务院办公厅关于改革完善中央财政科研经费管理的若干意见》（国办发〔2021〕32 号），中华人民共和国中央人民政府网站，https：//www.gov.cn/zhengce/content/2021-08/13/content_ 5631102. htm。

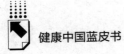
［5］《国务院印发关于深化中央财政科技计划（专项、基金等）管理改革方案的通知》（国发〔2014〕64号），中华人民共和国中央人民政府网站，https：//www. gov. cn/zhengce/content/2015-01/12/content_ 9383. htm。

［6］《中华人民共和国促进科技成果转化法（2015年修订）》，中华人民共和国科学技术部网站，https：//www. most. gov. cn/xxgk/xinxifenlei/fdzdgknr/fgzc/flfg/201512/t20151204_ 122621. html。

［7］中共中央　国务院印发《党和国家机构改革方案》，中华人民共和国中央人民政府网站，https：//www. gov. cn/gongbao/content/2023/content_ 5748649. htm。

［8］《关于全面推进卫生与健康科技创新的指导意见》（国卫科教发〔2016〕50号），中华人民共和国中央人民政府网站，https：//www. gov. cn/xinwen/2016-10/12/content_ 5118171. htm。

［9］《关于加强卫生与健康科技成果转移转化工作的指导意见》（国卫科教发〔2016〕51号），中华人民共和国中央人民政府网站，https：//www. gov. cn/xinwen/2016-10/12/content_ 5117948. htm。

［10］李玲：《医学科研投入》，载中国医学科学院编著《中国医学科技发展报告2020》，科学出版社出版，2020。

［11］殷环：《医药卫生领域科技创新基地》，载中国医学科学院编著《中国医学科技发展报告2020》，科学出版社出版，2020。

［12］田君、曹原、张楠楠等：《我国医药卫生相关科技创新基地建设简析》，《实验技术与管理》2022年第10期。

［13］吴家睿：《21世纪生物医学的三个主要发展趋势》，《生命科学》2022年第11期。

［14］《国务院办公厅关于印发"十四五"国民健康规划的通知》（国办发〔2022〕11号），中华人民共和国中央人民政府网站，https：//www. gov. cn/zhengce/content/2022-05/20/content_ 5691424. htm。

［15］《北京市"十四五"时期国际科技创新中心建设规划》，北京市人民政府网站，https：//www. beijing. gov. cn/zhengce/zhengcefagui/202111/t20211124_ 2543346. html。

主动健康篇
Proactive Health Reports

B.16

持续建设健康环境的进展与挑战

关天嘉　廖子锐　田雪晴　杨凌鹤*

摘　要： 本报告从《"健康中国2030"规划纲要》中建设健康环境的四大任务出发，梳理了当前深入开展爱国卫生运动、加强影响健康的环境问题治理、保障食品药品安全、完善公共安全体系等方面的进展，总结了当前我国在建设健康环境实践探索中面临的挑战。同时，本报告从健康中国建设出发，提出了持续提升居民健康环境素养、利用数字化手段加强健康环境风险监测评估、持续探索健康环境管理对策以及打造健康环境专业人才队伍的建议。

关键词： 健康中国　健康环境　居民健康素养

---

* 关天嘉，博士，北京协和医学院卫生健康管理政策学院助理教授/研究员，博士生导师，主要研究方向为环境科学与环境流行病学；廖子锐，硕士，深圳市第三人民医院/国家感染性疾病临床医学研究中心研究实习员，主要研究方向为卫生政策与健康医疗大数据；田雪晴，硕士，国家卫生健康委卫生发展研究中心助理研究员，主要研究方向为卫生管理、数字健康公共政策研究；杨凌鹤，硕士，国投健康产业投资有限公司干事，主要研究方向为卫生政策与老年健康。

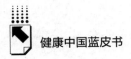

随着全球化和工业化进程的加快，环境健康问题越来越受到广泛关注。区别于环境健康，健康环境强调的是构建有利于人类健康的环境，这种环境可以是自然环境，也可以是经过人类改造过的环境。它涉及空气质量、水质、土壤、废物处理等问题，同时还包括更广泛的领域，如景观美化、城市规划和社会环境改造等。世界卫生组织将环境定义为："在特定时刻由物理、化学、生物及社会等各种因素构成的整体状态，这些因素可能对生命机体和人类活动直接和间接地产生现实的或远期的作用。"这包括空气质量、水质量和土壤质量等物理和化学因素，也包括社会和行为因素。此外，联合国在可持续发展目标（SDGs）中也明确提出了"确保人人享有清洁饮水、卫生设施和适当的卫生条件"和"通过预防和消除污染，包括空气污染、水污染、土壤污染以及噪声污染，促进健康"等有关健康环境建设的具体目标。

然而，在实践探索中，我们面临着诸多挑战，本报告将从健康中国建设出发，总结健康环境建设的实践探索，并探讨其中的问题和挑战，为"十四五"期间的健康环境建设提出建议。

一　健康中国行动中健康环境建设现状

1989 年出台的《中华人民共和国环境保护法》对环境的定义为：影响人类生存和发展的各种天然的和经过人工改造的自然因素的总体，包括大气、水、海洋、土地、矿藏、森林、草原、野生生物、自然遗迹、人文遗迹、自然保护区、风景名胜区、城市和乡村等。自"十三五"以来，在党中央、国务院的领导下，坚持以人民为中心，以将健康风险防控融入环境管理为核心，先后出台了《"健康中国 2030"规划纲要》《健康中国行动（2019—2030 年）》等文件，进一步强调了环境对我国居民健康的重要性，同时明确了健康环境是个体和社区生存发展与自然、社会、物质和心理环境之间保持积极、协调和持续的关系。《"健康中国 2030"规划纲要》明确了我国建设健康环境的几项关键任务[1]，对此，本报告从深入开展爱国卫生运动、加强影响健康的环境问题治理、保障食品药品安全、完善公共安全体系等方面出发，对我国当前健康环境建设的现状进行总结。

（一）深入开展爱国卫生运动

爱国卫生运动，最初是以除四害、讲卫生、消灭疾病为中心的群众性卫生运动，随着时代的进步与经济的发展，持续开展的爱国卫生运动也在不断丰富其内涵、内容和方式。进入 21 世纪后，爱国卫生运动开始聚焦农村地区卫生环境的改善，以农村为重点推进"三清三改"整治，即清污泥、清垃圾、清路障，改水、改厕、改路，并在各地开展"三讲一树"活动，即讲文明、讲卫生、讲科学、树新风。

2022 年是爱国卫生运动开展 70 周年，习近平总书记对爱国卫生运动做出了重要指示：70 年来，在党的领导下，爱国卫生运动坚持以人民健康为中心，坚持预防为主，对改变城乡环境卫生面貌、有效应对重大传染病疫情、提升社会健康治理水平发挥了重要作用。

党的十八大以来，爱国卫生运动逐步从环境卫生治理转向对社会全面健康的管理，党的十八大构建起"五位一体"的总体布局，生态文明建设成为时代发展的焦点，重点环节之一就是环境整治，而且不仅要卫生，更要美丽。截至 2022 年，我国创建国家卫生城市（区）277 个，占累计创建数量的约 60%，创建国家卫生县城（乡镇）3269 个，占累计创建数量的约 87%，农村卫生厕所普及率已经超过 70%，农村集中供水率和自来水普及率分别达到 89% 和 84%[2]。经过 70 余年整治，通过爱国卫生运动与时俱进的更新和发展，我国环境卫生基础设施日益完善，打造出了一批卫生城镇，尤其是农村环境卫生状况明显改善，同时也进一步增强了民众的文明卫生意识，形成了人人参与、个个动手，大家出力做贡献的新局面。

（二）加强影响健康的环境问题治理

对影响健康的环境问题进行治理是我国实现可持续发展的重要组成

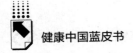

部分。政府高度重视环境保护，近年来采取了一系列保护环境与进行污染治理的具体措施，在水污染、土壤污染、大气污染和工业污染源治理等方面取得了积极进展，而且在治理过程中建立和健全了环境与健康监测、调查和风险评估等相关制度，形成了具有中国特色的环境问题治理体系。

为了改善环境和生存质量，我国政府相继实施了一系列政策和法规，其中，《大气环境保护法》、《水污染防治法》和《土壤环境保护法》被认为是我国环境污染防治的基石。此后，又陆续出台了《大气污染物排放标准》《大气污染综合治理行动计划》《水环境保护条例》《水污染物排放标准》等一系列重要文件，尤其是 2014 年通过的《中华人民共和国环境保护法修订案》，建立了环境治理结构与全社会共同参与机制，明确了政府主要责任以及落实措施，界定了企业事业单位及生产经营者义务，完善了环境监管基本制度，强化了经济激励措施，制定了公众参与和信息公开制度，提高违法成本、加大处罚力度，促使大气、水和土壤污染防治的政策及监管体系更加健全。

目前，中国在环境污染防治方面采取了多项具体措施。在大气污染防治方面，首先针对不同行业和区域的具体要求建立了严格的排放标准，这些标准规定了二氧化硫（SO_2）、氮氧化物（NO_x）、可吸入颗粒物（PM_{10} 和 $PM_{2.5}$）等重点污染物的排放限值，实施污染源控制排放；其次通过淘汰落后产能、推进清洁生产、加强环保设施建设等措施，推动工业向清洁化、低碳化方向转型，实施工业污染治理，并积极开展清洁能源的推广和利用，推动煤改气、煤改电等工作，大力发展风能、太阳能等新能源，以减少对传统高污染能源的依赖。在水污染防治方面，加大了对污水处理设施的投资和建设力度，新建和扩建了大量的污水处理厂，同时改造城市下水道管网，提高城市和农村污水处理能力；加强了水源地的保护工作，制定了相关的保护政策和措施，通过严格控制工业、农业和生活污染物的排放，禁止在水源地周边开展高污染行业的生产活动，确保饮用水安全；此外，还实施了一系列水环境综合治理工程，包括江河湖泊的清淤疏浚、水生态修复、河道整治等，通过这些项目，改善了水体质量，保护了水生态环境。在土壤污染防治方面，积极推进污染地块的调查评估工作，制定了相应的治理和修复措施，截至 2022 年，全国已完成污染地块的调查评估超过 10 万平方公里；同时，采取了如限制农药和化肥的使用、推广科学施肥等多项措施降低农业对土壤的污染程度；对于城市工业用地，也加强了土壤污染的排查和整治工作，以改善受污染土壤的质量。

通过上述措施，中国在大气、水、土壤污染防治方面取得了显著成效。大气污染物排放量明显下降，雾霾天数减少；污水处理设施加快建设，水体质量明显改善；污染地块调查评估加强，土壤污染得到有效治理。根据生态环境部相关数据，2013～2022 年，中国的 GDP 增长了 69%，而 $PM_{2.5}$ 浓度下降了 57%，实现十连降。十年来，中国重污染天数减少了 92%，SO_2 浓度达到了个位数。全国的 SO_2 排放量和氮氧化物排放量已经由 2000 多万吨分别下降到 300 多万吨和 900 多万吨，分别下降了 85% 和 60%。全国 I～III 类水体比例上升至 83.4%，劣 V 类水体比例下降至 0.6%，城市集中式饮用水水源水质优良比例达到 96%，地级及以上城市黑臭水体消除比例达到 98.2%；土壤安全利用水平稳定提升，受污染耕地安全利用率达到 90% 左右，污染地块安全利用率达到 93% 以上，土壤风险得到基本管控[3]。

（三）保障食品药品安全

1. 食品安全

自"十三五"以来，习近平总书记多次强调"食品安全是民生工程、民心工程，是各级党委、政府义不容辞之责"，为了能让人民群众吃得更放心、吃得更健康，相关部门针对食品添加剂、污染物限量、加工卫生、相关产品等食品安全问题出台了 1300 多项标准，其中涉及 2 万多项食品安全指标，搭建起了与国际接轨并且相对完善的食品安全标准框架体系（见表 1）。

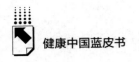

表 1　食品安全相关文件规范

年份	标准规范/检测方法	标准/方法类型
2022	《食品安全国家标准　食品中污染物限量》	修订
2022	《食品安全国家标准　食品中二氧化硫的测定》（GB 5009.34—2022）	修订
2022	《食品安全国家标准　食品微生物学检验　菌落总数测定》（GB 4789.2—2022）	新增
2022	《食品安全国家标准　食品辐照加工卫生规范》（GB 18524—2016）等	修订
2022	《腌腊肉制品生产卫生规范》	新增
2022	《食品安全国家标准　洗涤剂》（GB 14930.1—2022）等	新增
2021	《食品安全国家标准　食品中致病菌限量》	修订
2021	《食品安全国家标准　食品接触材料及制品通用安全要求》（GB 4806.1-2016）	2021年立项，尚未公开征求意见
2021	《食品安全国家标准　果蔬干制品》等	新增
2021	《食品安全国家标准　熟肉制品》	新增
2021	《食品安全国家标准　干酪》（GB 5420—2021）等	新增
2021	《食品安全国家标准　餐饮服务通用卫生规范》（GB 31654—2021）	新增
2021	《食品安全国家标准　婴幼儿配方食品良好生产规范》	新增
2021	《食品安全国家标准　婴儿配方食品》（GB10765—2021）	新增
2016	《食品安全国家标准　食品添加剂使用标准》（GB 2760—2014）等	修订，尚未公布新版

2. 药品安全

药品安全涉及重大的民生和公共安全问题，事关人民群众身体健康和社会和谐稳定[4]。药品安全是指药品在生产、流通、使用等环节中的安全性和合法性。如果药品不安全，不仅会损害人们的健康，还会对环境造成污染。环境是药品安全的基础。药品的生产、流通和使用都离不开一定的环境条件。如果环境条件不达标，就会对药品的安全性产生影响。如果药品在生产、流通和使用过程中严格遵守法律法规，保障药品的安全性和有效性，就会减少对环境的污染和损害。反过来，健康的环境也会促进药品的安全生产和流通。

为了进一步提升药品安全，保障人民群众身体健康，2019 年 6 月，国家药监局印发《疫苗管理法》，强化疫苗安全管理，全力保障疫苗质量安全。同年 8 月，新修订的《药品管理法》颁布，进一步深化药品审评审批制度改革成果，全面加强药品全生命周期质量管理。后续随着《化妆品监督管理条例》出台、《医疗器械监督管理条例》修订，药品监管法律法规体系的"四梁八柱"已基本建成。截至目前，关于药品、医疗器械使用、监管环节的规章有 13 部，配套性规章已近 40 部，同时，涉及药品上市后变更管理、医疗器械临床试验管理等方面已有 50 多件重要规范性文件，明确了主体相关责任要求。此外，药品技术指导原则以及医疗器械技术指导原则的陆续出台，有力地促进了产品研发上市。另外，2020 版《中国药典》的实施，促使现行有效医疗器械标准与国际标准一致性程度达到 90% 以上。

（四）完善公共安全体系

1. 安全生产和职业健康

安全的生产环境是保障人民群众健康的关键之一，近年来，我国在应对职业病工作方面取得了卓越成效。相关部门连续 4 次修订《职业病防治法》以及国家卫健委颁布的《工作场所职业卫生管理规定》等一系列标准规范已相对完善。2018 年实施机构改革以来，卫生健康系统专职和执法人员数量也呈现了爆炸式增长。尘肺病等职业病被纳入基本公共卫生服务项目，监测范围达到 95% 以上。

2. 道路交通安全

"十三五"期间，全国道路交通安全形势保持总体平稳，与"十二五"期间相比，较大事故、重大事故、特别重大事故分别下降 35%、69% 和 50%。2020 年全国道路交通事故万车死亡率较 2015 年下降 20[5]。

此外，在交通技术层面，2021 年 9 月交通部下发《交通运输领域新型基础设施建设行动方案（2021—2025 年）》，提出"要在 2025 年前建成若干交通新基建重点项目，形成若干可复制可推广的应用场景和制修订若干技术标准规范，推动交通基础设施网和运输服务网、信息网、能源网一体化建

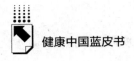
设"，2021 年 11 月再次下发《数字交通"十四五"发展规划》，提出：到 2025 年，"交通设施数字化感知、信息网络大范围覆盖、运输服务方便快捷智能化、行业治理线上线下协同、技术应用主动创新、网络安全保障强有力"的数字交通体系深入推进。

3. 提高突发事件应急能力

从应急产业政策发展趋势看，重心由"十一五"规划的建立应急管理、灾害复原后的社会响应演变为"十二五"规划的强化基层应急能力、健全物资储备，再到"十三五"规划中核心领域能力的强化，最后到"十四五"规划中提到的数字技术在突发公共卫生事件的运用能力。

统计显示，2020 年全国各类事故、较大事故和重特大事故起数比 2015 年分别下降 43.3%、36.1% 和 57.9%，死亡人数分别下降 38.8%、37.3% 和 65.9%。此外，与"十二五"时期相比，"十三五"期间全国自然灾害因灾死亡失踪人数、倒塌房屋数量和直接经济损失占国内生产总值的比重分别下降 37.6%、70.8% 和 38.9%[6]。

4. 健全口岸公共卫生体系

随着国际化进程的加快，可能构成国际关注的突发公共卫生情况的事件频发，对此我国已逐步建立和完善口岸公共卫生体系。具体能力包括[7]：（1）通过建立和完善突发公共卫生事件应急预案，为突发公共卫生事件提供适当的应对措施，包括在相应的入境口岸、公共卫生和其他机构和服务部门任命协调员和指定联系点；（2）评估和诊治受染的旅行者或动物，与当地医疗和兽医机构就隔离、治疗和可能需要的其他支持性服务做出安排；（3）提供与其他旅行者分开的适当场地，以便对嫌疑受染或受染的人员进行访视等。

二　存在的问题

（一）对提质发展和健康优先两者之间关系缺乏深层次认识

"绿水青山不仅是金山银山，也是人民群众健康的重要保障"[8]，人类源于自然、归于自然，人与自然是生命共同体。作为人类赖以健康生存和发展的物质基础，环境为人类提供了繁衍与发展所需要的营养物质和生活、生产场所。

当前我国处在提质发展阶段，健康环境建设的规模、布局、结构、质量还不能适应健康优先的发展需要。如，在城市环境污染方面，抗生素在医药、畜牧和水产养殖业的盲目随意用药、交叉用药、长期过量使用，以及违法使用未经批准的抗生素等现象，造成了环境中抗生素污染日益增多，甚至进一步激发耐药菌的产生，这些都不利于人群健康。在城市规划方面，部分城市因某些区域的道路布局不合理，交通拥堵及交通事故频发，人们长时间处于不健康且危险的环境中；此外，城市绿地和公园的缺乏也可能导致空气质量下降和人类心理健康问题。在医疗资源分配方面，部分偏远地区医疗资源不足、医疗设施不完善，导致当地居民难以得到及时的治疗，这也对人类的健康产生了负面影响。

综上所述，在健康环境建设的过程中，政府、社会和个人协同推进机制尚不完善，"将健康融入所有政策"的制度体系未能与健康环境管理政策措施有效衔接，顶层设计有待进一步完善。

（二）居民健康环境风险防范意识和能力有待提升

国家卫生健康委发布的《2021年中国健康素养监测报告》结果显示，我国居民健康素养水平呈现稳步提升态势。2021年我国居民健康素养水平达到25.40%，比2020年提高2.25个百分点。其中，城市居民健康素养水平为30.70%，农村居民为22.02%，较2020年分别增长2.62个和2.00个百分点。东、中、西部地区居民健康素养水平分别为30.40%、23.83%和19.42%，较2020年分别增长1.34个、2.82个和2.70个百分点[9]。尽管我国居民在健康知识、意识和行为方面取得了一定的进步，但我国居民健康素养水平总体不高，科学知识素养水平低的问题尤为突出，城乡差异大，导致我国居民健康环境风险防范意识和能力相对欠缺。此外，由于健康科普内容和资源供给不足、宣传手段相对单一等原因，健康相关知识传播覆盖面和传

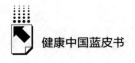

播效果有限。

以食品健康素养与食品安全为例，食品健康素养是指人们对食品营养、饮食健康等相关知识的认知和运用能力。在食品健康素养方面，人们需要了解食品的营养成分、食品标签的解读、食品的选择和储存、食品的烹饪技巧等知识。我国居民食品健康素养总体水平较低，导致近年来居民误食有毒/霉变食品身亡、食品生产方非法添加有害食品添加剂等食品安全事故频发，严重危害了我国居民健康水平。

（三）支撑健康环境管理的技术储备依然不足

在大健康和同一健康（One Health）的概念下，健康环境不仅包括生态环境，还包括人居环境、社会环境等，而当前的环境调查、监测、评估难以满足精准化的环境管理需求。在环境监测方面，当前检测多聚焦于大气、水体、土壤等环境因素，缺少对居民健康的持续监测；在环境评估方面，当前多采用的是环境影响评估（Environmental Influence Assessment，EIA）、环境风险评估（Environmental Risk Assessment，ERA）等方法，但此类方法只能评估单一的环境要素，无法全面反映环境问题的复杂性和多样性。因此，近年来国内外有学者开始研究综合环境评估（Integrated Environmental Assessment，IEA）的方法，以综合考虑环境质量、生态健康、社会经济和文化等多个方面的影响。但是，IEA 需要大量的数据支撑和复杂的评估模型，因此需要投入大量的人力、物力和财力，导致当前该方法的推广率仍然较低。

此外，在健康环境领域的基础研究与应用研究方面，我国的创新能力与发达国家相比仍有较大差距，研究成果有效转化落地不足。对于新污染物、核污染等新兴环境问题的研究缺乏前瞻性布局。

（四）复合型人才队伍不足的情况长期存在

近年来在国家重点研发项目、重大科技专项的带动下，健康环境领域的人才队伍在数量和质量上虽然有一定增长，但人才队伍专业单一、规模偏小、总量不足问题依然突出。一方面，健康环境涉及环境科学、环境工程、环境医学、公共卫生、社会科学等多个学科的协作，但是在实际的人才队伍建设中，难以同时涵盖上述学科的专业人才，导致在政策制定、执行、管理等环节出现专业性的偏差。另一方面，具有多学科交叉知识的优秀人才资源主要集中在省级及以上机构，导致基层力量普遍较弱，无法开展高质量的健康环境管理工作。

三 对策与建议

"十四五"时期是我国全面建成小康社会、实现第一个百年奋斗目标之后，乘势而上开启全面建设社会主义现代化国家新征程、向第二个百年奋斗目标进军的第一个五年，环境健康工作机遇与挑战并存。从机遇看，全力建设健康中国和美丽中国，为落实党中央、国务院提出的"把健康融入所有政策""强化生态环境与健康管理"的决策部署奠定了坚实基础，为更深层次探索健康优先、绿色发展新路提供了契机。"十四五"时期，要继续贯彻新发展理念，以更广阔的眼界和更高的格局谋划健康环境工作高质量发展，助推人与社会、人与自然和谐共生的健康中国和美丽中国建设。

（一）持续加强大力提升居民健康环境素养

健康素养是指人们获取、理解和应用健康信息，做出正确的健康决策并采取行动的能力，其中包括对健康和环境之间关系的认识和理解。健康环境素养则是健康素养的一个重要方面，指人们通过了解和掌握环境对健康的影响，采取积极的生活方式和行为，改善或提升健康水平的能力。人们的健康素养和健康环境素养受到许多因素的影响，如教育水平、文化背景、社会经济状况、健康状况等。对此，各省市地区需持续开展全国居民健康素养监测，不断完善素养测评题库。制定全国居民健康素养监测总体实施方案，建立素养监测工作网络，积极推进信息化建设，逐步建立素养监测数据收集、整理、共享平台和工作机制。监测居民素养水平，把握不同人群健康素养水

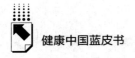

平差异、发展趋势和影响因素。按程序发布监测信息，促进监测结果的应用，为评价、完善健康素养提升行动措施提供科学依据。

同时，"十四五"期间，需要进一步构建一个多元互动的宣传科普平台，全面把握宣传、策划、包装等各个环节，深度挖掘现代媒体效能，以"美丽中国"和"健康中国"建设为主题，打造科普宣传品牌。创造更多的科技界与公众交流机会，支持各类科学共同体、社会组织、学校、企业、社区和个人等参与，充分利用各类科普阵地，举办竞赛、论坛、讲座、沙龙、展览等多种形式的活动，普及传播健康环境相关知识，展示优秀案例和良好实践。此外，针对公众关注的热点和焦点问题，应积极组织科学家与公众对话，引导公众科学理性认识健康风险，提升风险防范意识和能力。

（二）利用数字化手段加强健康环境风险监测评估

健康环境风险监测评估是维护人民健康的重要措施。"十四五"期间需要建立全面的、覆盖全国的环境健康风险监测网络，涉及空气、水质、土壤、食品、交通等多个方面。同时，加强监测设备的研发和应用，提高监测的准确性和及时性。

利用大数据、人工智能等新技术，从多个来源收集与健康环境相关的数据，包括监测数据、社交媒体、新闻报道、医疗记录等，研究构建健康风险源识别和区域风险评估技术方法、指标体系及数字化模型，利用人工智能技术，如自然语言处理和机器学习，对数据进行分析，识别健康环境的风险源和潜在的健康影响，并根据分析的数据构建健康风险评估模型，实时接收和分析数据，提供实时的健康风险评估结果，并根据数字化模型持续改进和更新健康风险评估模型，以提高模型的准确性和可靠性。

随着数据的不断更新和积累，持续改进和更新健康风险评估模型和数字化模型，制定环境健康风险评估标准和方法，对各类环境因素对人体健康的影响进行科学评估。同时，加强科学研究，探索环境因素对人体健康影响的机制和规律，为风险评估提供科学依据。

同时，政府部门应促进各类环境健康信息的公开，及时公布健康风险监测和评估结果，保障公众的知情权和参与权；鼓励公众、社会团体等积极参与环境健康风险监测和评估，提高公众的健康意识和自我保护能力。

（三）持续探索健康环境管理对策

从重点区域、重点行业、重点人群、重点场所入手，强化源头预防，以对具有潜在健康风险的自然因素与社会因素主动管理为出发点，鼓励开展将健康风险防控融入环境管理制度的探索，在生态环境标准、环境风险分区分级、综合环境影响评价、环境监测、监管执法等领域开展研究，为建立健康环境监测、调查和风险评估制度提供依据。与此同时，以健康城市、健康乡镇为抓手，充分考虑保障公众健康的需求，总结提炼经过实践检验且行之有效的创新经验，及时推广应用。

（四）打造健康环境专业人才队伍

加强健康环境专业人才培养是推动健康环境不断完善的重要支持力量。要充分认识到高层次人才在环境健康工作中的引领作用，重点培养和选拔能够进行精准化暴露溯源、测量和风险评估的科技领军人才。通过推动学术交流和国际合作，培养具有国际视野和国际竞争力的科研团队。在培养高层次人才的基础上，组建健康环境专业高端智库，围绕学科领域、行业发展和区域创新联合开展重大科学问题研究，研发新方法、新技术、新装备，促进协同创新。

除高层次科技人才培养外，还需要加强科普人才培养，这对提高健康环境宣传教育、科普的能力和水平有重要意义。通过组织建立健康环境科学专家团队，开展宣教人员的业务知识培训，并通过多元化投资和市场化运作的方式，加大对健康环境科普创作重要选题的资助力度，培育一批高水平的科普创作人才，开发一批科普产品和培训课程，以促进健康环境知识的普及和推广。

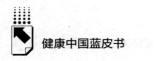

健康中国蓝皮书

参考文献

[1]《"健康中国2030"规划纲要》,中华人民共和国中央人民政府网站,https：//www. gov. cn/zhengce/2016-10/25/content_ 5124174. htm。

[2]《中国统计年鉴2022》,国家统计局,http：//www. stats. gov. cn/sj/ndsj/2022/indexch. htm。

[3]《国务院关于2022年度环境状况和环境保护目标完成情况的报告》,http：//www. npc. gov. cn/npc/c2/c30834/202304/t20230426_ 429045. html。2023年4月

[4]《国务院关于印发国家药品安全"十二五"规划的通知》(国发〔2012〕5号),国家药品监督管理局网站,https：//www. nmpa. gov. cn/directory/web/nmpa///zhuanti/ypqxgg/ggzhcfg/20120120120001130. html。

[5]国务院安委会办公室关于印发《"十四五"全国道路交通安全规划》的通知(安委办〔2022〕8号),中华人民共和国中央人民政府网站,https：//www. gov. cn/zhengce/zhengceku/2022-07/29/content_ 5703363. htm。

[6]国务院安全生产委员会关于印发《"十四五"国家安全生产规划》的通知,中华人民共和国应急管理部网站(安委〔2022〕7号),https：//www. mem. gov. cn/gk/zfxxgkpt/fdzdgknr/202204/t20220412_ 411518. shtml。

[7]海关总署公告2019年第21号(关于2018年度《国际卫生条例(2005)》口岸公共卫生核心能力达标情况的公告)(公告〔2019〕21号),中华人民共和国中央人民政府网站,https：//www. gov. cn/zhengce/zhengceku/2019-11/04/content_ 5448501. htm。

[8]《习近平在全国卫生与健康大会上的讲话》,2016。

[9]国家卫健委：《2021年中国健康素养监测报告》,2022。

252

乡村振兴背景下健康县域建设的中国实践

尤莉莉*

摘　要： 从乡村振兴战略与健康中国战略的双重视角来看，健康县域建设是两大战略的必然交点。从健康促进的理论出发，健康县域应包含更广泛的内容，涉及与健康相关的环境、文化、医疗服务、社会、经济等各个方面；从医疗卫生服务的单一角度来看，县域医改是健康县域建设的重要内容。以健康县域建设为抓手，深入开展健康乡村建设，构建县乡村一体化的健康治理格局，对于我国欠发达地区实现乡村振兴具有重要的实践意义。本报告在厘清健康县域概念的基础上，梳理了健康县域的中国实践，包括福建、山西、山东等地的经验，并对建设紧密型县域共同体，促进基层医疗卫生服务能力的综合提升提出了未来展望。

关键词： 健康县域　县域医改　乡村振兴

"民族要复兴，乡村必振兴"，乡村振兴战略是我国全面建设社会主义现代化国家的必由之路。党的十九大以来，中国的乡村振兴事业取得了令世人瞩目的成就。在党的二十大报告中，习近平总书记再次对推进乡村振兴做出了深刻论述和全面部署，为各行各业在持续推进乡村振兴中如何找准自己的位置并做出贡献提出了明确的指导方针和基本原则。卫生与健康行业在乡村振兴中的目标定位，无疑应以农村居民的健康福祉为出发点和落脚点。

---

* 尤莉莉，北京协和医学院卫生健康管理政策学院副研究员，硕士生导师，主要研究方向为健康教育与健康促进、健康管理、基本公共卫生服务、健康城市。

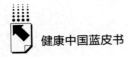

农民是实施乡村振兴战略的主力军，也是乡村振兴的主体。农民健康水平的提升能够增加乡村振兴的人力和智力资源供给，是培养和造就一大批新型职业农民的前提。党的二十大报告提出，推进农村基本公共服务体系均等化，促进公共教育、医疗卫生、社会保障等资源向农村倾斜。医疗卫生服务是基本公共卫生服务体系的重要组成部分，基本医疗卫生服务的全民覆盖、普惠共享是保障农民健康的基础。因此，为农村居民提供更加均衡可及、优质高效、经济可负担的基本医疗卫生服务，促进农民健康水平的不断提升，是整个医疗卫生行业在国家乡村振兴事业中的使命。

为此，国家近年来陆续颁布了一系列政策措施，加大资源投入，完善服务体系，优化服务模式，大力推动乡村卫生健康事业发展。各地方政府也在积极探索实践，涌现了大量可借鉴的案例与经验。其中，以县级卫生健康工作为主要抓手，以"健康融入所有政策"与"县级医疗卫生服务体制改革"为重点，将宏观与微观策略相结合的健康县域建设模式，无论在理论还是实践层面，都被认为是切实、可行、有效的策略。健康县域的治理模式，能够将乡村振兴与健康中国双重战略紧密结合在一起，相互促进，共同发力。除此之外，健康中国战略提出以来，很多学者、政策制定者或实践者也提出了一些与健康县域含义相近的概念，如健康乡村、健康农村、健康县、健康县区、健康促进区县等，但无论具体提法如何，其宗旨与"健康县域"殊途同归，因此，本报告统一采用"健康县域"的概念，在乡村振兴背景下，结合健康中国战略，浅谈健康县域的基本理念与当前实践。

一　健康县域的概念与内涵

（一）什么是健康县域

2016年，《"健康中国2030"规划纲要》颁布，提出了在2030年以前国家健康治理的基本原则、目标与重点领域。"健康中国"战略目标的实现，需要依靠多层次的健康治理格局，从健康中国到健康省市、健康城市、健康县域、健康乡村，乃至健康家庭、健康细胞。近年来，随着健康中国战略的大力推进，我国多层次的健康治理格局已经形成。县域治，天下安，县域治理自古以来就是我国国家治理的基石，健康县域建设在健康中国战略中具有举足轻重的地位。

什么是健康县域？健康县域的定义目前尚无统一定论，前文也提到，健康县域的近义词很多。我们可从"健康"和"县域"两个方面理解。第一，什么是健康？众所周知，当前对健康的标准定义是"健康不仅是没有病和不虚弱，而且是身体、心理、社会功能三方面的完美状态"。然而，这个定义是针对个体层面的。若理解健康县域的"健康"，我们需要将其扩展至社会层面。根据近年来被广泛强调的"大健康"理念，健康县域的"健康"不仅包括人群健康水平，也应包括与健康相关的社会与环境因素，即健康环境、健康文化、健康服务与健康产业等，这些均是大健康的组成部分。第二，什么是县域？县域最早起源于周代的分封制，秦汉时期把"县"作为郡以下行政区域的名称，现代的县隶属于省、自治区、直辖市、省辖市、自治州。目前，我国的行政区划由省级行政区、地级行政区、县级行政区、乡级行政区四级组成，"县域"确切来说是指县级行政区。截至2022年12月31日，我国共有2843个县级行政区（977个市辖区、1301个县、394个县级市、117个自治县、49个旗、3个自治旗、1个特区、1个林区）[1]。

明确了健康的概念与县域的范畴，健康县域的含义便一目了然。尽管国内外学者对健康县域均没有给出权威统一的定义，但健康县域与健康城市一样，均是应用健康促进基本理念的实践，强调运用行政的或组织的手段，广泛协调社会各相关部门以及社区、家庭和个人，使其履行各自对健康的责任，共同维护和促进健康的一种社会治理战略和社会广泛行为。相比于健康县域，世界卫生组织提出的健康城市的概念已被广泛认可采纳。1994年，世界卫生组织将健康城市定义为"不断开发、发展自然和社会环境，并不断扩大社会资源，使人们在享受生命和充分发挥潜能方面能够互相支持的城市"。我国学者提出了更易被人理解的定义，即健康城市是从城市规划、建设到管理各个方面都以人的健康为中心，保障广大市民健康生活和工作，成

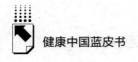

为人类社会发展所必需的健康人群、健康环境和健康社会有机结合的发展整体。综上，我们可将健康县域战略定义为：以政府为主导，充分运用行政、组织、政策等手段，多部门合作，全社会参与，不断开发发展县域（县级行政区）内的资源，广泛争取县域外部资源，以人的健康为核心，优化健康环境与文化，完善健康服务，繁荣健康产业，持续提高居民生活幸福感。

（二）健康县域与健康乡村的关系

根据我国的行政区域划分，在全国 2843 个县级行政区中，市辖区与其他县级行政区相比，显著的特点为它是城市主体（即市区）的核心组成部分和区域经济发展的中心，居民以城镇人口为主，城市化一般处于较高水平，而其他县级行政区的城市化水平相对较低。乡村振兴背景下的健康县域建设，一般是指除市辖区以外的经济欠发达且以农村人口为主的县域。截至 2022 年底，我国乡级行政区包括 8984 个街道、21389 个镇、7116 个乡、957 个民族乡、153 个苏木、1 个民族苏木、2 个区公所，合计 38602 个[1]。乡村振兴战略背景下的健康乡村建设，一般也指县辖区内的镇、乡及其行政村，不含城区街道。有学者将健康乡村定义为：使农村居民处于健康状态且乡村环境能够长期支持农村居民的生理、心理、社会等方面都处于良好状态。健康县域的实现是建立在健康乡村建设基础上的。

二 健康县域的中国实践

（一）从健康促进的视角

2016 年 7 月 18 日，全国爱国卫生运动委员会印发《关于开展健康城市健康村镇建设的指导意见》（全爱卫发〔2016〕5 号），提出健康村镇是在卫生村镇建设的基础上，通过完善村镇基础设施条件，改善人居环境卫生面貌，健全健康服务体系，提升群众文明卫生素质，实现村镇群众生产、生活环境与人的健康协调发展。以保障和促进人的健康为宗旨，将健康融入所有政策，通过建设健康城市、健康村镇，营造健康环境、构建健康社会、优化健康服务、发展健康文化，提高人群健康水平，促进经济社会可持续发展，推进健康中国建设。因此，健康县域建设的领域包括以下方面。

1. 营造县域健康环境

健康环境的治理与打造是健康县域建设的重点，包括污水处理厂、垃圾无害化处理场、公共厕所等环境卫生基础设施的规划、设计和建设，加大环境卫生综合治理力度，开展生活垃圾源头减量和分类收集处理，清除病媒生物滋生地，着力解决城乡环境"脏乱差"问题，加强饮用水水源地保护，深入推进水生态环境治理和土壤污染防治。县域健康环境治理需要通过政府、企业、公众共治，形成综合治理体系。环境卫生、大气、水、土壤等环境质量总体改善，创造整洁有序、健康宜居的环境，是县域居民健康生活、安居乐业的基础，是健康县域建设的第一要务。

2. 构建县域健康社会

健康社会的决定因素包括社会生活的各个方面，如就业、食品、住房、教育以及医疗服务等，健全的基本公共服务体系以及公平、持续、广覆盖的社会保障制度，都是维护促进居民健康的因素。在乡村振兴背景下，统筹城市和农村养老资源，促进基本养老服务均衡发展，基本养老、基本医疗保险保障人群实现基本覆盖；此外，相关部门要加强农村地区的食品、药品安全和合理用药的指导，建立覆盖全过程的农产品和食品药品监管制度。同时，对于社会弱势群体，健全社会救助体系，保障老年人、残疾人、孤儿等特殊群体有尊严地生活和平等参与社会发展，也是健康县域建设需要重点关注的领域。

3. 优化县域健康服务

优质高效的卫生保健服务是守护县域居民健康的基础，也是健康县域建设的重点领域。因此，在健康县域建设中，建立健全基本医疗卫生服务体系，实现人人享有基本医疗卫生服务，建立现代医院管理制度和分级诊疗制度，加强基层卫生人才特别是全科医师队伍建设，补足医疗卫生服务的短板。同时，要加强疾病预防控制体系建设，提高疾病监测和干预能力，积极

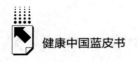

防治传染病、寄生虫病、慢性病、职业病、地方病和精神疾病等重大疾病。

4. 培育县域健康人群

人群健康水平的提升是健康县域建设的根本目标。健康人群的培育，要大力加强健康教育和健康促进，普及健康素养知识与技能，培养"自己是健康第一责任人"的意识。引导居民建立合理膳食、适量运动、戒烟限酒和心理平衡的健康生活方式，增强群众维护和促进自身健康的能力。同时，强化妇幼健康和计划生育服务工作，提高出生人口素质和妇女儿童健康水平，开展全民健身活动，提高群众身体素质。

5. 发展县域健康文化

充分利用各种大众传播媒介，开展多角度、多层次、全方位的健康知识宣传，在全社会倡导正确的健康理念，营造健康文化氛围，也是健康县域建设的重点工作。大力倡导健康文化，鼓励和支持健康文化产业发展，创作出更多群众喜闻乐见的健康文化作品，不断满足人民群众日益增长的多层次健康文化需求。健全市民公约、村规民约等社会规范，让健康理念深入人心。

（二）从县域医改的视角

健康县域建设的重要领域之一是优化健康服务，县域内的医疗卫生服务能力与人民生命健康密切相关。然而，县城周边大型医院的虹吸效应及县域内三级医疗卫生服务体系缺乏整合，导致县域医疗卫生服务能力低、人才短缺、偏远农村就医可及性差等问题突出。因此，国家先后实施了一系列针对县域和基层的医疗卫生体制改革，如紧密型县域医共体试点、基层卫生健康综合试验区、乡村医生队伍建设以及加强农村地区的基本公共卫生服务等，全面改革，综合发力，以基层为重点，旨在提升基层特别是乡村地区的基本医疗服务水平。2023年2月，中共中央办公厅、国务院办公厅印发《关于进一步深化改革促进乡村医疗卫生体系健康发展的意见》（以下简称《意见》）。《意见》明确指出，完善乡村医疗卫生体系，是全面推进健康中国建设的迫切要求，也是全面推进乡村振兴的应有之义。

1. 紧密型县域医共体建设

2016 年，国家卫生和计划生育委员会颁布了《关于开展医疗联合体建设试点工作的指导意见》，明确指出医共体是农村开展医联体建设的主要模式。2019 年，国家卫生健康委正式在全国启动紧密型县域医共体建设试点。县域医共体是指以县级医院为龙头、乡镇卫生院为枢纽、村卫生室为基础，构建三级联动的县域医疗服务体系，形成服务共同体、责任共同体、利益共同体、管理共同体。医共体内医生上下流动，患者双向转诊。目前已有 800 多个县参与试点工作，涌现了大量的典型案例。

福建省石狮市总医院以县域紧密型医共体建设为抓手，探索资源整合、信息联合、能力聚合的"三网融合"运作路径。石狮市先后出台 30 个促进优质资源"接地气"的改革配套文件，积极推进紧密型县域医共体"六个一体化"改革。目前已实现行政管理一体化、人力资源管理一体化、财务管理一体化、医疗质量管理一体化、药械管理一体化、信息系统建设运维一体化，全面推进医共体管理、服务同质化；建设县域医学检查大中心，基本建立基层检查、上级诊断、结果互认的共享医疗模式。陕西省汉阴县人民医院积极牵头开展医共体建设工作，统筹推进"三医"联动改革。2020 年，启动了医保总额支付制度改革，执行总额支付、结余留用、超支合理分担机制，实现了连续三年医保基金结余的改革目标。汉阴县经过摸索实践，形成了"1522"医共体建设模式。其中，"1"是成立一个医共体；"5"是深化五项机制（需求对接机制、人才下沉机制、技术贯通机制、信息共享机制和目标考核机制），强化内涵管理；"2"是实行"两个打包"，即医保资金统筹打包使用和公共卫生资金统筹打包使用。重庆市奉节县人民医院与全县乡镇卫生院及街道卫生所进行合作联动，建立了重庆市首个针对农村人群的基层卒中防治网络，与全县卫生院的院长和骨干共同建立防治站点。江西省万载县中医院走的是"医联体+医共体"的路线，这样的双体贯通真正让优质医疗资源"一沉到底"，给县域百姓带来了实惠和便利。

作为乡村医疗最新的政策纲领文件，《意见》进一步强调了乡村医疗卫生体系发展要坚持强化医疗卫生资源县域统筹，加强县域内资源整合和

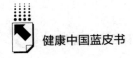

优化配置，改善基层基础设施条件，推进县域医共体建设。因此，县域医共体建设是健康县域建设的重要内容，也是提升县域健康服务能力的重要抓手。

2. 基层卫生健康综合试验区建设

2021年8月，国家卫健委办公厅下发《关于开展基层卫生健康综合试验区建设的通知》，将山西省晋中市介休市、浙江省嘉兴市海盐县、安徽省淮北市濉溪县、福建省龙岩市长汀县、山东省潍坊市寿光市、河南省平顶山市郏县、四川省泸州市泸县、新疆维吾尔自治区伊犁哈萨克自治州新源县8个县市确立为首批试验区。2022年11月，又有4个县市加入，即北京市密云区、广西壮族自治区防城港市上思县、海南省东方市、贵州省遵义市习水县。同时，建立试验区动态调整机制，根据工作需要，综合考虑多方面因素，适时将符合条件的县（市、区）纳入试验区或候补试验区。试验区建设是深化医改的重要一步，其内容主要涵盖完善基层医疗卫生服务体系、加强基层卫生人才队伍建设、提升基层医疗卫生服务能力、创新服务模式、鼓励改革创新五个方面。前三方面属于常规动作，后两方面结合试验区实际开展，在难点重点工作上有所创新，形成可推广的典型经验。

试验区工作在各地积极开展。山西省介休市把县级医院的医养结合科、临终关怀科、精神病科、中西医结合科、呼吸病康复科等基层能够"接得住、看得好"的病种所属科室，全部开设到乡镇卫生院和社区卫生服务中心。到基层工作的医护人员每月增加1000元的绩效补助。介休市人民医院将康复科整建制下沉到宋古乡卫生院，同样的康复项目不仅收费低，而且报销比例高，病人医疗费用下降70%以上。贵州省习水县将26个乡镇划分为5个片区，每个片区按照二级医院标准打造一个中心乡镇卫生院，再由中心卫生院辐射带动片区内其他医疗卫生机构共同发展。

2022年3月，山东省决定开展省级基层卫生健康综合试验区建设，并出台《山东省基层卫生健康综合试验区建设指导方案》，提出到2025年试验区县域内就诊率达到95%左右、县域内基层医疗卫生机构诊疗量占比达到70%以上、一般村卫生室首诊病种达到30种以上等具体目标。2023年5

月，广东省也启动了基层卫生健康综合试验区建设工作，确定了广州市花都区等12个县（市、区、镇街）作为试验区、广州市海珠区等12个县（市、区、镇街）作为建设单位。

3. 乡村医生队伍建设

乡村医生是农民健康的守护者。乡村医疗卫生队伍建设是健康乡村的基础保障。但是，人才短缺是基层医疗卫生事业发展的瓶颈。近年来，各地出台多种措施缓解基层医疗卫生机构招人难、留人难问题。

其中一项重要举措是大学生村医计划。从2020年起，国家卫健委在部分省份实施医学专业高校毕业生免试申请乡村医生执业注册政策，至今已累计超过4000名大学生乡村医生进入村卫生室服务；2021年，湖北省实施"万名大学生乡村医生配备"项目，目前已培养大学生乡村医生9128人，其中订单定向免费培养3196人，共有1996人免试注册乡村医生并上岗。为了进一步推进落实大学生村医计划，2023年4月，国家卫健委联合多部门发布了《关于实施大学生乡村医生专项计划的通知》，提出了"十四五"期间在部分省份实施大学生乡村医生专项计划，由各省专项招聘医学专业高校毕业生免试注册为乡村医生到村卫生室服务，并加大激励和保障力度。

各地方也在积极推出举措，加大基层医生培养和激励力度。例如，为引导和激励卫生健康人才下乡，广东省开始实施《百名卫生首席专家下基层计划》。2023～2025年，将面向全国选聘100名具有二级以上公立医院执业经历、高级职称且符合相关条件的退休医生，到中心卫生院担任首席专家，并要求首席专家在中心卫生院全职工作3年，建设1个特色专科，开展1项以上新业务、新技术，"传、帮、带"打造1个专科团队。浙江省东阳市在医共体内建立"人才池"，将原本由各基层单位独立招人的政策改为全市统招共用，基层医疗机构人员可选择"工作在乡下，生活在城里"的模式。

4. 基本公共卫生服务

《乡村振兴战略规划（2018-2022年）》提出，要推进健康乡村建设，深入实施国家基本公共卫生服务项目，为农民提供基础性全方位全周期的健康管理服务。国家基本公共卫生服务自 2009 年开始实施，面向全体居民免费提供最基本的公共卫生服务，特别是对老年人、儿童、妇女以及慢性病患者提供个体化健康体检、健康管理服务，显著提高了农村居民常见病的早发现、早诊断率。本报告课题组的一项调查显示[2]，老年人健康体检的异常检出率为 67.4%，农村老年人的异常检出率高于城市老年人，农村老年人的血压异常、血糖异常、贫血检出率分别是城市老年人的 1.29 倍、1.36 倍和 1.76 倍。除此之外，依托于基本公共卫生服务的 0~6 岁儿童健康管理、预防接种、孕产妇产前检查服务均是农村地区居民的基础性医疗保障服务。高血压和糖尿病健康管理两个项目，为农村地区患者提供了免费的体检和随访指导，定期的健康管理对控制和降低农村居民心脑血管并发症、减轻疾病负担具有重要意义。农村的基本公共卫生服务提供主体主要是村卫生室和乡镇卫生院，为了赋能村医健康管理，很多地方发展运用信息化技术开展村医诊疗和健康管理服务。例如，在江西抚州开展的智慧村医项目，将物联网、移动网、大数据、云计算、人工智能等创新技术融为一体，为村医提供一套信息化诊疗工具，在基层基本公共卫生中实现了村医的远程随访和记录，村医可在村医务室与村民开展预约服务，传送血压和血糖等数据，大大提升了服务效率。

三 总结与展望

从乡村振兴战略与"健康中国"战略双重视角来看，健康县域建设是两大战略的必然交点。从健康促进的理论出发，健康县域应包含更广泛的内容，涉及与健康相关的环境、文化、医疗服务、社会、经济等各个方面，其目的是培育健康人群。健康县域的建设要坚持政府主导、多部门协作、全社会参与的基本策略，其宗旨与健康中国的基本原则相一致，即"共建共享，全民健康"。从医疗卫生服务的单一角度来看，县域医改是健康县域建设的重要内容。我国在基层医改方面推出了很多政策措施，其中紧密型县域医共体建设是基层卫生体制改革的核心抓手，新一轮的基层卫生综合试验区工作是各地区对于基层医疗体系改革的深入探索和创新。相信未来会涌现出更多可复制推广的改革方案，促进我国基层医疗卫生服务能力的综合提升。

参考文献

［1］《中华人民共和国行政区划统计表》，http：//xzqh. mca. gov. cn/statistics/2022. html。

［2］李梦宇、连隽、廖子锐、昝子晴、刘璐、尤莉莉、刘远立：《国家基本公共卫生服务老年人健康体检的异常检出率分析》，《中国全科医学》2023 年第22 期。

B.18
健康中国建设的扬州实践*

赵国祥**

摘　要： 健康是民族昌盛和国家富强的重要标志，也是广大人民群众的共同追求。扬州市委、市政府高度重视人民健康并对健康扬州建设做出了重要部署，在全国率先打造"健康中国的扬州样本"，着力营造健康环境，培塑人民群众健康的生活方式；深入实施健康干预，健全公共卫生应急管理体系；持续优化健康服务，打造优质高效整合型医疗卫生服务体系；不断强化健康维护，出台"一老一小"健康问题整体解决措施；大力发展健康产业，集聚城市发展新动能，提升城市吸引力。通过近年来的积极实践，扬州市卫生健康事业取得明显成效，孕产妇死亡率、婴儿死亡率等多项居民主要健康指标好于全国和江苏省平均水平。通过打造"健康中国的扬州样本"，既推动了近年来健康扬州重点工程、重大项目一以贯之地持续发展、迈上新台阶，又在现有基础上，围绕满足人民群众日益增长的健康需求，推进了新的健康工程的实施；既全面落实"健康中国""健康江苏"建设要求，又充分体现扬州做法与特色，形成了可复制、有影响、可推广的成功案例。

关键词： 健康城市　健康扬州　扬州样本

---

* 本报告数据如无特殊说明，医疗数据来自扬州市卫健委和市疾控中心；人口和财政投入数据来自扬州市统计公报。
** 赵国祥，扬州市卫生健康委员会党委书记、主任，扬州市中医药管理局局长。

建设健康中国是习近平新时代中国特色社会主义思想的重要组成部分。2014 年，习近平总书记在江苏镇江考察时深刻指出，"没有全民健康，就没有全面小康"；2015 年，党的十八届五中全会从党和国家事业发展全局的高度，首次提出了推进健康中国建设的新目标；2016 年，中共中央、国务院印发《"健康中国 2030"规划纲要》；2017 年，党的十九大报告对健康中国战略的实施做出全面部署；2019 年，国务院印发《关于实施健康中国行动的意见》；2022 年，党的二十大报告要求推进健康中国建设。

健康城市是健康中国建设的重要载体，是指城市的规划、建设和管理以促进人的健康为目标，自然环境、社会环境和健康服务充分满足居民健康需求，健康生活方式全面普及，每个居民的健康水平达到最大可能，城市建设与人的健康协调发展的城市[1]。1984 年，世界卫生组织第一次提出健康城市的概念，并提出健康城市计划（HCP），让城市的管理者承诺，把城市打造成健康城市[2]。目前全球已经有数千个城市参与了这项活动，并建立了世界健康城市联盟等相关组织。

从本质上说，健康中国建设是保障民生福祉之策，关乎社会和谐安定，解决群众关心的看病难、看病贵，因病致贫、因病返贫，公共服务不公平，食品药品安全，环境污染等问题，顺应的是民生诉求，解决的是民生疾苦，化解的是社会矛盾与经济危机，促进的是国家认同、社会公正与全面发展，维系的是社会安定与安全。

一　健康扬州的建设历程

2020 年 11 月 13 日，习近平总书记在扬州视察时，称赞"扬州是个好地方"。近年来，扬州践行习近平总书记嘱托，奋力把"好地方"建设得好上加好、越来越好。扬州围绕"健康"这一人民群众的根本追求和期盼，在推动全民健康工作的基础上，鲜明提出打造"健康中国的扬州样本"，在健康中国建设实践中进行有益的探索，促进健康与经济社会协调发展，让城市健康发展成果更多更公平惠及群众。

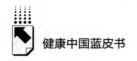

　　早在国家提出"健康中国"战略之前，扬州已经开展了一些有益探索，围绕人民群众对健康的基本民生需求，创新性地提出了"大健康"的理念，把健康作为最重要的民生目标，将健康理念融入经济社会发展各个方面，每年把新增财力的 70% 以上用于健康等民生领域。党的十八届五中全会后，扬州迅速响应党中央决策部署，深入总结健康扬州建设中的已有经验和不足，形成调研报告。2016 年，扬州在中美健康峰会和中国健康城市论坛上做大会交流发言。2017 年，扬州市委、市政府印发《"打造健康中国的扬州样本"行动计划》（扬发〔2017〕38 号），提出健康扬州建设的 40 项指标和健康生活、健康服务、健康管理、健康饮食、健康环境、健康养老、健康保障、健康产业 8 项重点工作。2016 年，扬州市第七次党代会把打造健康中国的扬州样本列为全市重点抓好的十件大事之一。

　　2021 年，在国务院《关于实施健康中国行动的意见》（国发〔2019〕13 号）、江苏省政府《落实健康中国行动　推进健康江苏建设的实施方案》（苏政发〔2020〕12 号）的基础上，扬州进一步优化内容，细化措施，制定了《关于全面推进健康扬州建设的实施方案》（扬府发〔2021〕5 号）。该方案既着眼于顶层设计，充分呼应国家、省要求，旨在全面完成《关于实施健康中国行动的意见》确定的 15 项行动目标以及《落实健康中国行动　推进健康江苏建设的实施方案》确定的 25 项行动目标，又结合扬州实际进一步细化，制定了 35 项具体行动目标。在优化健康服务方面，增加公共卫生体系建设行动目标和医疗急救能力提升行动目标，明确提出要加大公共卫生投入力度，加快推进疾病预防控制、卫生监督、妇幼保健等专业公共卫生机构现代化建设；在完善健康保障方面，增加健康制度保障强化行动目标，明确要求将健康理念融入所有政策及其制定过程；在发展健康产业方面，增加医药产业创新发展行动目标和健康旅游产业培育行动目标，把药品医疗器械产业打造成为重要新兴产业，充分利用扬州丰厚独特的旅游资源，因地制宜构建形式多样的扬州康养旅游产业融合模式；在推进健康创建方面，增加健康城市和健康村镇、健康校园、健康企业、健康单位、健康家庭5 项行动目标，要求通过城乡联动、多方参与的形式，推动健康城市示范市建设广泛深入开展。

截至 2022 年末，扬州市人均预期寿命达 81.78 岁，全市孕产妇连续四年零死亡，婴儿死亡率为 2.11‰，5 岁以下儿童死亡率为 3.20‰，重大慢性病过早死亡率为 9.87%，城乡居民达到"国民体质测定标准"合格以上的比例为 93.2%，居民健康素养水平达 37%，"健康中国扬州样本"确定的 40 项指标均远好于全国和江苏平均水平。扬州市政协开展的健康扬州建设群众满意度测评结果显示，市民对健康城市建设的满意度为 95% 以上。2022 年，扬州蝉联全国健康城市建设样板市，被国家发改委确定为"国家积极应对人口老龄化重点联系城市"，入选"儿童友好城市"名单。扬州还创成了国家森林城市、国家生态市，获得联合国人居环境奖，规划建设了 350 座公园，形成了独特的公园城市体系。运河三湾生态修复项目入选中央环保督察整改正面典型案例。扬州还入选国家废旧物资循环利用体系建设重点城市，作为全国唯一城市代表，受邀参加 2022 年联合国气候变化大会。

二　健康扬州建设的具体实践

（一）全面开展健康促进行动

1. 大力普及健康知识

世界卫生组织调查显示，生活方式对健康的贡献占比为 60% 以上[3]。近年来，扬州市大力加强健康教育与促进行动，连续多年将其纳入民生幸福 1 号文件，每年在基本公共卫生服务经费中安排健康教育与促进专项经费。全市构建了以行政部门为主导、专业机构和二级以上医院为支撑、乡镇卫生院和社区卫生服务中心为基础的健康教育网络体系。卫健部门联合体育、工会、科协等部门，实现了所有乡镇街道、村社区均有 1 名健康生活方式指导员的目标。每年开展重点人群健康教育进农村、进学校、进企业、进机关、进社区"五进"活动超过 500 场，"健康扬州我行动"健康科普大巡演超过 20 场。打造"健康学堂"等品牌栏目，安排医疗卫生专家、健康素养巡讲

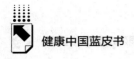

师走进直播间，每年播放 800 期健康类节目。2022 年，扬州居民健康素养水平达 37%（全国平均 27.78%）。

2. 推进全民健身行动

近年来，扬州市新建、改建体育场馆，使人均体育场地面积达 3.3 平方米，基本建成城乡一体的"10 分钟体育健身圈"。群众经常参加体育锻炼的比例达 42%（全国平均 37.2%），国民体质监测总体达标率为 93%（全国平均 90.4%），在公共体育领域中满意度达 88.13%，在全国 160 个城市中位列第一。同时，积极探索体医融合，建成体医融合服务中心 9 个，平均每年新建全民健身指导站 262 个，改造全民健身益站 20 家，分布在人流集中的体育休闲公园、广场。此外，为创新性地开展体医融合科学研究，扬州大学成立了脑疾病体卫融合重点实验室。

3. 深化控烟专项行动

扬州市大力普及有关吸烟和二手烟危害的知识，组织开展形式多样、互动性良好的线上线下宣传活动，营造良好控烟氛围。完善无烟环境配置，制定控烟细则，加大控烟劝阻和巡查力度。2015 年，扬州市开出江苏省首张控烟罚单。积极开展戒烟门诊建设，各级医疗卫生机构均根据《无烟医疗卫生机构标准》，组织开展全员简短戒烟干预培训，推行首诊询问吸烟史制度。苏北人民医院承担国家级戒烟门诊项目，配备提供戒烟服务的诊室、诊疗设备、药品储备和专职医务人员，开展专业戒烟服务。目前，全市实现无烟党政机关、无烟医疗卫生机构、无烟学校建设区覆盖，正积极倡导无烟家庭建设。扬州 15 岁以上人群吸烟率低于 22%（全国平均 25%以上）。

4. 健全心理健康服务体系

扬州市二级以上综合性医院均开设心理门诊，推动心理咨询和治疗服务，加强心理危机干预和援助，逐步扩大心理健康服务覆盖面。开展心理健康教育与促进活动，重点关注青少年心理健康。100%的中小学设立心理辅导室，建立 1000 人的心理危机干预队伍，面向学生或家长开展心理健康教育。完善严重精神障碍管理治疗网络，建立健全"分片包干"的管理治疗责任制、多部门管理联动和协作机制。根据风险评级，定期对严重精神障碍患者进行随访评估、分类干预、健康体检等，优先为严重精神障碍患者开展家庭医师签约服务。

（二）深入实施健康干预

1. 做好重大传染病防控

稳妥有序实施新冠疫情防控，将防控工作重心从防感染转向保健康、防重症。组建家庭医生签约团队和健康服务小分队，成立市县重症巡回指导组，划片包干，做好重点人群健康保障；全市二、三级医院综合 ICU 床位提升率达 135.44%，基层医疗机构全部设置氧疗区，增配指脉氧仪。指导各地抓实抓细农村地区疫情防控，有效保障了疫情压峰降峰，平稳转段；《扬州市"三个聚焦"精准攻坚 筑牢农村地区疫情防控屏障》经验被国务院办公厅专报推广，充分展示了疫情防控的扬州做法和扬州经验。

2. 强化重大慢性病防治

以全周期健康管理为主线，探索实施重大慢性病高危人群"促、防、筛、诊、治、康"一体化防治策略。首先，依托"综合性医疗机构-疾控机构-基层医疗机构"医防网络，完善重大慢性病防治体系，建设市癌症防治中心，成立专家委员会，制定癌症、心脑血管疾病、慢阻肺等重大慢性病管理工作路径。其次，建立基层重大慢性病健康管理新模式，制定村（居）民委员会公共卫生委员会工作清单，开展清单式健康服务政策宣讲，突出慢性病早期筛查、健康监测、随访管理等内容，提升基层慢性病"防、筛、治、管、康"全生命周期管理水平。最后，开展高危人群健康筛查行动。组建由疾控人员、医务人员、街道社区人员组成的健康管护队伍，实行网格化排查，掌握辖区内居民健康状况，每年分类开展肿瘤、慢性呼吸系统疾病、心脑血管疾病等高危人群筛查。扬州城乡居民重大慢性病过早死亡率为9.87%（2021 年全国平均 15.3%）。

3. 加强职业健康防护

市政府印发《关于进一步加强职业病防治工作的意见》《扬州市粉尘危害专项整治三年行动实施方案》，对采矿、冶金、建材、船舶制造等重点行

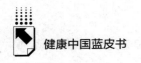
业领域开展专项整治。对472家粉尘危害用人单位全面排查摸底，推动用人单位从生产工艺、防护设施和个体防护等方面开展专项治理。强化职业健康监督执法，开展职业健康危害因素在线监测，近两年查处职业健康领域违法案件400余件。

（三）持续优化健康服务

1.健全公共卫生应急管理体系

扬州市委、市政府印发《完善重大疫情防控体制机制健全公共卫生管理体系的意见》，市人大在江苏省率先出台《关于加强公共卫生体系建设的决议》《关于进一步加强突发公共卫生事件应急管理的决定》。建立平急转换的应急指挥架构，形成了较为完善的应急预案体系。新建扬州市公共卫生中心，增核扬州市疾控中心编制114个。在全省较早完成了村（社区）公共卫生委员会设置，建成传染病监测预警系统一期工程，健全了可应急调用的物资储备体系，完善了应急储备调集机制。

2.实现公立医院改革与高质量发展

系统建立公立医院管理新体制，在江苏省率先成立公立医院管理委员会；推动城市三级医院重点专科、重点学科建设，加大优秀医疗团队和先进医疗技术引进力度，实现三级医院县域全覆盖。2023年4月，扬州市成功申报中央财政支持的公立医院改革与高质量发展示范项目，围绕能力提升、体系创新、三医协同、数智赋能四个方面，共设置18个子项目，实施期限为3年，致力于构建整合型医疗卫生服务体系，为群众提供全方位全周期健康服务。

3.推动优质医疗资源扩容与均衡布局

在农村，对24家乡镇卫生院进行新改扩建，对人口集中、服务需求大的205家村卫生室进行升级改造。在县域，4家县人民医院全部创成三级医院，其中3家创成三乙医院；2022年，财政投入资金27.5亿元，用于建设宝应、高邮、仪征、江都人民医院新院。在市级，投资近51亿元建设扬州市妇女儿童医院和扬州市中医院新院区；投资8.2亿元推进市应急救援中心、公共卫生临床中心、医用物资储备中心等卫生健康重大项目建设。

4.加快构建分级诊疗体系新格局

从2015年起，扬州在全市53个乡镇卫生院中选择18个中心乡镇卫生院，按照二级医院标准扩容升级，规划建设农村区域性医疗卫生中心，进一步解决基层群众看病就医难题，有效推动医疗卫生资源下沉。从市域、市区、县域三个维度完成了覆盖全市的医联体网格化布局，加大医保政策帮扶支持力度，逐步形成资源共用、利益共享、责任共担、发展同步的医联体工作新模式。2016年在江苏省率先实施"双千人"基层卫生人才强基工程，累计培养4313名基层卫生人才。积极探索"县管乡用、乡管村用"的备案制管理制度，对新招聘人才实行提前招、异地招、多次招，同时放宽开考比例。目前，扬州县域内就诊率保持在90%以上。

5.强化医防协同、医防融合

进一步落实"预防为主"的新时代卫生与健康工作方针，转变"重治轻防"的理念，高质量推进公共卫生工作。加强公立医院履行公共卫生职能，二级以上综合医院全部设立公共卫生科室，制定公共卫生责任和工作清单，实行疾控专业人员到二级以上医院公共卫生科挂职，建立交叉培训机制，组织对医疗机构医务人员进行疾病预防控制工作职责、工作规范等培训，并纳入医疗机构"三基"考核。

6.加快中医药传承创新发展

扬州市出台《关于促进中医药传承创新发展的实施意见》，在江苏省首批开展全国基层中医药工作示范市（县）创建。高标准建设中医龙头医院，全市现有三级中医医院2个，国家级、省级中医重点专科4个。加强基层中医药基础设施建设，做到100%社区卫生服务中心和乡镇卫生院设立中医馆，能提供6种以上中医药诊疗方法。深层次挖掘宣传中医药文化，每年举办中国中医药50人峰会，开展中医药文化进校园系列活动，打造"养生在扬州"品牌，推动中医药健康与文旅产业深度融合。

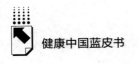
（四）全周期强化健康维护

1. 加强老龄健康服务

为积极应对人口老龄化，扬州市统筹推进医养融合，不断提升老年健康服务能力。推动全市建成 23 所养老护理院或康复医院，推进公立综合医院设立老年医学科。截至 2022 年，全市二级以上公立综合医院设置老年医学科比例达到 83.3%，全市共建成医养结合机构 32 家，拥有医养结合床位6516 张。成立医养结合促进会，落实 83 家养老机构与医疗机构签约合作。此外，开展智慧助老行动，每年开展老年人运用智能技术培训超 4 万人次，创建全国示范性老年友好型社区 6 个。

2. 大力发展托育服务

扬州市委、市政府印发《扬州市关于优化生育政策促进人口长期均衡发展实施方案》，扩大普惠托育服务覆盖面，在全省率先编制完成《扬州市区托育机构布局规划（2021-2035）》，明确居住区规划建设与常住人口规模相适应的托育服务设施相关标准。在新建的扬州市妇女儿童医院内规划建设 2 万平方米的扬州市托育综合服务中心，承担托育服务、业务指导、科研教学等功能。加强社区托育服务设施建设，将托育服务设施纳入本地居住公共服务设施配置指标，鼓励机关、企事业单位在工作场所为职工提供福利性婴幼儿照护服务，基本实现"一乡镇一街道一普惠一公立"，扬州常住人口每千人拥有3 岁以下婴幼儿托位数已达 3.53 个（2021 年全国平均 2.03 个）。

3. 加大妇幼健康保障力度

投资 31 亿元异地新建扬州市妇女儿童医院，各县（市、区）均完成"妇保所"转"妇保院"工作；加强出生缺陷综合防治，构建"筛查-诊断-干预-随访"的一体化服务网络；积极开展省级儿童早期发展基地创建，积极推广适合儿童早期发展的健康、营养、安全保障等技术；切实做好妇女儿童健康服务工作，为适龄女性免费接种 HPV 疫苗。

4. 加大医疗卫生行业综合监管力度

加大案件查处力度，针对人民群众反映强烈、社会影响恶劣的突出问题，牵头组织公安、市场监管、医保等部门开展联合督查。全面实施双随机抽查，与公安、市场监管、生态环保等部门建立健全旅店宾馆、托育机构、集中消毒餐饮具单位等行业跨部门联合抽查机制。推进"互联网+监管"，启动卫生监督云监控执法平台建设，搭载视频监控、在线监测、档案管理、预警及数据分析、食品安全国家标准 5 大系统，实现"1 平台+5 应用"功能，全面支撑各项工作发展。

（五）加快建设健康环境

1. 开展食品饮用水安全保障行动

加大食品安全督查力度，开展市、县、乡三级联动"守底线、查隐患、保安全"专项行动。2022 年全市共检查食品生产经营单位 5.1 万户次，开展食品安全风险监测 192 批次。市区 480 家重点餐饮单位采用视频方式接入餐饮监管平台，实现重点餐饮企业"明厨亮灶"覆盖率 80%以上。推动全市学生供餐配送单位进行 HACCP 或 ISO22000 资质认证，是江苏省唯一实现资质认证全覆盖的城市。在全国率先开展"放心消费示范校园食堂"评选活动，全市校园食堂"明厨亮灶"覆盖率达 100%。持续开展源头治理，大力推进农产品质量追溯体系建设，加入省级农产品质量追溯平台的生产经营主体共 15625 家，巡查覆盖率达到 100%。加强饮用水卫生管理。扬州市共设置 366 个饮用水监测点，覆盖全市所有乡镇、街道、集中式供水厂和农村加压站，全年监测水样合格率达 100%。三个净水厂实现了供水管网互联互通，集中式饮用水水源地水质达标率和安全保障达标率均达 100%。

2. 打造美丽中国扬州样板

实施"蔚蓝扬州"行动，部署开展"百日强化攻坚""攻坚争优"等专项行动，全面完成 3030 项大气污染防治重点工程项目；淘汰国三及以下标准柴油货车 9324 辆，淘汰数量在江苏省排名第二；积尘负荷降低，城市保洁能力全面提升，PM10 浓度同比下降 11.3%，改善幅度全省第一。实施"水美扬州"行动，全面开展水质加密监测预警，组织实施省级以上工业园区水污染整治专项行动、涉酚企业专项整治行动和城镇区域水污染物平衡核

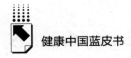

算，完成 70 个水污染防治重点工程项目，编制实施 9 个重点国省考断面溯源整治工作方案，推动 6 个省级工业园区启动工业污水处理厂建设规划，立项实施污水处理厂尾水净化生态缓冲区项目 6 个，完成 250 个长江入河问题排污口整治和淮河入河排污口排查工作。

3. 积极开展健康创建活动

积极开展新时代爱国卫生运动。扬州率先在所有村（居）民委员会设立公共卫生委员会，所有党政机关和企事业单位均建立爱国卫生工作专门组织，组建专兼职爱国卫生人员队伍。创新性地开展"每日一刻钟"重点场所卫生保洁行动，"每周一小时"单位家庭卫生大扫除行动，"每月一半天"城乡环境卫生整洁行动。在基层推进健康主题公园、健康广场、健康步道等健康场景建设，打造精品健康细胞工程。2020 年，扬州市省级卫生镇在苏中地区率先实现全覆盖。截至 2022 年，全市国家级卫生镇覆盖率为56.45%，省级卫生村覆盖率为 74.88%；省级健康镇覆盖率为 51.61%，省级健康村覆盖率为 17.24%。

（六）不断完善健康保障

近年来，扬州市不断优化参保结构，明确医保条件，对参保缴费、待遇享受及转保折算等相关内容做出详细规定，同时提高居民医保财政补助标准，扩大医保基金规模。2022 年，职工和居民医保基金政策内住院费用支付比例分别稳定在 85% 以上和 73%。建立职工医保门诊共济保障机制，印发《扬州市建立健全职工基本医疗保险门诊共济保障机制的实施细则（试行）》。加快建设多层次医疗保障体系，印发《关于健全重特大疾病医疗保险和救助制度的实施意见》，建立健全防范和化解因病致贫返贫长效机制。大力推进普惠型商业补充医疗保险，2022 年扬州市"江苏医惠保 1 号"投保总人数为 58.8 万，居江苏省第一位；2023 年投保总人数突破 63 万，居江苏省第二位。投保覆盖率连续两年居全省第一位，实现了为参保群众提供更高品质医疗保障的目标。

（七）大力发展健康产业

按照非禁即入的原则，鼓励社会资本优先投向资源稀缺以及特需健康服务领域，如康复、护理、体医结合、医养结合等。目前，扬州市初步形成"药、医、养、食、健"等基本产业群，具备健康产业的良好发展基础。与大数据、互联网技术相结合的智慧医疗也已萌芽，扬州市全民健康信息平台务实应用达五级水平，是江苏省最高等级。扬州率先涉足中医药和旅游领域，建成中国中医药养生（扬州）示范基地、扬州国医书院暨国医养生院，新增文化养生体验项目；一批健康领域的产业园区粗具规模，通过政、产、学、研、用协同创新，积极开发具有自主知识产权的产品和技术，推进了上海（扬州）国际医药园区、扬州食品产业园、邗江健康生物医药产业园、中医药养生旅游基地等健康相关重大项目的建设和发展。

三　健康扬州建设的思考

（一）面临的困难与挑战

由于工业化、城镇化、人口老龄化以及疾病谱、生态环境、生活方式不断变化，加之卫生健康事业发展仍然存在短板，在推进健康扬州建设方面仍然面临着不少的挑战。

1.居民的健康需求提高

随着生活水平的提高和人口老龄化进程加快，居民疾病谱发生了新的变化，慢性病引发的死亡人数已经占到了总死亡人数的 88%，导致的疾病负担占总疾病负担的 70% 以上[4]。不良的行为和生活方式引起的健康问题日益凸显。生活节奏加快，精神压力加大，也直接损害群众的身心健康。有关调查显示，我国仅有 11.2% 的居民能够保持健康的行为和生活方式[5]。新时代人民群众疾病发生了变化，对健康也有了更高期盼，要求看得上病、看得好病，希望不得病、少得病，特别是希望从出生到老年能获得全生命周期的健康管理和更好的医疗服务。

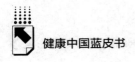

2. 卫生健康服务供给不足

与发达国家（OECD 国家）相比，我国的卫生总费用占 GDP 的比重还比较低，居民主要健康指标还有一定差距[6]。医疗卫生资源发展不平衡、不充分的问题普遍存在。卫生健康体系重治疗、轻预防的局面还没有得到根本的扭转。特别是新冠疫情暴露出的短板、漏洞、弱项，对公共卫生体系建设和社会机构治理产生了重大深远的影响。

3. 医改问题亟待突破

医药卫生体制改革已经进入深水区，医保、医疗、医药还存在联而不动、动而乏力的问题，需要我们创新推广三明医改经验，突破一些政策上的"瓶颈"，在一些重点领域、关键环节持续发力。

（二）健康城市建设的认识

推进健康城市建设，必须走中国式的卫生健康现代化之路。第一，要努力实现健康政策现代化，让健康的社会决定因素成为共识，把健康融入所有政策制定的全过程；第二，要努力实现健康环境现代化，更加注重和改善自然环境、社会环境、人文环境对健康的影响；第三，要努力实现健康结果现代化，通过持续优化健康宣传、教育，提升人民群众健康素养，促进正确生活方式和行为习惯的养成，让个人在生理、心理、道德等各个方面适应经济社会的发展和生活环境的改变，真正成为自我健康的"第一责任人"；第四，要努力实现健康服务现代化，进一步健全医疗、养老、托幼、健身、健康产业等发展体系，为人民群众提供全范围、全周期的健康服务；第五，要努力实现健康科技现代化，适应健康科技的迅猛发展，重视医药、医疗尖端技术项目的引进，不断加强人才队伍建设，让数智赋能全民健康。

四　小结

近年来，扬州市充分发挥人文底蕴深厚、生态环境良好、体育休闲公园遍布城乡的优势，加快推动卫生健康事业高质量发展，让城市拥抱健康，将健康融入生活，努力打造健康之城。下一步，在全面完成健康中国、健康江苏建设目标的基础上，扬州市将抢抓新一轮发展机遇，将健康融入所有公共政策制定全过程，通过医疗卫生、饮食安全、生态环境、健康促进、全民健身、医养融合、健康产业发展等综合性政策举措，把健康扬州建设作为推动全市产业转型升级、公共服务水平提升、全域旅游打造、城乡环境和基础设施建设，促进全域高质量发展的重要手段，奋力谱写中国式现代化新实践的健康扬州新篇章。

参考文献

［1］张佳佳、彭海洋、张东献等：《海南省健康评价指标体系建设及应用研究》，《中国卫生资源》2022年第5期。

［2］世界卫生组织西太平洋区域办事处：《在可持续发展中促进健康：第九届全球健康促进大会报告——人人享有健康，一切为了健康》，2016年11月21日，https：//apps. who. int/iris/handle/10665/273623。

［3］林深荣、苏旭、吴延莉等：《社会经济地位、健康生活方式与高血压发病的前瞻性队列研究》，《中华疾病控制杂志》2023年第27期。

［4］张洁、费方荣、胡如英等：《浙江省慢性病主要危险因素的归因疾病负担研究》，《预防医学》2022年第34期。

［5］陈悦：《我国高发生活方式病研究》，遵义医科大学硕士学位论文，2022。

［6］王晓坤、高原、徐爱军：《中国卫生总费用与健康产出的实证研究》，《中国农村卫生事业管理》2022年第42期。

B.19
中国居民健康素养发展现状[*]

李英华 李长宁^{**}

摘　要： 健康素养是健康的重要决定因素，是经济社会发展水平的综合评价指标。“居民健康素养水平”是《“健康中国 2030”规划纲要》和《健康中国行动（2019~2030 年）》的成效评价指标，提高全民健康素养是提升全民健康水平最根本、最经济、最有效的措施之一。我国从 2012 年起开展全国居民健康素养监测工作，截至 2022 年底，连续完成 11 年的监测任务。监测结果显示，我国城乡居民健康素养水平呈现稳步提升态势，从 2012 年的 8.80%提升至 2022 年的 27.78%，但仍存在较大提升空间，同时存在城乡、地区及人群间的不平衡。认真贯彻落实党中央决策部署，全面推进健康中国建设，政府、社会、个人三方发力，大力开展健康促进与健康教育，扎实推进将健康理念融入所有政策、积极开展健康区域场所建设，广泛开展健康知识普及，做好健康素养促进重大项目，加强适宜技术研究与总结，强化健康教育专业体系建设和能力建设，是提升公众健康素养的有效策略和措施。

关键词： 健康素养水平　健康素养监测　健康促进　健康教育

---

* 本报告数据来源于国家卫生健康委宣传司、中国健康教育中心编《中国居民健康素养监测报告》，2012~2022。

** 李英华，博士，研究员，中国健康教育中心副主任，主要研究方向为健康教育与健康促进、健康素养。李长宁，硕士，研究员，中国健康教育中心党委书记、主任，主要研究方向为卫生管理、健康教育与健康促进。

　　健康素养是指个人获取和理解基本健康信息和服务，并运用这些信息和服务做出正确决策，以维护和促进自身健康的能力。世界卫生组织指出，健康素养是健康的重要决定因素，是预测人群健康状况的较强指标，与人均期望寿命、生命质量高度相关。提升公众健康素养可有效减少健康不公平，显著降低社会成本；提升慢性病患者的健康素养可显著改变其健康结局，减少病残和死亡。

　　党和政府高度重视健康素养促进工作。特别是党的十八大以来，以习近平同志为核心的党中央把全民健康作为全面小康的重要基础，强调把人民健康放在优先发展的战略位置，从经济社会发展全局统筹谋划加快推进健康中国建设，把提升健康素养作为增进全民健康的前提，把提高全民健康素养作为提升全民健康水平最根本、最经济、最有效的措施之一。提升居民健康素养水平是《"健康中国 2030"规划纲要》《健康中国行动（2019-2030 年）》的重要内容，居民健康素养水平是其成效评价指标。2020 年，提高公民的健康素养成为《中华人民共和国基本医疗卫生与健康促进法》的明确要求。

　　目前，居民健康素养水平指标纳入国家多项考核内容，成为衡量国家基本公共服务水平和人民群众健康水平的重要指标。2015 年居民健康素养水平成为国家医改成效的监测指标，2016 年成为《"健康中国 2030"规划纲要》13 个主要指标之一，2018 年成为健康城市的评价指标，2019 年成为《健康中国行动（2019-2030 年）》的评价指标，2022 年成为《"十四五"国民健康规划》的主要指标。

一　中国居民健康素养水平现状及变化趋势

　　从 2012 年起，国家卫生健康委每年组织开展全国居民健康素养水平动态监测。截至 2022 年底，连续 11 年完成监测任务。中国居民健康素养监测范围覆盖全国除港、澳、台地区 31 个省（自治区、直辖市）的 336 个监测点（县/区）。监测对象为非集体居住的 15～69 岁常住人口，每年监测 7 万~8 万人。

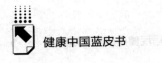
（一）总体水平及变化趋势

2012年中国居民健康素养水平为8.80%，2022年提升至27.78%，增长幅度为18.98个百分点，平均年增长幅度为1.90个百分点，平均年增长速度为12.18%，呈现稳步提升的态势。2016年以后提升幅度明显增大，与健康中国战略、脱贫攻坚等一系列重大制度的实施密切相关。详见图1。

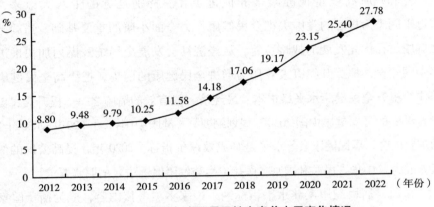

图1　2012~2022年中国居民健康素养水平变化情况

（二）城乡与地区变化趋势

从城乡分布来看，城市居民健康素养水平从2012年的11.79%提升至2022年的31.94%，增长幅度为20.15个百分点，平均年增长幅度为2.02个百分点，平均年增长速度为10.48%。农村居民健康素养水平从2012年的7.13%提升至2022年的23.78%，增长幅度为16.65个百分点，平均年增长幅度为1.67个百分点，平均年增长速度为12.80%。呈现平均年增长幅度城市>农村，但平均年增长速度农村>城市的特征。详见图2。

从地区分布来看，东中西部地区居民健康素养水平都有明显提升。东部地区居民健康素养水平从2012年的10.31%提升至2022年的31.88%，增长幅度为21.57个百分点，平均年增长幅度为2.16个百分点，平均年增长速度为 11.95%。中部地区居民健康素养水平从 2012 年的 8.59% 提升至 2022年的 26.70%，增长幅度为 18.11 个百分点，平均年增长幅度为 1.81 个百分点，平均年增长速度为 12.01%。西部地区居民健康素养水平从 2012 年的6.86% 提升至 2022 年的 22.56%，增长幅度为 15.70 个百分点，平均年增长幅度为 1.57 个百分点，平均年增长速度为 12.64%。呈现平均年增长幅度东部>中部>西部、平均年增长速度西部>中部>东部的特征。详见图 3。

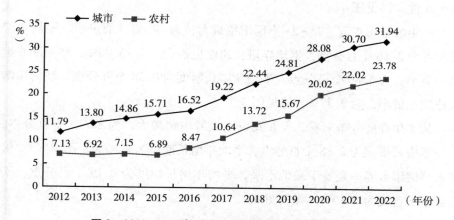

图 2　2012~2022 年城乡居民健康素养水平变化情况

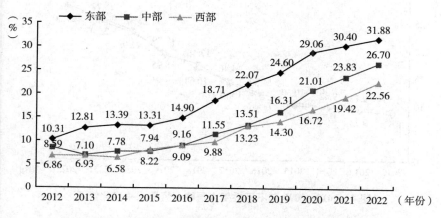

图 3　2012~2022 年东中西部地区居民健康素养水平变化情况

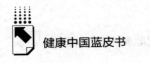
（三）不同人群健康素养水平变化趋势

2012~2022年不同人群健康素养水平均有提升。从性别分布来看，男性增幅为19.33个百分点，平均年增长幅度为1.93个百分点，平均年增长速度为12.57%；女性增幅为18.61个百分点，平均年增长幅度为1.86个百分点，平均年增长速度为11.79%。男性平均年增长幅度和平均年增长速度略高于女性。详见图4。

从年龄分布来看，25~34岁组增幅最大，为28.60个百分点，平均年增长幅度为2.86个百分点，平均年增长速度也最大，为13.76%；65~69岁组增幅最小，为5.80个百分点，平均年增长幅度为0.58个百分点，平均年增长速度也最小，为7.37%。详见图5。

从文化程度分布来看，大专及以上人群增幅最大，为28.79个百分点，平均年增长幅度为2.88个百分点，平均年增长速度为8.47%；不识字/少识字人群健康素养一直处于最低水平，平均年增长幅度为0.19个百分点，平均年增长速度为5.80%。详见图6。

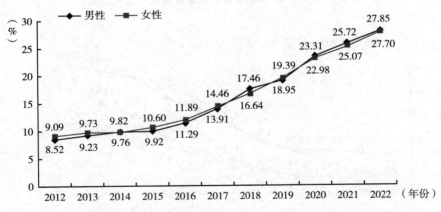

图4　2012~2022年不同性别人群健康素养水平变化情况

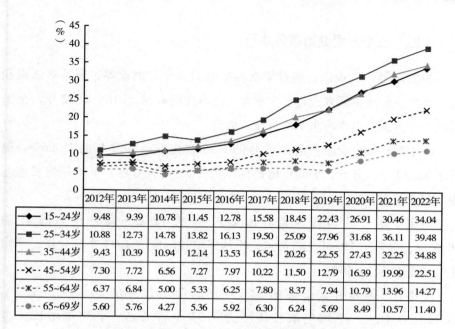

	2012年	2013年	2014年	2015年	2016年	2017年	2018年	2019年	2020年	2021年	2022年
◆ 15~24岁	9.48	9.39	10.78	11.45	12.78	15.58	18.45	22.43	26.91	30.46	34.04
■ 25~34岁	10.88	12.73	14.78	13.82	16.13	19.50	25.09	27.96	31.68	36.11	39.48
▲ 35~44岁	9.43	10.39	10.94	12.14	13.53	16.54	20.26	22.55	27.43	32.25	34.88
--✕-- 45~54岁	7.30	7.72	6.56	7.27	7.97	10.22	11.50	12.79	16.39	19.99	22.51
--✳-- 55~64岁	6.37	6.84	5.00	5.33	6.25	7.80	8.37	7.94	10.79	13.96	14.27
--●-- 65~69岁	5.60	5.76	4.27	5.36	5.92	6.30	6.24	5.69	8.49	10.57	11.40

图5　2012~2022年不同年龄组人群健康素养水平变化情况

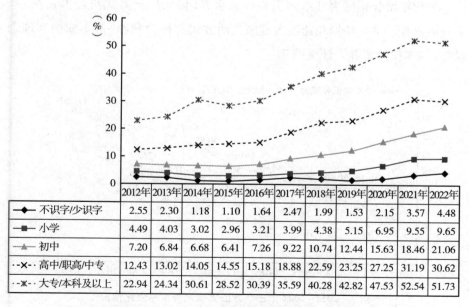

	2012年	2013年	2014年	2015年	2016年	2017年	2018年	2019年	2020年	2021年	2022年
◆ 不识字/少识字	2.55	2.30	1.18	1.10	1.64	2.47	1.99	1.53	2.15	3.57	4.48
■ 小学	4.49	4.03	3.02	2.96	3.21	3.99	4.38	5.15	6.95	9.55	9.65
▲ 初中	7.20	6.84	6.68	6.41	7.26	9.22	10.74	12.44	15.63	18.46	21.06
--✕-- 高中/职高/中专	12.43	13.02	14.05	14.55	15.18	18.88	22.59	23.25	27.25	31.19	30.62
--✳-- 大专/本科及以上	22.94	24.34	30.61	28.52	30.39	35.59	40.28	42.82	47.53	52.54	51.73

图6　2012~2022年不同文化程度居民健康素养水平变化情况

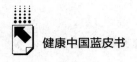

（四）三个方面健康素养水平

根据知-信-行理论，将健康素养划分为三个方面素养，即基本知识和理念素养、健康生活方式与行为素养、基本技能素养。2012~2022年，全国居民三个方面健康素养水平均有显著提升。

基本知识和理念素养由2012年的18.96%提升至2022年的41.26%，提升了22.30个百分点，平均年增长幅度为2.23个百分点，平均年增长速度为8.09%。

健康生活方式与行为素养由2012年的11.22%提升至2022年的30.63%，提升了19.41个百分点，平均年增长幅度为1.94个百分点，平均年增长速度为10.56%。

基本技能素养由2012年的12.29%提升至2022年的26.00%，提升了13.71个百分点，平均年增长幅度为1.37个百分点，平均年增长速度为7.78%。

平均年增长幅度为基本知识和理念素养>健康生活方式与行为素养>基本技能素养，平均年增长速度为健康生活方式与行为素养>基本知识和理念素养>基本技能素养。详见图7。

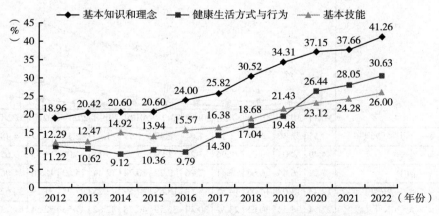

图7　2012~2022年三个方面健康素养水平变化情况

（五）六类健康问题素养水平

以公共卫生问题为导向，将健康素养划分为六类健康问题素养，即科学健康观素养、传染病防治素养、慢性病防治素养、安全与急救素养、基本医疗素养和健康信息素养。2012~2022年，全国居民六类健康问题素养水平均有显著提升。详见图8。

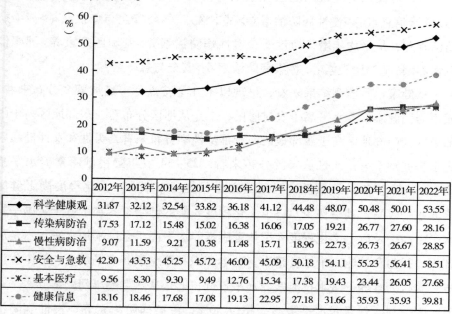

	2012年	2013年	2014年	2015年	2016年	2017年	2018年	2019年	2020年	2021年	2022年
科学健康观	31.87	32.12	32.54	33.82	36.18	41.12	44.48	48.07	50.48	50.01	53.55
传染病防治	17.53	17.12	15.48	15.02	16.38	16.06	17.05	19.21	26.77	27.60	28.16
慢性病防治	9.07	11.59	9.21	10.38	11.48	15.71	18.96	22.73	26.73	26.67	28.85
安全与急救	42.80	43.53	45.25	45.72	46.00	45.09	50.18	54.11	55.23	56.41	58.51
基本医疗	9.56	8.30	9.30	9.49	12.76	15.34	17.38	19.43	23.44	26.05	27.68
健康信息	18.16	18.46	17.68	17.08	19.13	22.95	27.18	31.66	35.93	35.93	39.81

图8　2012~2022年六类健康问题素养水平变化情况

科学健康观素养由2012年的31.87%上升至2022年的53.55%，提升了21.68个百分点，平均年增长幅度为2.17个百分点，平均年增长速度为5.33%。

传染病防治素养由2012年的17.53%上升至2022年的28.16%，提升了10.63个百分点，平均年增长幅度为1.06个百分点，平均年增长速度为4.85%。

慢性病防治素养由2012年的9.07%上升至2022年的28.85%，提升了19.78个百分点，平均年增长幅度为1.98个百分点，平均年增长速度为12.27%。

安全与急救素养水平由2012年的42.80%上升至2022年的58.51%，提升了

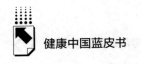

15.71 个百分点，平均年增长幅度为 1.57 个百分点，平均年增长速度为 3.18%。

基本医疗素养由 2012 年的 9.56%上升至 2022 年的 27.68%，提升了 18.12 个百分点，平均年增长幅度为 1.81 个百分点，平均年增长速度为 11.22%。

健康信息素养由 2012 年的 18.16%上升至 2022 年的 39.81%，提升了 21.65 个百分点，平均年增长幅度为 2.17 个百分点，平均年增长速度为 8.17%。

全国居民六类健康问题素养水平从平均年增长幅度看，科学健康观素养>健康信息素养>慢性病防治素养>基本医疗素养>安全与急救素养>传染病防治素养；从平均年增长速度看，慢性病防治素养>基本医疗素养>健康信息素养>科学健康观素养>传染病防治素养>安全与急救素养。

从健康素养监测结果来看，呈现以下几个特点。一是从城乡分布来看，城市居民健康素养水平高于农村居民；二是从地区分布看，东部地区高于中部地区，中部地区高于西部地区；三是从性别分布来看，男性和女性健康素养水平差别不大；四是从年龄分布来看，25～34 岁年龄组健康素养水平最高，65～69 岁年龄组最低；五是从文化程度分布来看，文化程度高者健康素养水平较高，其中初中及以下文化程度人群的健康素养水平低于全国平均水平，高中及以上文化程度人群的健康素养水平高于全国平均水平；六是从知识、行为和技能三个维度来看，基本知识和理念素养水平最高，健康生活方式与行为素养、基本技能素养水平较低；七是从六类健康问题素养水平来看，安全与急救素养水平最高，超过 50%，传染病防治素养、慢性病防治素养和基本医疗素养水平依然较低，均未超过 30%。

二 提升公众健康素养的重要举措

（一）国家基本公共卫生服务项目

2009 年，我国实施了国家基本公共卫生服务项目，面向城乡居民免费提供基本公共卫生服务。目前，每年的投入已经超过 1000 亿元，是公共卫生领域单项投入最大的一个项目，服务内容已从最初的 9 大类扩展到 12 大类，健康教育服务是其中一项独立的内容，首要任务就是面向辖区居民宣传普及《中国公民健康素养——基本知识与技能》。

（二）中央补助地方健康素养促进行动项目

2012 年，国家启动了中央补助地方健康素养促进行动项目，每年投入超过 2 亿元，覆盖 31 个省（自治区、直辖市）和新疆生产建设兵团。2017 年，该项目被划入国家基本公共卫生服务项目。主要内容包括：开展健康县区建设；开展健康科普；开展健康促进医院建设；开展健康素养监测；开展重点疾病、重点领域和重点人群的健康教育。

（三）全民健康素养促进行动规划（2014-2020年）

为科学、规范、有效地开展健康促进工作，建立政府主导、部门合作、全社会参与的全民健康素养促进长效机制和工作体系，全面提高我国城乡居民健康素养水平，国家卫生计生委于 2014 年制定了《全民健康素养促进行动规划（2014-2020 年）》。主要内容包括：开展健康素养宣传推广；启动健康促进县（区）、健康促进场所和健康家庭建设活动；全面推进控烟履约工作；健全健康素养监测系统。

（四）"健康中国2030"规划纲要

2016 年 10 月，中共中央国务院印发了《"健康中国 2030"规划纲要》，提出了 5 大重点任务——普及健康生活、优化健康服务、完善健康保障、建设健康环境和发展健康产业。其中，普及健康生活，就是采取健康教育与健康促进的策略，从健康问题的源头入手，提升全民健康素养，广泛开展全民健身运动，引导群众形成合理膳食、科学健身、戒烟限酒、心理健康的健康生活方式。

（五）健康中国行动

2019 年 6 月，国务院印发了《国务院关于实施健康中国行动的意见》。2019 年 7 月，健康中国行动推进委员会办公室印发了《健康中国行动（2019-

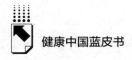

2030 年）》，提出 15 项具体行动。其中，放在首位的就是"健康知识普及行动"，其他 14 项行动中，也有很大一部分是健康知识普及工作。

《健康中国行动（2019–2030 年）》把"普及知识，提升素养"作为基本原则，把"到 2030 年，全民健康素养水平大幅提升"作为总体目标，把提升公众健康素养作为增进全民健康的前提，要求根据不同人群特点有针对性地加强健康教育与促进，让健康知识、行为和技能成为全民普遍具备的素质和能力，实现健康素养人人有。

（六）区域和场所健康促进

我国开展了多种形式的区域健康促进工作，如卫生城市、健康城市、健康促进县（区）、健康乡镇等建设；开展了多种形式的场所健康促进工作，如健康促进医院、健康机关、健康学校、健康企业、健康社区等建设。在区域和场所健康促进工作中，提升公众健康素养是重要的工作内容，"居民健康素养水平"是建设成效的评价指标之一。

（七）健康传播活动

开展文明健康绿色环保生活方式的宣传普及，是新时期爱国卫生工作的重要内容。根据有关要求，全国各地各级部门每年都要开展大量的健康科普活动。在国家层面每年都有不同主题的健康宣传倡导活动，如全民健康生活方式行动、中国烟草控制大众传播活动、全国肿瘤防治宣传周活动、全民营养周活动等。各地各级围绕卫生健康主题日广泛开展健康知识普及活动，如全国高血压日、世界糖尿病日、世界防治结核病日、世界艾滋病日等宣传活动。此外，报刊、电视、广播、网络媒体等在健康传播中均发挥了重要作用。

三　提升公众健康素养面临的主要问题

（一）城乡居民健康素养水平仍有较大提升空间

尽管近年来我国居民健康素养水平呈逐年上升趋势，特别是推进健康中国建设以来，健康素养提升幅度明显增加。同时，三年的新冠疫情防控也进一步推动了公众健康素养的提升，特别是传染病防治素养。但是，应该清醒地看到，我国公众健康素养整体水平仍然不高，提升空间较大，城乡、地区以及人群间的不均衡状况较为明显。行为和技能素养水平明显低于知识和理念素养水平，基本医疗素养、慢性病防治素养、传染病防治素养等还处于较低水平。此外，吸烟、酗酒、缺乏锻炼、不合理膳食等不健康生活方式比较普遍，人民群众自觉维护和提升自身健康水平的意识和能力还有待进一步提升，这些都是健康素养促进工作应该关注的重点问题。

（二）多部门协作有待进一步加强

健康素养促进是一项社会系统工程，需要政府、社会部门及个人的共同努力。党和政府出台了一系列政策，对提升公众健康素养做出了很好的顶层设计和制度性的安排，对政府、社会和个人均提出了具体的工作内容、任务及目标要求。近年来，跨部门行动不断增强，但总体来看，部门协作常态化机制尚未形成，有些政策的落实和衔接方面还相对薄弱，尚未形成强有力的健康促进合力；各部门对"大卫生、大健康"理念的理解和贯彻落实力度有待于进一步提升；健康影响评价制度尚处于探索起步阶段；将健康融入所有政策的实践与期望还有较大差距；将健康融入国民教育体系远未实现，全国健康促进学校的建设比例仍然不高；健康社区和健康家庭的比例与目标仍有较大差距，健康机关、健康社区和健康企业等健康单位建设比例还较低；等等。

（三）健康传播和健康科普水平有待提升

健康科普是普及健康知识和技能、倡导健康生活方式和行为的重要手段。把健康科普信息传播好，让群众"看得到、听得懂、用得上"，是对健康科普工作的基本要求。当前，我国健康科普工作存在的主要问题包括以下几方面。一是社会上的健康科普信息参差不齐，给公众选择带来很大困扰；二是专业机构和专业人员的健康科普能力需进一步提升，有些信息过于专业化和书面化，信息呈现形式创新不足，传播力、影响力有待提升；三是国家

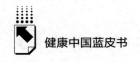

层面的监管处罚力度有待加大，一些传播平台对传播内容的主体责任履行不到位，传播监管机制有待健全；四是对互联网新媒体和大数据等新技术的运用不充分，健康传播和健康科普的效果评价较为薄弱等。此外，国家健康科普资源库还在建设中，医疗机构、医务人员开展健康科普的激励机制尚未有效建立等，都会制约健康科普工作的开展。

（四）健康教育体系服务能力有待提高

与健康中国建设对健康促进与教育的任务要求相比，当前健康教育体系所能承担的工作任务和现有人员数量、工作能力还存在较大差距。一方面，健康教育专业机构人员数量绝对不足。"十三五"中期评估显示，全国健康教育专业机构人员配置率为0.76人/10万人口，不足《"十三五"全国健康促进与教育工作规划》提出的"到2020年全国健康教育专业机构人员配置率达到1.75人/10万人口"这一目标的一半。另一方面，专业人员结构有待进一步优化。目前人员待遇普遍偏低，无法吸引和留住专业人才，对现有人员的系统规范化培训不足。此外，基层医疗卫生机构健康教育服务能力不足，医院、学校、机关、社区、企事业单位普遍缺乏健康教育职能部门，直接制约了健康促进与教育工作的质量和成效提升。

四　进一步完善健康素养促进工作的对策建议

人民健康素养的提升离不开党中央的坚强领导，离不开各级政府、各社会部门和公众的共同努力。党中央、国务院把提升公众健康素养作为增进全面健康的前提，为公众健康素养提升做了很好的顶层设计及制度安排，当前的工作重点就是抓落实。各地各级部门要坚持问题导向、需求导向和目标导向，立足工作实际，做好党中央、国务院各项决策部署的落实工作。

（一）认真贯彻落实党中央决策部署，扎实推进健康中国建设

党的二十大明确要求："把保障人民健康放在优先发展的战略位置，完

善人民健康促进政策","坚持预防为主,加强重大慢性病健康管理,提高基层防病治病和健康管理能力","深入开展健康中国行动和爱国卫生运动,倡导文明健康生活方式"。各地各级部门要进一步贯彻落实新时期卫生与健康工作方针,强化政府、社会、个人责任,加快推动卫生健康工作理念、服务方式从以治病为中心转变为以人民健康为中心,建立健全健康教育体系,普及健康知识,引导群众建立正确的健康观,加强早期干预,形成有利于健康的生活方式、生态环境和社会环境,延长健康寿命,为全方位全周期保障人民健康、建设健康中国奠定坚实基础。

无论是《"健康中国2030"规划纲要》,还是《健康中国行动(2019-2030年)》,均把普及健康生活、开展健康知识普及放在首位,提升公众健康素养既是其重要的工作内容,也是建设成效的重要评价指标。党中央、国务院为提升全民健康素养做出了一系列制度安排,从全方位干预健康影响因素、维护全生命周期健康、防控重大疾病三个方面发力,开展15个专项行动,将提升健康素养作为增进全民健康的前提。健康中国行动推进委员会的建立强化了多部门协作,鼓励个人和家庭积极参与健康中国行动,落实个人健康责任,养成健康生活方式。各单位特别是各学校、各社区(村)要充分挖掘和利用自身资源,积极开展健康细胞工程建设,创造健康支持性环境。凝聚政府、社会、个人力量,形成健康促进的强大合力。

(二)以健康促进场所建设为切入点,提高健康素养促进工作成效

健康理念、行为和生活方式的形成,不仅需要健康知识的普及,还需要健康支持性环境的创建。场所健康促进是"将健康融入所有政策"的具体实践,区域和场所构成了健康中国的微观基础,集合了政策、环境、服务、人群等健康要素,是施政决策的发力点和着力点。实践证明,开展区域和场所健康促进建设,采取综合措施,是维护和促进人民群众健康、提升居民健康素养的有效途径。调查显示,全国首批健康促进试点县区居民的健康素养水平明显高于全国平均水平。要大力推进健康学校建设,将健康教育纳入国

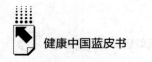

民教育体系，让儿童、青少年从小养成健康生活方式，一生受益。各地要统筹推进卫生城市、健康城市、健康县区、健康村镇等工作的开展，加强健康促进学校、医院、机关和事业单位、企业、社区和家庭等场所建设，总结经验和适宜技术，加强交流与学习，通过行业引领与示范，扩大健康促进场所的覆盖面，提高健康素养促进工作的成效。充分利用爱国卫生运动工作平台，广泛开展健康科普，倡导文明健康、绿色环保的生活方式，让健康文明的生活方式融入百姓日常生活。

（三）针对重点地区、重点人群，大力开展健康教育适宜技术研究

充分认识健康素养水平在城乡、地区、人群间的差异，进一步加强理论和实践研究，总结健康素养提升的策略、方法和技术，有针对性地开展工作。各地要因地制宜，结合当地特点和资源，充分发挥主动性和创造性，在健康教育理论指导下进行探索和创新，形成适合各地特点的健康教育优秀实践模式。以维护全生命周期健康为目标，加强重点人群健康教育工作。以学校、社区和家庭为基础，以儿童和青少年为目标人群，引导儿童和青少年从小养成健康生活方式，预防近视、肥胖等问题。以家庭、社区、医院、养老机构为基础，以老年人及照护者为目标人群，加强老年期疾病管理、心理健康等方面的健康教育，探索老年人健康教育适宜技术和方法。以工作场所为基础，以职业人群为目标人群，以职业健康危险因素、职业相关疾病和心理健康为重点，进一步加强健康机关、健康企业等健康单位建设，提升劳动者健康意识和法律意识，促进职业人群健康。以国家基本公共卫生服务项目为基础，以农村居民为重点人群，以健康观念、卫生习惯、健康知识传播为重点，提升农村居民的健康意识，培养良好的个人卫生习惯，提高农村居民健康水平。大力开展多部门协作，针对脱贫地区、流动人口、留守儿童、残疾人等特殊人群实施有针对性的干预项目。

（四）加大健康科普力度，规范科普信息生成与传播

大力普及健康知识与技能，规范科普信息生成、发布与传播，是健康

促进与教育工作的重要内容，是提升居民健康素养水平的重要措施。建议进一步加强健康科普工作的统筹协调，建设并不断完善健康科普资源库和健康科普专家库，为全社会提供权威的健康科普信息资源，打造国家级健康科普信息权威平台，建立有效、可持续的工作机制，激励医院和医务人员发挥专业特长开展健康科普工作。继续开发针对不同内容、不同传播渠道和不同传播形式的健康科普技术指南和规范，细化重点工作环节和技术要点，推动健康科普工作规范化开展。注重发挥各类媒体的作用，优势互补，全方位多渠道开展健康知识传播。各专业机构以及相关社会组织发挥各自特长，结合本地区特点，针对当地健康问题，因地制宜开展健康传播活动。倡导公众树牢个人是自己健康第一责任人的理念，关注自身和家人健康，主动学习健康知识和技能，践行健康生活方式，把新冠疫情防控期间养成的好习惯、好做法坚持下去，提高对健康相关信息的获取、理解、甄别和应用能力。

（五）进一步完善健康促进与教育体系建设，加强机构能力建设

党中央高度重视人民健康，重视健康教育工作。《国务院关于实施健康中国行动的意见》的指导思想中，明确提出"建立健全健康教育体系"。目前，省市县健康教育专业体系还不完善，市县级建制不全，严重影响了健康教育工作的开展，影响到健康中国行动的实施和落地。专业人员数量严重不足，人员结构不合理，业务能力亟待提升，需要通过持续的体系建设和能力培训逐步改善。加强健康教育专业人员能力建设标准的推广与应用，为健康教育专业人员的入职、规范化培养等提供科学、具体、可行的路径。加强医院、公共卫生机构、学校、社区、企事业单位等职能部门的健康教育能力建设，推动不同场所健康教育与健康促进工作自主、可持续发展，更好地满足健康中国建设的需要，推动健康中国行动目标的实现。加强农村地区、中西部地区，尤其是脱贫地区健康教育专业机构能力建设，提升基层医疗卫生机构健康教育服务能力和水平。逐步建立健全以健康教育专业机构为技术核心，以基层医疗卫生机构、医院、其他专业公共卫生机构健康教育职能部门

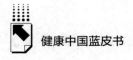

为基础，以学校、机关、企事业单位健康教育职能部门和媒体健康传播力量为延伸的健康教育工作体系。

参考文献

［1］World Health Organization Regional Office for Europe，"Health Literacy：the Solid Facts"（Geneva：WHO，2013）.

［2］李长宁、李英华：《健康素养促进工作现状及展望》，《中国健康教育》2015 年第 2 期。

［3］李新华：《〈中国公民健康素养——基本知识与技能〉的界定和宣传推广简介》，《中国健康教育》2008 年第 5 期。

［4］中国健康教育中心：《中国居民健康素养监测报告》，人民卫生出版社，2018。

［5］《关于做好 2023 年基本公共卫生服务工作的通知》（国卫基层发〔2023〕20 号），中华人民共和国中央人民政府网站，https：//www.gov.cn/zhengce/zhengceku/202307/content_ 6891440. htm。

［6］《国家卫生计生委关于印发〈全民健康素养促进行动规划（2014-2020 年）〉的通知》（国卫宣传发〔2014〕15 号），中华人民共和国国家卫生健康委员会网站，http：//www. nhc. gov. cn/xcs/s3581/201405/218e14e7aee6493bbca74acfd9bad20d. shtml。

［7］国家卫生健康委宣传司、中国健康教育中心：《2022 年中国居民健康素养监测报告》，2023。

［8］卢永、李长宁：《健康促进与可持续发展》，《中国健康教育》2016 年第 7 期。

B.20
我国体医融合的理论、实践与发展路径

郭建军　郭楚祎　陈赞雄　史佳卿　陆晓雨*

摘　要： 体医融合是"健康中国 2030"背景下全民健身与全民健康深度融合发展的重要路径。从理论层面看，是将竞技体育科技成果与医学对运动的最新研究成果，通过体医融合创新，应用于全民健身、老弱病残孕等特殊人群健康服务以及慢性病人群的疾病管理；从实践层面看，是将体育的资源和技术引入健康服务和疾病管理过程，促进体医双方共同评估、共同诊断、共同干预。本报告梳理了体医融合学科建设、实践经验、发展现状及挑战，并提出相关建议，即加大研发投入，研制运动方案，促进医院与场馆互相赋能，建设体医融合指导团队，提供个性化精准健康服务。

关键词： 体医融合　健康中国　全民健身

随着经济迅猛发展，现代化和工业化进程加快，我国公众的疾病谱发生了根本性改变，慢性疾病导致的疾病负担超过了疾病总负担的 70%，导致的死亡人数占总死亡人数的 88%[1]，慢性病患者呈现年轻化趋势。国内外大量研究表明，低运动能力是全因死亡率的独立预测因子，体力活动不足会增加至少 17 种不健康状况和相关慢病的发病率[2]。运动对于超过 35 种慢性病的防治有显著效果。

---

* 郭建军，首都体育学院教授，博士，研究方向为体医融合、体育医学；郭楚祎，北京协和医学院卫生健康管理政策学院公共卫生专业硕士研究生；陈赞雄、史佳卿，首都体育学院体育医学专业硕士研究生；陆晓雨，首都体育学院讲师，博士，研究方向为体育产业、体医融合。

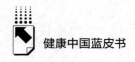

为落实全民为了健康及慢性病防控而运动，我国负责推动全民运动的部门和负责医疗卫生健康的部门必须合作。2016年《"健康中国2030"规划纲要》（以下简称《规划纲要》）提出了要加强体医融合和非医疗干预，推动形成体医融合的疾病管理和健康服务模式，发挥全民科学健身在健康促进、慢性病预防和康复等方面的积极作用。自《规划纲要》发布至今，国家多项文件及重要会议明确指出鼓励发展体医融合，包括《中国防治慢性病中长期规划（2017-2025年）》、"十四五"规划等。时代的要求和人民的期盼推动体育和医疗卫生领域携手同行。如今，体医融合已经从探索发展阶段进入实质性发展阶段，体医融合服务初具规模；未来，推动健康产业高质量发展，为人民提供更丰富、多层次的健康服务，形成稳定、可持续的模式，有待各方共同探索落实。

一 体医融合理论与学科研究的创新

体医融合的理论基础，是从医学看体育，从体育看医学，重新认识运动、重新认识疾病、重新认识健康后，在整合医学指导下融合体育科学、临床医学、康复医学、预防医学、基础医学中有关运动的研究成果、理论和实践形成的为了健康如何运动的理论体系，是区别于被动医疗的主动健康理论。

在理论层面，形成了体育医学学科，可以指导疾病预防和临床各个科室开展针对不同人群的运动指导，覆盖全人群、全生命过程、全疾病发展过程，具体内容主要包括以下几方面。①提出"运动是营养，是生命全过程的必需健康要素"，任何人（包括患者）都需要运动，慢性病患者的治疗更需要运动，临床对运动的忽视导致了新的疾病，即"运动缺乏症"，如重症ICU获得性衰弱等。②提出概念"运动的绝对缺乏"和"运动的相对缺乏"，如经常运动锻炼的人也非常需要运动评估和指导以纠正运动的不平衡，从而避免运动的慢性损伤并且在运动中提升健康水平。③提出健康是由多种健康储备组成的，如骨密度储备、肌肉力量储备、心脏功能储备、灵敏性储备、平衡能力储备等，每个储备的影响因素都有运动、营养、睡眠、遗传等，其中最弱的健康储备类别决定了总的健康水平，因此科学运动需要有针对性，弥补健康短板的不足。④提出"运动是刺激，健康是适应"的新健康观，即健康是身心对环境刺激产生的适应。适应是指身体经过运动后的恢复并且达到更高的水平，产生适应的前提是有效刺激及充分的适应时间及充分的营养。强度不足的刺激不会产生适应，即无效运动，无法产生提升健康的效果。

健康目标可分解为多项，需要的运动各不相同（见表1）。

表1 健康目标分解

健康目标分解	运动缺乏症	需要的运动	机理
心肺功能	心肺功能发育差,耐力差	中等强度以上的有氧运动	血液从四肢被挤回心脏
关节稳定性	关节面撞击增大、关节痛、退行性关节炎	关节周围肌肉力量练习	关节松弛,导致关节面撞击破坏
骨骼健康	骨质疏松症	撞击性锻炼	骨质发育、健康都离不开力量练习,使骨骼变厚、增宽
关节囊	关节发育不良（肩关节、髋关节）	关节面正面撞击力	关节面需要力量刺激
关节	关节活动范围减小,容易受伤	柔韧性锻炼	增加关节活动范围
肌肉	肌肉疲劳	拉伸练习、柔韧性锻炼	拉伸放松肌肉
韧带	韧带发育薄、窄	力量练习	力量刺激韧带变宽、厚
关节软骨	软骨发育薄、脆,退行性病变	一张一弛的压力	软骨营养方式类似海绵,需要张弛才能吐纳代谢
免疫功能	免疫力差	中等强度以上的有氧运动	免疫细胞从脾、肝、骨髓等平时储存部位进入循环血液,加强功能
神经系统	感觉统合失调症,技能学习慢平衡差,易跌跤	往返跑、绕杆跑、十字象限跳、一定速度的步频	运动能增强感知能力,提高大脑同时处理不同感受信息的能力,提高神经对肌肉、内脏的控制和协调能力

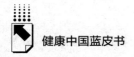

在实践层面，强调体育和医学健康服务能力的整合，一是指碎片化的健康服务知识和技能需要整合，如医学中肢体康复（三瘫康复、肌骨康复）、脏器康复和心理康复，以及体育中运动康复、防伤性体能训练（体适能训练）、休闲体育；二是指碎片化的健康服务团队、资源需要整合形成主动健康服务的合力。

体医融合的目标，即发挥体育和医学各自的优势，实现"一三三四五"——一中心三性三融合四合作五满意。"一"即"一中心"，是指一切以个体化的健康为中心，提升人的健康储备，解决为了实现心脏健康、呼吸健康、骨骼健康、关节健康等需要怎样锻炼的问题。"三"即"三性"，是指运动的安全性、有效性和可持续性。"三"即"三融合"，是指在"促防诊控治康"全阶段实现体育和医学的资源融合、技术融合和话语权融合，形成体医互为工具的合作模式，体育用医学解决运动的风险识别和控制及效果评估，而医学用体育丰富预防治疗手段。"四"即"四合作"，是指体医融合需要国家级的体医融合中心（指导搭建合作桥梁）、三甲医院、社区医院、地方体育局四方合作。体医融合是用合作而不是替代来解决体不懂医、医不懂体、医疗运动场地不足、体育与临床合作困难的问题。体育作为一个专业，不可能被医学领域通过短期培训掌握，而医学更不可能被体育领域通过短期培训掌握，因此强调合作，而不是通过学习替代对方。"五"即"五满意"，是指体医融合的结果，必须达到患者、医生、体育人、医保、国家五方满意，才能够可持续发展。建立能够促进全民健康、增加医生治疗和促进健康的手段、降低医保负担的科学运动模式，是体医融合创新要实现的目标。

体医融合的本质，是在体育和医学领域已有基础研究、治疗手段、人员队伍的基础上，以新融合学科"体育医学"为发展基础，将提升整体健康的新方法、新手段整合为新的体育健康服务体系。医学多个领域都在开展运动研究，但存在一定的局限性。研究对象针对的是患者的某一疾病，即局部的临床诊疗，不擅长重在提升个体健康的整体干预和长期运动指导，无法实现整体的健康指导和较高的运动依从性，这是医学领域在慢性病防控方面的不足之处。体育科学中的运动指导服务是以运动员为研究对象，按照"金字塔理论（每天运动的内容）"和"波浪理论（训练周期内的运动强度和量的变化）"，制定基础体能和专项技能的训练体系，但现有的体育科学服务是针对备战奥运会的运动员，没有形成针对普通人和疾病患者的运动训练基础研究和指导方法。所以，体医融合从理论到实践的鸿沟，需要新的理论指导、新的团队配合，以及新体系容纳新服务。

二 体医融合建设进展

笔者自 2012 年与胡大一教授合作，将体育指导引入临床心脏病康复并实践至今，已有十余年的实践经验。在理论研究支持的基础上，成立多个专业学会，与多家医院合作开展以体育医学为主题的培训，已遍及内外妇儿多个领域，包括常见病领域，如心血管、糖尿病、呼吸、儿童，也包括辅助领域，如营养和药理、心理等。通过不断磨合，逐渐形成以健康为目标的运动指导体系，并得到各方的认可。

体医融合的核心进展包括四个层面，每个层面持续推进，力图做到扎实、深入，逐渐形成体育和医学合作的多样化平台。

（一）学科体系建设

传统的体育学科，是以掌握运动技能、提升运动表现为目的，而没有研究为了实现健康需要进行的运动，所以需要在传统体育和医学学科的基础上，形成以健康为目标研究如何运动的新学科体系。

1.学科和课程建设

2016 年 11 月，重庆医科大学体育医学学院和体育医学教研室面向本科生开设体育医学课程。这是医体融合在医学科研教育机构开展的开创式探索，也是国内首个以"体育医学"命名的学院和课程。2018 年胡大一教授指导黄河科技学院在其医学院和体育学院针对本科生开设了体医融合试点班，深受学生欢迎；首都体育学院 2020 年创建体医融合创新中心，设立体育医学专业方向，为体医融合培养复合型人才；2021 年至今，基于体育医学理论的课程"体育运动与健康"在北京协和医学院面向全校研究生开课，

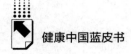

旨在培养了解体育资源技术并懂得使用体育手段开展医学健康工作且具备医学背景和体育科学专业知识的人才，进一步推动医学和体育科学的交叉融合发展；基于体育科学、药理学催生的新学科成果《整合运动药理学》[3]于2021年出版，为医务人员和运动指导师开展合理用药、科学运动"双管齐下"的治疗提供了理论基础和实践指导。

2. 搭建学会平台

2017年4月，国家体育总局体育科学研究所成立体医融合促进创新研究中心，标志着国家层面对体医融合的重视及实践。基于体育医学学科理论，多个学会平台成立，如中国科学院生物物理学会体育医学分会（2018年）、中国学生营养与健康促进会体医融合学生健康分会（2019年）、中华预防医学会体育运动与健康分会（2021年）。

3. 举办学术会议

2019~2022年连续四年举办体医融合主动健康与产业发展论坛，分别在青岛、北京、杭州会聚体育与医学等各领域专家学者，研讨领域包括婴幼儿运动与家庭养育、运动与儿童青少年心理健康、运动与呼吸疾病、运动与骨关节疾病、低氧与运动健康等[4]。2023年5月，"第一届中国体育运动与健康大会"应势而生。这是医学学会主办的第一个以体育健康为主题的大会，也是体育教学研究机构主办的第一个以健康为主题的大会。大会以"体医融合，健康运动"为主题，来自国家卫健委和国家体育总局的领导、体育界和医学界的专家学者、各类企业以及学生群体聚焦体育运动与健康领域的政策动向和科学研究，交流思想和成果，分享实践经验，探讨优化策略和产业发展路径[5]，是体医融合发展中里程碑式的跨越。

4. 联合研制运动指南与专家共识

成果包括《体医融合糖尿病运动干预专家共识》[6]《儿童青少年脊柱弯曲异常防控技术指南》[7]《老年人运动管理国际专家共识指南解读》[8]等。

（二）体育人进入医疗场景

在医院场景下，体医融合实践基于体育和医学学科基础，综合使用体育诊断方法和医学诊断方法，实现门诊共同诊断、过程共同干预、效果共同评估，做到诊断融合、干预融合、效果评估融合。2017 年北京广安门医院与国家体育总局合作，对 100 位心肺慢性疾病患者进行了为期 4 个月的科学锻炼指导，患者病情均不同程度得到了缓解，实现了患者住院次数显著下降、医药费用下降 60% 以上、运动依从率达 100% 的良好效果[9]。郭建军教授的体医融合团队与北京海淀医院、北京朝阳医院、北京大学第一医院开展了积极合作，探索体医融合的疾病管理和健康服务模式（见表 2）。

但是此实践过程中也暴露出一些相关问题。一是由于体育人没有从事医疗相关工作的合法资质，并且获得资质的难度较大，所以此实践模式无法普及发展；二是由于本案例是独立的合作项目，指导患者运动的体育人只具备单一运动背景，虽然较医院传统康复运动而言有一定趣味性，但经过 4 个月的长期训练，患者反馈运动单一且兴趣减退。因此，要形成既符合医疗要求且有治病效果的运动模式，同时也要满足患者多样化的需求，需要具有各种运动技能背景的体育人组成能够满足患者多种运动需求的服务团队。

表 2　体医融合实践总结

实践单位	应用场景	服务人群	服务重点	服务亮点
北京海淀医院	海淀医院职工健康中心	医务人员	对医务人员进行运动健康评估、指导，探索建立医院环境下职工运动健康服务标准	首次将体育的多元化运动形式应用于医务人员的运动健康服务过程中。以解决医务人员因身体活动量长期不足引起的健康问题
北京朝阳医院	心脏康复诊室	心脏康复患者	对心脏康复患者提供体医融合模式下的运动评估＋运动处方＋运动指导＋运动监测＋运动组织，尝试建立心脏康复患者院内院外一体化管理模式	通过专业体育与专业医疗合作对患者开展体医融合模式下的心脏康复，保障患者运动的安全性、有效性、可持续性

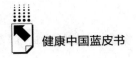

续表

实践单位	应用场景	服务人群	服务重点	服务亮点
北京大学第一医院	内分泌科	糖尿病患者	根据《体医融合糖尿病运动干预专家共识》,将体医融合理论体系应用于糖尿病领域中,结合互联网和可穿戴设备,在线上线下同步开展运动干预,同时将体育文化引入临床,提高运动的安全性、有效性和可持续性。内分泌科的工作特色之一是将运动干预作为糖尿病管理的重要组成部分。不仅关注药物治疗,还注重通过运动改善患者的生活方式。在运动计划中,患者不仅可以获得专业的糖尿病管理,还能够接受有针对性的个性化运动指导,这种综合性的体医融合模式为糖尿病患者提供了更全面的指导	在常规门诊中,体医融合运动指导师参与其中,一方面为糖尿病患者宣讲主动健康理念,另一方面通过诊断和评估融合,制定覆盖全部身体部位、运动要素、运动强度的运动方案,切实践行"运动是刺激,健康是适应"的理念
首都儿科研究所	体医融合儿童运动门诊	儿童	探索儿童领域的体医融合院内院外一体化疾病管理和健康服务模式	首次对儿童开展包括运动习惯评估、形态学评估、动作评估、体能评估、运动相关因素评估的综合性运动评估

2023年2月,开设首都儿科研究所体医融合儿童运动门诊,经过医学培训的体育人进入医院与医生合作,将体育的资源和技术引入医疗服务过程中,通过体医双方对儿童的诊断评估,首次对儿童开展包括运动习惯评估、形态学评估、动作评估、体能评估、运动相关因素评估的综合性运动评估,探索创立体医融合的儿童医院模式[10],获得国家卫生健康委妇幼健康司相

关领导的肯定。目前，该门诊已服务 400 余名儿童。若要形成一体化的健康服务模式，需将诊断评估及收费标准形成行业规范和标准，并扩大服务内容，提供运动干预指导服务。

目前，在医疗场景的实践中，北京广安门医院呼吸科和北京朝阳医院心脏康复诊室的实践进程已进入第二阶段，由临床医生带领或推荐患者在国家速滑馆进行相关训练。第一，需要对患者进行甄别，由医生诊断为病情稳定并且低风险的患者可以参加体育场景的训练；第二，患者须佩戴可穿戴设备，随时进行运动风险监测；第三，运动场馆由医生监督，预防因运动而发生的突发事故；第四，由经过医疗培训的体育人进行运动指导，并实现运动陪伴。其中，北京朝阳医院进入体育场景的体医融合实践，是主动健康产业模式的雏形，这是体医融合的巨大突破。该模式的亮点有以下几个：一是患者个体已从向医疗机构付费转为向体育付费；二是相较于传统的医疗服务模式，患者运动更加个体化，满足医疗要求的同时兼顾运动的个性化爱好，依从性更好，健康效果更好；三是可为国家减轻医保负担。

（三）社区/地区建设

中国科协组织的体医融合主动健康科学运动指导服务在全国设立了两个试点——北京朝阳区来广营乡、山西省太原市杏花岭区。其中，来广营乡在 2019~2020 年探索建立依托医联体社区体医融合健康服务联合体，在社区开展运动健康知识讲座，为民众进行体适能测试，并尝试搭建"三甲医院-社区医院-社会体育指导员-运动积极分子"的服务指导模式，建立以慢性疾病康复为主题的体育健身俱乐部，如糖尿病患者俱乐部、高血压患者俱乐部等。作为国家级体医融合体育健康团助力地方大健康产业创新的试点，获得中国科协"创新驱动助力工程"多项专项基金支持。主要实践内容为：将三甲医院技术、基层体育力量、社区卫生力量、基层政府力量、群众力量融为一体，融合基本公共体育服务、基本公共卫生服务、优质医疗服务，形成健康服务的合力。

在社区场景，组织群众体育活动的经费主要来源于医疗系统外的支持，包括乡政府、民政局、体育局等多个行政部门。相较于以提升居民健康为目

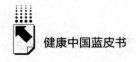

的的传统医疗单一化支持，多部门协作，提供资金、组织、技术、指导人员、体育场地等，整合社会多方资源，以合力提升群众健康水平。

2019年青岛医体整合研究院成立，青岛即墨成为我国首个成体系、成建制的体医融合试点区域，旨在构建政产学研金服用整体生态，通过多个医院与体育产业的合作，引导退役运动员进入健康服务业，实现体育与医学的对接。该探索证明，地方医保局认可体医融合服务模式在提升居民健康、降低医保费用方面的作用，并愿意提供资金支持体医融合的实践。

（四）医生和患者进入体育场景

首都体育学院2021年开始与北京朝阳医院、北京海淀医院、北京大学第一医院、首都儿科研究所附属儿童医院、北京大学人民医院等三甲医院合作，将经过医学培训的体育人员投入医院中与医生共同进行运动健康服务，特点包括以下几方面：一是医生在医疗场景中完成对患者的医疗评估，确认患者需要通过运动完成疾病管理过程，并明确患者可能出现的运动风险；二是体育人员在医疗场景中完成对患者的运动评估，与医生共同制定患者的个性化运动处方；三是医院外，医疗级运动场地配置安全设备和安全员（即医生），体育人员在医疗级运动场地中，根据运动处方并在医护人员的陪同下，开展对患者的个体化运动指导；四是经过周期性的运动，由医生和体育人员共同对本阶段患者运动产生的健康效益进行评估。

三　现有问题和分析

我国体医融合发展至今经历两个发展阶段。第一发展阶段是体育人员到医疗场所指导患者运动。在医疗环境下，体育人敢指导，患者敢跟着体育人运动。在前一阶段得到医生认可后，医生愿意进入体育场景进行合作，标志着体医融合进入第二发展阶段，即体育场景下体医融合共同为人民健康服务。以首都体育学院为代表，开展了得到多家三甲医院医师认可的体医融合模式。第二发展阶段在2023年取得了突破性成就，国家卫健委毛群安司长代表健康中国行动办两次在首都体育学院听取汇报、发现问题、解决问题，是全国首创，也是体医融合在第二发展阶段的重要标志。

经过多年发展，体医融合课题项目数量众多，新闻媒体报道的实践案例遍布全国，但目前仍存在以下三个问题。

一是体育和医学的学科理论、人才培养、职业发展均为独立体系。多数医院的运动处方是由医生和护士自学或短期培训后开具，缺乏专职人员指导，且运动处方内容不具体，缺乏精准指导。我国组织培训过几批运动处方师，但培训后与体育院校毕业生面临同样问题，即虽对运动处方有更充分的知识储备并获得由体育部门认证的运动处方师资格，却得不到医疗权威的认可，也得不到患者的认可。

二是在国内体医融合实践领域已发表的论文、公开新闻报道、项目成果报告中，缺乏实现健康效果的报告。体医融合探索实践大多以独立的项目开展，项目结束后就无法持续为国民提供健康服务，其根本原因在于项目的开展是建立在传统的、割裂的、分离的视角和理论基础上，而未能在新学科、新理论体系的基础上指导合作并建立新的服务体系。

三是一体化健康服务持续推进能力不足，模式形成受限。传统医疗卫生服务在医院场景中提供，但医疗机构难以提供运动健康指导服务。而在体育场景中，虽具备运动场地、运动设备和运动指导人员，却无法进行医疗资质认证，难以控制运动风险，导致运动健康指导服务开展受限。大量投入体医融合工作的人员以兼职人员为主，没有明确的岗位，合作中具体责任利益分配细则尚未明确。宏观政策明确指出，支持形成体医融合的疾病管理和健康服务模式，但实践中的经费支持、人员投入、场地保障等问题有待解决。以实现全民健康为目的整合各方力量，形成一体化健康服务模式的过程中，仍在"摸着石头过河"。

四　体医融合健康服务联合体的架构及发展路径

体医融合是把以医疗为主和体育为主的健康服务进行整合，形成一体化健康服务模式，即体医融合健康服务联合体。体育和医疗各司其职，形成以医院为核心的联合体。医院场景负责技术研发，对体育人进行培训和认证，由医生对患者进行医疗诊断和运动前期的教育，由经过医生培训的体育人进行运动体适能评估、运动方案设计、运动技能指导、疑难杂症患者的运动治疗，以及运动后的效果评估。其中被认定为低风险的患者在医院接受诊断、教育、指导后，有了一定的体验，则转移至体育场景。体育场景是指经过认证的医疗级运动场地，安全设备、安全员（即医生）、医学培训认可的运动指导师是其必备要素，体育人扮演运动指导和运动陪伴的角色。基于前期实践经验及该体医融合健康服务联合体模式的构建，本报告提出以下建议。

一是加大研发投入，实现技术创新和突破。作为初级预防和治疗手段，体育运动仍被科学界和医学界低估，且利用不足。研究运动对促进全身健康益处的确切机制并明确在特定的运动干预和疾病预防之间建立分子联系，特别是运动与营养、药物、心理的交叉关系，是值得体育和医学协同探究的重要课题。

二是研制整体的运动处方+系统运动方案，让患者能够同时收获运动带来的健康与美好体验。体育具有强大的文化属性和凝聚力，参与者能在过程中寻找乐趣，实现社交，体会归属感、成就感、满足感，是实现心理健康和幸福生活的重要手段。只有体育和医学合作，在运动处方的基础上，研制具有强趣味性和交互性的整体运动方案，才能实现获得健康的同时也获得美好的体验。

三是医院-场馆互相赋能，让体育场馆成为健康运动主战场。多数体育场馆在大型赛事后利用率低，运营效益不佳，而医院场地有限，大量慢性病患者的运动无处开展。医院可以对体育场馆进行医疗安全等级认证，将低风险患者转介至医疗认证的体育场馆，驻派医生为在体育场馆运动的低风险患者提供运动风险监测和安全应急保障。

四是运动需要陪伴，建设体医融合指导团队势在必行。建设团队重点在两方面，一是完善体医融合复合型人才培养模式，以胜任力为导向，在体育院校和医学院校增设系统课程，开设体育院校和医学院校的合作培养专项班；二是在新的健康服务体系中设立新岗位[11]，建立医学和体育共同服务健康的门诊、机构，形成完整的职业发展体系。

五是提供体医融合个性化精准健康服务。通过体育和医学双方共同诊断、干预、评估，推动体医融合健康产业的高质量发展。在产业化过程中，不同年龄、不同疾病的人群，对健康的理解千差万别，应切准人群和场景，提供个性化精准健康服务，提高国民健康水平。

五　结语

体育和医疗卫生是最终实现健康中国的两股关键力量。在健康中国建设深入推进中，体医融合是切实提高国民健康水平、发展高质量健康产业的有效途径，是实现以治病为中心到以人民健康为中心、从医疗健康干预向非医疗健康干预转变的技术核心。体医融合的实现需分两步走，第一阶段是体育人进医院，第二阶段是医学人进体育，以实现学科的互通互融、共同诊断、共同干预、共同评估，形成具有中国特色的体医融合主动健康新局面。

参考文献

［1］《国务院关于实施健康中国行动的意见》（国发〔2019〕13号），中华人民共和国中央人民政府网站，https：//www.gov.cn/zhengce/content/2019－07/15/content_5409492.htm。

［2］Hawley J. A. , Hargreaves M. , Joyner M. J. , Zierath J. R. , "Integrative Biology of Exercise", *Cell*, 2014 Nov 6；159（4）.

［3］赵志刚、郭建军：《整合运动药理学》，中国健康传媒集团、中国医药科技出版社，2021。

［4］中国生物物理学会：《2021体医融合主动健康与产业发展论坛圆满落幕》，https：//m.thepaper.cn/baijiahao_14385894，2021年9月。

［5］中华预防医学会：《第一届中国体育运动与健康大会在京召开》，https：//mp.weixin.qq.com/s/cU4AEUBVdkvmX6milAmdUg，2023年5月。

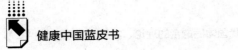

［6］ 中国微循环学会糖尿病与微循环专业委员会、中华医学会糖尿病学分会教育与管理学组、中华医学会内分泌学分会基层内分泌代谢病学组等：《体医融合糖尿病运动干预专家共识》，《中华糖尿病杂志》2022 年第 14 期。

［7］ 中华人民共和国国家卫生健康委员会：《儿童青少年脊柱弯曲异常防控技术指南》，http：//www.nhc.gov.cn，2021 年 11 月。

［8］ 刘盼、马丽娜、李耘：《老年人运动管理国际专家共识指南解读》，《中华老年医学杂志》2023 年第 42 卷第 6 期。

［9］ 《对抗慢性病快动起来健康也需要运动处方》，http：//health.people.com.cn/n1/2017/0425/c14739-29234124.html，2017 年 4 月。

［10］ 首都儿科研究所：《国家卫生健康委妇幼司宋莉司长出席首都儿科研究所成立 65 周年学术活动暨儿童健康高质量发展研讨会并调研儿童健康高质量发展工作》，https：//mp.weixin.qq.com/s/drmLmaUhSo0qGb0fydS8D，2023 年 7 月。

［11］ 胡大一：《体医融合需要培养复合型人才》，《中华心血管病杂志》2022 年第 50 卷第 2 期。

健康产业篇
Health Industry Reports

B.21

推进健康产业高质量发展政策研究

——助力提升我国综合国力和国际竞争力

刘丹　王昊*

摘　要: 推进健康产业高质量发展是实施健康中国战略、深化供给侧结构性改革、构建现代化经济体系的重要举措。要深入把握健康产业高质量发展对于服务民生、推动发展、强化创新、促进开放的重要意义,在提升总量和质量、优化布局结构、实现融合和集聚发展的基础上,更加突出以创新引领健康产业高质量发展的政策体系,吸收借鉴国内国际健康产业创新发展的核心政策和典型经验做法,进一步聚焦完善健康产业治理新体系、增强发展新动能、培育集聚新平台、塑造要素保障新优势等方面,加快推进健康产业高质量发展。

---

* 刘丹,国家发展改革委社会发展司卫生健康处处长、医学博士,研究方向为卫生政策、健康中国、健康产业;王昊,国家卫生健康委卫生发展研究中心副研究员,研究方向为卫生规划、卫生政策。

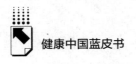
关键词： 健康产业　高质量发展　产业创新

健康产业是以维护和促进人民群众健康为目的，全社会从事健康服务提供、健康产品生产经营等活动的集合，主要包括健康服务业、健康产品制造业、健康农林牧渔业以及跨界融合形成的健康新业态等，覆盖面广，产业链长，融合度高，带动效应强。推进健康产业高质量发展，是实施健康中国战略、深化供给侧结构性改革、构建现代化经济体系、助力提升我国综合国力和国际竞争力的重要举措。习近平总书记在党的十九大报告中明确提出"发展健康产业"的重要部署。中共中央国务院发布的《"健康中国2030"规划纲要》将发展健康产业作为推进健康中国建设的五大重点任务之一，对发展健康产业进行了统筹安排和系统谋划[1]。党的二十大报告进一步强调"把保障人民健康放在优先发展的战略位置，完善人民健康促进政策"[2]。作为推进健康中国建设的重要任务，要求建设现代化产业体系，构建包括生物技术等在内的一批新的增长引擎，构建优质高效的服务业新体系，推动现代服务业同先进制造业、现代农业深度融合。这些都对新时期新阶段进一步完善健康产业发展政策体系，更好发挥健康产业创新引领和辐射带动作用，以健康产业高质量发展助力经济社会高质量发展和中国式现代化提出了新的更高的要求。

一　推进健康产业高质量发展的重要意义

（一）发展健康产业是贯彻以人民为中心的发展思想，实现人民对美好生活新期盼的有力支撑

服务人民群众的健康始终是健康产业发展的出发点和落脚点。党的十九届五中全会提出"扎实推动共同富裕，不断增强人民群众获得感、幸福感、安全感，促进人的全面发展和社会全面进步"[3]。党的二十大提出，"必须

坚持在发展中保障和改善民生，鼓励共同奋斗创造美好生活，不断实现人民对美好生活的向往"。当前，我国人均国内生产总值（GDP）已突破 8 万元人民币，按年均汇率折算超过 1.2 万美元，已跨越世界人均 GDP 水平，人民生活水平从小康向富裕过渡，社会由生存型向发展型转变，消费结构处于快速升级期。2013~2020 年，城镇、农村居民人均医疗保健支出增幅分别为 102.08% 和 112.28%，远高于同期人均现金消费支出增幅，凸显健康正加快成为群众的优先选择。与此同时，我国人口发展进入关键转折期，工业化、城镇化、人口老龄化、疾病谱变化以及生态环境、生活行为方式变化，慢性病已成为居民健康主要威胁，由此带来的疾病负担以及重大传染病防控形势仍然严峻，面临多重健康风险挑战。这些都要求推动健康产业高质量发展，更加精准高效对接和满足群众多层次、多样化、个性化的健康需求，提高供给体系的质量与效率，能够统筹健康相关的资源要素，推动健康服务体系和服务模式转型升级，为人民群众提供更加系统连续、更高品质的全方位全周期健康服务，更好地满足广大人民群众日益增长的高品质健康需求。

（二）发展健康产业是完整、准确、全面贯彻新发展理念，加快建设现代化产业体系的必然要求

健康产业是现代国民经济的重要组成部分，是社会文明水平和社会治理能力的重要标志。党的二十大报告强调，"没有坚实的物质技术基础，就不可能全面建成社会主义现代化强国。必须完整、准确、全面贯彻新发展理念，坚持社会主义市场经济改革方向，坚持高水平对外开放，加快构建以国内大循环为主体、国内国际双循环相互促进的新发展格局"[2]。当前，我国经济发展正处在转变发展方式、优化经济结构、转换增长动力的攻关期，发展健康产业，加大健康投入，将为新时代经济社会高质量发展注入新的活力。一方面，投资健康可以有效提高劳动者工作年限和劳动生产率，尤其在当前我国从人口红利向健康红利演进阶段，更需要持续维护和改善人民健康，促进人口红利更多转化为健康红利，降低人口老龄化对劳动力结构的负面影响，延长重要战略机遇期。另一方面，健康产业高质量发展具有经济社

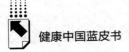

会发展"稳定器"作用，能够有力促进就业，助力应对宏观经济周期性波动。健康产业可以为不同层次的人群创造大量就业岗位。例如，美国健康产业雇用超过 1600 万人，占到就业总人口的 10% 以上，已成为最大的就业部门之一。我国每千人口执业（助理）医师、注册护士数仍低于经济合作与发展组织（OECD）国家平均水平。长期来看，健康护理、全科医生、营养指导等领域未来仍具有提供上千万就业岗位的潜在能力。同时，健康需求是刚性且不断增长的，能够有效应对宏观经济周期性波动。从全球看，20 世纪 30 年代经济大萧条期间，健康产业是极少数仍能保持增长的产业之一；2008 年以来，健康产业同样是欧美国家实施反危机措施的主要领域，美国、德国等国经济刺激计划中均将医疗保健领域作为投资重点。面对新冠疫情冲击，美国、欧盟、英国、日本等国家都进一步加大健康领域的政府投入，将提升医疗服务体系韧性和恢复力纳入国家战略，作为促进经济复苏、提升本国国际竞争力和影响力的重要战略领域。

（三）发展健康产业是促进健康科技进步，推动卫生健康领域发展方式变革的重要动力

科技创新是健康产业发展的源泉，健康产业是孕育科技创新的沃土。健康产业是知识技术密集、创新创造活跃的产业体系。健康产业创新发展，有利于推动生命科学和生物技术、重大疾病防控技术、创新药物、先进医疗装备等前沿领域加速突破，推动一系列核心关键技术和重大成果应用转化，为提升健康服务能力、增强产业发展效能和产业竞争力提供技术保障和物质基础。党的二十大报告进一步强调，"必须坚持科技是第一生产力、人才是第一资源、创新是第一动力，深入实施科教兴国战略、人才强国战略、创新驱动发展战略，开辟发展新领域新赛道，不断塑造发展新动能新优势"，特别强调要"坚持创新在我国现代化建设全局中的核心地位"，"强化国家战略科技力量，优化配置创新资源"[2]。国家医学中心等高水平医院，以及相关高等院校、研究机构和研究型企业，一直是我国卫生健康领域科技创新的重要力量，也是培育卫生健康领域国家战略科技力量的基础和载体。推动健康产业高质量发展，有利于推动健康产业与关联产业融合发展，增强产业带动效应。因此迫切需要推动市场创新、管理创新和组织模式创新，从而有效延伸拓展健康产业链条，促进健康服务业与高水平健康制造业和高效健康农业协同发展。同时，健康相关业态融合创新和集聚发展，有利于形成若干具有强大竞争力和影响力的健康产业集群，辐射带动健康人力资源、健康金融、健康科技、健康信息和商贸会展等新兴领域高质量发展。

（四）发展健康产业是统筹用好国内国际两个市场、两种资源，推进高水平对外开放的重要领域

党的二十大报告强调，"依托我国超大规模市场优势，以国内大循环吸引全球资源要素，增强国内国际两个市场两种资源联动效应，提升贸易投资合作质量和水平"[2]。健康产业要素流动频繁，国内国际市场联系密切广泛。从国际上看，健康产业已经成为各国特别是西方发达国家抢占全球产业链、价值链中高端制高点，推动经济体系和产业体系转型升级，增强国家竞争力和综合国力的重要内容。美国、日本、英国、欧盟等都出台了推动生命科学和医疗健康相关产业发展的国家战略举措，通过生命健康产业发展巩固提升国家综合竞争力，掌握全球健康治理话语权和战略主动性。随着国际环境变化和我国"一带一路"倡议实施，客观上需要通过健康产业创新发展扩大对外开放空间，拓展合作领域和交往模式，吸收借鉴先进做法和经验，提升健康产业在国内外市场特别是"一带一路"沿线国家和地区的影响力和美誉度。发展健康产业对提升健康领域软实力，积极参与全球卫生健康治理，有效应对贸易保护主义，推动全球和区域经济一体化具有重要意义。

二 国内健康产业发展的现状基础

2016 年，中共中央、国务院印发《"健康中国 2030"规划纲要》，提出了"建立起体系完整、结构优化的健康产业体系""成为国民经济支柱性产业"的目标和任务要求[1]。《中共中央关于制定国民经济和社会发展第十四个五年

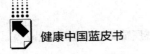
规划和二〇三五年远景目标的建议》提出，将"加快发展健康产业"作为全面推进健康中国建设的重要任务[4]。总的来看，近年来我国健康产业发展取得了较大进展。

（一）产业规模显著扩大

根据国家卫生健康委卫生发展研究中心核算研究结果，2019～2021年，我国健康服务业总规模从7.7万亿元增长到8.8万亿元，年均增长7%，占GDP的比重达到7.6%。2020年健康服务业总规模达到8万亿元的目标已经如期实现，《"十四五"国民健康规划》进一步提出了到2025年"不低于11.5万亿元"的目标。

（二）产业链条持续延伸拓展

逐步形成覆盖三次产业，包括医疗服务、健康管理与促进服务业、健康保险业、医药产业、健康养老业、健康旅游业、智慧健康业、健身休闲运动业、健康食品业等在内，多领域协同发展的健康产业体系。同时，健康产业链不断延伸，健康保险公司则多延伸至医疗服务、健康管理、健康养老、健康产品制造等上下游产业。各地也都非常注重发挥资源、区位、生态等优势，以优势/特色产业（资源）为核心，全产业链协同推进。例如，江苏泰州以医药制造为核心，延伸形成了集预防、治疗、保健、康复于一体的特色医疗产业链；云南省依托当地生物多样性和中医药民族医药集聚优势，特别是道地药材资源发展特色健康服务和生物医药研发制造，并向前端延伸到中药材种植、保健品健康食品加工等环节。

（三）产业融合趋势日益显现

生物、信息等多学科技术交叉融合，推动健康产业呈现交叉汇聚、跨界融合的发展态势，健康产业与养老、旅游、互联网、健身休闲、食品以及生物产业、现代制造、文化、现代农业、商贸物流等呈现多业融合发展的趋势。健康产业投融资来源日益多元化，跨行业并购和研发创新不断出现，并有力推动传统产业的转型升级、提质增效，成为经济保持中高速增长、产业迈向中高端水平新的"双引擎"。地方政府越来越注重创新政策体系，实现从单一性向综合性的转变，促进综合产业生态的构建与引导。如湖南省人民政府专门制定印发了《关于促进五大融合加快发展健康产业的意见》，明确促进医疗与养老、医疗与旅游、互联网与健康、体育与健康生活方式、食品与健康五大融合的具体措施。

（四）创新驱动和引领作用不断增强

面向人民生命健康大力推进科技创新，平台建设和人才储备不断强化，诊疗技术、疫苗、新药与医疗器械等领域创新能力快速提升，科技创新对于国民健康的保障作用和对产业发展的驱动作用不断彰显。国家战略性药品自主保障能力大幅提升，全数字 PET-CT、骨科手术机器人系统、质子重离子治疗系统、心室辅助装置等高端产品成功实现国产化。医药领域共组建了13 家国家工程研究中心和 15 家国家工程实验室，认定了 24 个国家生物产业基地及 75 家企业技术中心，形成一批特色鲜明、产业链完善、产学研用有效结合的产学研集群。

同时也应当看到，我国健康产业发展仍面临一些亟待解决的问题和挑战。一是科研创新支撑力依然不足。优质医疗资源总量不足且区域布局不均衡，高水平医院在健康产业发展中的"策源地"作用发挥不充分，缺少具有国际影响力和引领作用的一流医院；产业链、创新链、价值链缺乏深度融合，创新驱动的重要战略基点作用发挥不够，科技含量不高，跨界融合不充分。二是产业集中度依然较低。总体缺乏具有较强创新能力和国际竞争力的大型企业，龙头企业带动效应不强，产品和服务总体仍处于中低端水平，集群集聚发展的有效模式和路径仍待探索，需要加快产业转型升级和向全球产业链高端迈进。三是人才和标准等基础支撑不足。健康产业人才供给短缺始终是制约产业发展的突出短板，高端科研创新人才、复合型经营管理人才和适宜技术技能型人才普遍供给不足；同时，健康产业新业态、新模式相关机构、设施、人员、服务等要素与管理服务标准体系不健全，监管体系建设相

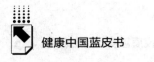
对滞后，产业协同共享、法律和知识产权服务、研发孵化、成果转化应用等方面符合我国国情的专业化中介服务不足；对于新业态、新模式，审慎、包容、有效的监管制度体系亟待完善。

三 以创新引领健康产业高质量发展的新形势、新要求

（一）新时期构建健康产业创新体系的新要求

1. 健康产业创新的基本特征

产业创新是各类创新主体（如企业、政府、科研机构等）依托特定的协作体系和外部环境，以理论创新、技术创新、市场创新、管理创新和制度创新等为基础，以培育新兴产业或调整原有产业结构为目的，提升产业竞争力、促进经济社会发展进步的创新活动。健康产业是国民经济的重要组成部分。与传统产业相比，健康产业具有链条长、范围广、成长性强、知识与技术密集、产业要素流动与创新创造活跃等突出特点，特别是随着医疗卫生和生物技术、生命科学、新兴融合业态等领域的高水平创新，健康产业创新已成为国家和区域产业创新的重要内容，具有几个方面主要特征。

一是创新主体多样。从健康产业的产业链条看，涵盖健康相关领域研发生产企业、各级各类医疗机构、医学教育机构、科研机构、政府部门、行业协会、第三方中介组织、专业化商贸物流机构、公共服务平台等；在此基础上形成了众多"医教研"、"政产学研用"、企业创新联盟等，使健康产业创新主体进一步呈现多元化。

二是创新领域交叉融合。从国家统计局即将印发的《健康产业统计分类（2018）》来看，健康产业串联健康服务业、健康制造业和健康农林牧渔业三次产业，包括14个行业大类。相关行业领域在理论基础、前沿技术、产业形态、创新要素、政策规制等方面都呈现跨学科、跨行业、跨部门高度融合的特征；在国内外健康产业发展实践中，同样高度重视健康产业相关领

域融合发展和产业链延伸拓展，激发产业新业态、新模式、新产品、新服务创新活力。

三是创新属性具有双重性。健康与社会公众的福祉和健康权益直接相关，对相关创新活动的过程、结果的质量安全有着更高的要求。因此，健康产业创新活动除具有一般产业的经济属性外，还具有维护和促进健康的社会属性。这决定了健康产业各类创新主体以及创新的各个环节，其创新属性（或创新价值观）都必须始终包含维护、改善、促进健康的目标，这也是健康产业创新区别于一般产业创新的重要特征。

2. 健康产业创新的主要模式

综合国际国内产业创新研究成果，健康产业创新主要模式包括理论创新、技术创新、市场创新、管理创新和制度创新（见图1）。总的看，健康产业创新以满足健康需求为目标，以提供健康产品和服务为主要手段，具有高度关联性和互动性。理论创新是健康产业创新的先导，为健康产业发展提供理论基础和科学方法指导；制度创新是健康产业发展的体制机制保障，从宏观层面构建产业发展的外部环境，对其他各类创新产生系统性影响；技术创新、市场创新和管理创新往往与健康需求和微观市场主体（医疗机构、高等院校、研究机构、研究型企业等）直接相关，能够为健康产业创新提供技术支撑和必要的物质保障。

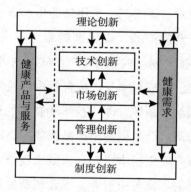

图1　健康产业创新模式及其相互关系

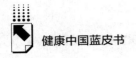

一是理论创新。理论创新是创新活动在人类意识层面的发端和创新活动的指引，包括对原有理论观点或方法体系的新突破、新发展，以及对社会实践新领域的新探索等一系列活动。理论创新是技术创新和制度创新的先导，被认为是创新活动的核心和灵魂。从创新属性看，理论创新可分为意识形态理论创新和基础研究科学理论创新两类。意识形态理论创新与社会意识密切相关，包括哲学理论创新、思想观念创新、文化创新、社会与技术伦理创新等，在健康产业创新中突出表现为健康观念、健康文化、健康科技价值取向等层面的创新理论、理念、知识等。基础研究科学理论创新涵盖经济、政治、文化等广泛领域，在健康产业创新中表现为支撑和引领医疗卫生和生物技术、生命科学发展的基础理论与思想方法创新，也包括与促进健康产业创新发展相关的医疗卫生制度、法学理论、健康经济等基础理论研究创新活动。

在健康产业具体领域，健康优先理念、"大卫生、大健康"观的提出、监管理念创新、干细胞研究中的生命伦理准则等都属于理论创新，它能够从根本上推动健康发展方式转变、健康消费范围和健康科技转化应用，对国家健康产业发展产生根本性的推动作用。

二是技术创新。技术创新是创新活动的基础和前提，是推动人类创新发展的根本动力。早在1999年，中共中央、国务院颁布的《关于加强技术创新，发展高科技，实现产业化的决定》就明确提出，"技术创新，是指企业应用创新的知识和新技术、新工艺，采用新的生产方式和经营管理模式，提高产品质量，开发生产新的产品，提供新的服务，占据市场并实现市场价值"，并强调"企业是技术创新的主体"[5]。从国内外研究看，技术创新不仅包括科学技术、技能创新成果本身，也包括由新技术推广、扩散和应用产生的产品创新和服务创新等领域，即"技术和技术的产业化"。

以应用对象分类为例。产品创新是产品在技术、市场以及产业范围内的变革和商业化，在健康产业创新中可表现为健康新技术牵引下的新型健康产品、健康新兴融合业态的丰富与拓展等。工艺创新是现有产业工艺流程进行扩展提升或开发全新工艺、规则体系等，从而提高企业产品质量、产值和效益，降低生产成本、风险因素和负面影响的创新活动。工艺创新在医药、医疗器械与装备、中医药民族医药种养殖和精深加工等领域具有比较广泛的实践应用；未来在健康旅游、健康信息化、健康养老等融合业态和服务领域也具有广阔前景。服务创新是改造提升已有无形服务或提供全新服务形式和内容，从而创造新价值、满足新需求的创新活动。与产品创新和工艺创新不同，服务创新通常是通过非物质手段进行的满足人类需求的"软技术"创新活动。在健康产业创新领域开展服务创新具有重要意义，一是有利于满足健康领域多样化、个性化的服务需求，二是有利于国家或企业开展差异化竞争，提升产业附加值和市场竞争力。

三是市场创新。市场创新是企业为了更好地适应和优化市场环境，遵循并创造性运用市场发展规律而进行新市场开发的创新活动，其中也包括为了更好地开发新市场而进行的消费者需求识别和分析、围绕消费者需求进行的产品及服务方式创新，以及新市场开发过程中的营销活动等。具体来看，市场创新主要有三种模式。一是开拓地理意义上的新市场，即促使企业的产品和服务进入此前未涉足的区域市场；二是扩展需求意义上的新市场，即通过某种产品或服务，获取尚未得到满足的需求所代表的新市场空间；三是延伸产业链意义上的新市场，即通过创新产业上下游组织形式，开发新的市场供应来源或供应方式。需要说明的是，在市场创新实践中，上述三种路径可能相互独立，也可能相互交织融合。

从国际国内健康产业典型地区经验看，在健康产业市场创新过程中，往往综合运用三种模式开展创新活动。在地理新市场开拓上，通常都具有良好的交通区位优势，不断扩大其健康服务的辐射范围，面向区域周边甚至全球范围的消费市场；在市场需求的满足上，通常拥有高水平、个性化医疗健康服务供给，依托领先的诊断治疗技术、创新药物或高性价比服务来提升吸引力（如质子重离子治疗、宫颈癌疫苗等）；在产业链延伸上，通过一体化全流程健康服务模式创新、健康产品供应链创新、市场营销推广创新等，提升市场竞争力，带动产业链整体提升。

此外，需要注意的是，市场创新与理论创新、技术创新既有明显区别，又有密切联系，不能脱离理论创新与技术创新而独立存在。市场创新以市场

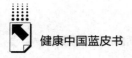

需求为驱动，清晰反映了创新价值的形态和实现路径，显著影响着理论创新和技术创新的质量和结果；同时，理论创新和技术创新是市场创新得以实现的重要基础和保障。

四是管理创新。管理创新是创新主体（主要包括企业、科研机构、中介组织等）把新的管理要素（如新的管理方法、新的管理手段、新的管理模式等）或要素组合引入运行管理体系，从而提升发展质量和效益，从而更有效地实现组织目标的创新活动。通常情况下，管理创新属于微观主体层面的创新活动。作为经济社会完整创新系统中的重要组成部分，管理创新离不开理论创新、技术创新、制度创新等的引领和支撑。

健康产业领域的管理创新对优化健康产业资源和要素配置、优化企业机构发展路径、优化产业结构和组织形式具有重要意义。资源要素配置方面，通过创新优化企业机构内部管理或产业联盟组织管理，促进人才、资金、技术等合理流动、科学布局、优化配置。发展路径方面，通过管理创新，推动企业机构将自身运行管理目标和发展战略计划与健康中国战略、"一带一路"倡议以及前沿健康科技创新及管理模式紧密结合。产业结构和组织形式方面，通过微观层面企业机构和健康领域公共服务平台、第三方中介组织的管理创新，降低运行管理成本和风险，提高健康产品和服务供给质量，带动产业发展质量和效益提升。

五是制度创新。创新理论研究认为，制度创新的主体包含政府、社会和个人，这三种主体的制度创新是相互联系、相互制约的。但应当看到，政府在制度创新中往往具有更重要的作用。因此，以政府为主导的制度创新，主要包含政治体制、政府法律制度、政府经济制度、政府文化制度以及政府运行机制等方面的创新活动。

制度创新对促进健康产业创新发展具有重要意义，它有利于健全完善健康产业政策体系，强化健康产业各领域各环节支撑保障，提升健康产业相关领域治理体系和治理能力现代化水平，推动健康产业加快转型升级和创新突破。从健康产业制度创新实践看，包含医药卫生体制改革创新、健康产业领域市场准入审批与监管创新、产业创新与融合集聚发展支持政策创新、健康产业要素保障政策创新、健康产业开放发展与国际合作创新等一系列制度创新活动。

健康产业制度创新过程中，要进一步适应健康产业创新主体多元、活动多样、路径多变的新趋势，推动制度与管理创新，形成多元参与、协同高效的创新治理格局。明确健康产业各部门的职能分工，构建协同配合、高效实施的产业联动机制和联席会议制度，推动形成产业发展政策制度合力。推动建立健全科学分类的健康产业创新评价制度体系。完善人才评价制度，促进产业人才有序自由流动。建立健康产业发展多元参与机制，发挥各领域行业协会、基金会、社团组织等的作用，构建健康产业技术创新联盟，推动跨领域跨行业协同发展。建立完善健康产业信息化保障制度，依托健康大数据平台，加快推动健康产业体系内部各产业间信息的互联互通。

（二）国际健康产业创新发展核心政策分析

近年来，健康产业创新发展在全球经济中的影响力日益凸显，在增强经济社会发展活力、推动产业转型升级、扩大优质健康产品和服务供给、满足多样化健康需求等方面发挥着重要作用，瑞典、德国、美国等国在健康产业创新政策体系方面进行了一系列实践，取得了积极成效。本研究通过对近年来国际健康产业发展趋势、有关典型国家政策规制进展进行梳理分析，归纳了国际健康产业创新发展的核心政策方向及部分典型案例。

1. 强化健康产业领域国家战略与规划引领

健康产业技术密集，人才密集，对国家经济社会发展具有较强的综合带动作用。从国际上看，许多国家都高度重视发挥健康产业引领带动作用，将其纳入国家总体战略进行部署。美国在2020年10月发布的《关键技术与新兴技术国家战略》中明确把医疗和公共卫生技术列为20项优先领域之一，提出推进包括医疗卫生在内的国家安全创新基地（NSIB）建设，将其定位为维护美国"关键技术和新兴技术的世界领导者"这一地位的两大支柱之一。日本于2013年通过了《日本复兴战略》，提出未来10年实施产业复兴计划、培育战略市场计划、国际化战略三项行动计划，其中特别提出设立"临床研究核心医院"，作为国家的核心医疗机构，职责是"为日本的创新

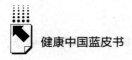

药物、医疗设备、医疗技术发展提供高水平的临床研究和临床试验支持，提高自身及其他医疗和健康机构的水平"，同时赋予该机构法律地位，纳入政府的"健康医疗战略"。2021年3月，欧盟通过了新的健康欧盟计划（EU4Health）。该计划是在疫情暴露出欧盟国家卫生系统脆弱性的背景下制定的，核心目标是通过建立更强大、更有韧性和更具可及性的卫生系统，为应对长期的卫生风险挑战提供支持，为欧盟经济复苏发展提供支撑。新的战略计划总投资达到53亿欧元，较此前大幅增加，突出体现了欧盟层面将卫生投资作为优先领域的考量，其中特别提高了对药品和医疗设备、数字健康等产业领域的关注度和支持力度。

2. 推动以高水平医疗机构为核心的产业集群集聚发展

医疗服务是健康产业的关键环节和核心内容，没有优质的医疗服务，健康产业其他相关融合服务也难以持续发展。在服务提供方面，高端医疗已经成为世界主要健康产业集群打造核心竞争力的"金字招牌"。在美国纽约医学中心，集中了包括纽约长老会医院、纽约大学医学中心、贝斯以色列医学中心等在内的数十家高水平医疗机构，为全球范围内的患者提供高端医疗服务。迪拜健康城将医疗区作为其三大产业区域的核心项目，优先规划，优先开发建设，提供全流程、酒店式诊疗服务。德国按照"政府引导、企业化运作"原则，采用自上而下和自下而上相结合的模式，打造北部生物医药集群等，使自上而下的政策意图与自下而上的内部选择相结合；此外，为促进当地医药集群发展，汉堡市与汉堡商会共同创建了健康产业管理公司，专门负责集群的协调组织与联络。在这一架构下，各种企业主体可以加强联系，参加技术创新项目，组织各种论坛、专业会议、研讨会、工作小组和招聘会，并作为有机整体为汉堡争取欧盟和德国联邦政府层面的支持项目，促进产业集群持续发展。

3. 增强医学科研创新和医教研协同发展的核心驱动力

科技创新是健康产业发展的根本动力。从国际上看，高水平医院、医学院校、科研机构和研究型企业等科研创新力量，能够为健康产业创新发展提供不竭动力。美国波士顿长木医疗区是世界上较早的医学科学中心，在0.86平方公里的区域内密集分布着医院、医学院和医学研究中心等24家医疗、教育及科研机构，形成了健康产业医教研协同发展的有机产业链。在此基础上吸引了 500 多个诊所和健康管理、康复护理等健康服务机构在区域内布局，在竞争与协作中形成了良性发展模式。德国健康产业集群的发展也离不开各领域的深度融合，如医疗技术企业集聚的曼海姆医疗集群，拥有众多的产品研发、临床试验、医疗服务以及医学教育培训机构。它们既在空间地理上集中分布，同时内部产业分工协作也十分密切。这些机构为健康产业集群的发展提供优质、丰富的智力资源，也为吸引健康服务相关机构聚集、实现持续快速发展提供重要支撑。

创新融入欧盟科研和创新计划（Horizon 2020）

从 2014 年开始，欧盟实施全球最大的资助项目——欧盟科研和创新计划"Horizon 2020"，支持额度约 800 亿欧元，用来增强欧洲的竞争力。欧盟下一个科研创新规划是"欧盟科研和创新规划 2021～2027"，欧盟计划投入 1000 亿欧元，主要用于增强欧盟科技基础能力，提高欧盟创新能力、竞争力和就业水平，探索满足民众优先需求且确保社会经济可持续发展的模式。

德国在健康产业科技创新领域具有较高水平，在欧盟创新体系框架下，逐步构建起了从国家到地方、多部门共同参与的健康产业创新体系。为带动整个集群区域的共同发展，通常会在该区域创建一个创新联盟或创新网络，集中解决集群发展面临的技术创新、质量提升、组织架构、政策保障等多方面困难。创新联盟的成员来自政府、企业、高校、科研机构、职业培训机构以及行业协会和地方组织等多个层面。在推动健康产业集群发展方面，形成了"联邦政府-州政府-市政府"的多级推进体系，将联邦政府各部门的政策与各州的区域政策进行有效整合，促进政策的协调，从而在政策体系上形成推动科研和教育机构、企业、风险投资机构、中介服务机构等的全面参与，共同构建区域技术创新网络的创新战略体系的有效合力。

4.完善健康产业发展要素支撑保障体系

人才、资金、技术等要素资源是健康产业创新发展的关键保障。美国政府充分保障波士顿、纽约、得克萨斯等产业中心区的研究经费投入，年度研发经费数额领先全美。在德国，通过建立健康产业中介组织，支持企业更好地开展研发创新，凭借技术咨询、法律服务、产品评估等多种方式推动研究成果加速转化为临床应用技术和领先产品。例如，海德堡集聚区内的马克斯-普朗克创新公司是德国马克斯-普朗克协会的技术转移中介机构，在知识产权保护、成果转化应用等方面发挥着重要作用。此外，得益于多层次、精准化的人才培养培训和使用体系，德国健康产业人才保障具有较好基础。为了营造良好的人才成长环境，海德堡产业园区形成了梯度合理、目标明确的人才培养使用体系。高校学生在校期间就开始有计划地参与医疗科研机构工作，毕业后可根据专业方向选择继续进入技术转移转化机构等从事研究工作；在取得专业领域从业资质后，可进入企业从事技术应用转化和研发创新工作。

四　新时期推进健康产业高质量发展的思考

（一）深化"放管服"改革，完善产业治理新体系

一是进一步放宽市场准入。实施市场准入负面清单制度。进一步完善审批方式，最大限度减少事前准入限制，加强事中事后监管。探索在国务院批准的自由贸易试验区内对社会办医疗机构给予创新支持政策。完善营利和非营利分类登记管理制度，明确机构性质变更实施细则，建立健全市场退出机制。二是加强健康领域监管创新。积极探索适合新技术、新产品、新业态、新模式发展的监管方式。对发展前景和潜在风险看得准的新业态，量身定制监管模式；对看不准的领域，加强监测分析，鼓励包容发展。推行随机抽取检查对象、随机选派执法检查人员的"双随机"抽查。三是加强行业自律和诚信体系建设。逐步建立以社会信用代码为索引的健康产业机构和管理相对人信用档案，并依法推进信息公开。构建跨地区、跨部门、跨领域的守信联合激励和失信联合惩戒机制。鼓励行业协会等第三方开展信用评价，完善商事争议多元化解决机制。

（二）实施创新驱动，增强产业发展新动能

一是提升健康产业科技创新的核心竞争力。强化科技创新体系建设，依托国家医学中心等高水平医院，会聚国内领先的高等院校、科研机构、研究型企业等力量，协同打造一批医学研究和健康产业创新集群。引领发展以"精准化、数字化、智能化、一体化"为方向的新型医疗健康服务模式。推进健康产业技术创新战略联盟建设，鼓励相关机构建立产学研协同的创新平台，构建全链条、竞争力强的产业科技支撑体系。二是推进健康新技术新产品应用。出台创新药物和创新医疗器械产品目录。加强转化推广平台建设，促进医学科研成果转化推广。进一步加大创新医疗器械产品推广力度，支持符合条件的高端医疗装备应用推广，在部分省份开展大型医疗设备配置试点。鼓励社会办医疗机构与医药企业合作建设创新药品、医疗器械示范应用基地和培训中心，形成示范应用－临床评价－技术创新－辐射推广的良性循环。三是支持开展健康产业领域大众创业万众创新。支持健康产业领域众创、众包、众扶、众筹等创业支撑平台建设。建设一批高水平、专业性健康产业众创空间，推动建立一批健康产业生态孵化器、加速器。在有条件的地区建设健康产业领域"双创"示范基地。

（三）优化布局结构，培育产业集聚新平台

一是完善产业组织体系。支持大型企业做优做强，鼓励跨行业、跨领域兼并重组，形成上下游一体化的企业集团，重点培育一批全球范围内配置要素资源、布局市场网络、具有跨国经营能力的领军企业。形成大中小企业分工协作、互利共赢的产业组织结构。在健康产业领域大力弘扬和培育企业家精神。二是加强产业协同，优化区域布局。鼓励各地发挥比较优势、培育竞争优势，因地制宜发展各具特色的健康产业，避免重复布局和同质竞争。推动北京、上海等优势地区建成具有全球影响力的健康领域科技创新中心。支持中部地区根据资源环境承载能力，发掘优势特色，因地制宜走差异化和跨越式发展道路，在重点领域实现突破。结合脱贫攻坚，以特色产业为重点，

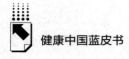

支持革命老区、民族地区、边疆地区、欠发达地区健康产业加快发展。三是引导健康产业高水平集聚发展。依托战略性新兴产业发展集聚区和现有健康产业各领域试点和示范基地，加强健康技术、产品、服务的融合创新，建设若干优势明显、特色鲜明、具有全球影响力、引领国内产业发展的标志性健康产业集聚区。

（四）完善配套措施，塑造产业要素新优势

一是强化财税金融支持。发挥财政资金的引导作用，由政府引导，推动设立由金融和产业共同筹资的健康产业投资基金，鼓励地方通过健康产业引导资金等渠道给予必要支持。鼓励金融机构在符合健康产业特点的金融产品和服务方式方面进行创新。探索医疗器械生产企业与金融租赁公司、融资租赁公司的合作模式，为各类所有制医疗机构提供分期付款采购大型医疗设备的服务。二是加强产业土地保障。依据不同服务门类特性及产业政策导向，有针对性地制定土地政策，优先保障非营利性机构用地，探索对知识密集型健康产业实行年租制、"先租赁后出让"等弹性供地制度。支持利用现有闲置资源兴办健康产业，优先满足健康产业重大项目用地需求。三是健全促进健康消费的政策体系。大力发展中介服务组织，加大新兴健康产品和服务宣传推介力度。普及科学健康知识，鼓励发展多样化的健康新媒体，促进消费者利用各类社交平台互动交流，引导消费理念，提升消费体验。鼓励消费金融创新，支持发展消费信贷。鼓励商业保险公司针对健康需求开发提供多样化、多层次、规范化的产品和服务。

参考文献

［1］中共中央、国务院：《"健康中国2030"规划纲要》，http：//www.gov.cn/
zhengce/2016-10/25/content_ 5124174. htm，2016年10月。

［2］习近平：《高举中国特色社会主义伟大旗帜 为全面建设社会主义现代化国家
而团结奋斗——在中国共产党第二十次全国代表大会上的报告》，http：//

www. qstheory. cn/yaowen/2022-10/25/c_ 1129079926. htm，2022 年 10 月。

［3］《中国共产党第十九届中央委员会第五次全体会议公报》，https：//www. gov. cn/
xinwen/2020-10/29/content_ 5555877. htm，2020 年 10 月。

［4］《中共中央关于制定国民经济和社会发展第十四个五年规划和二〇三五年远景目
标的建议》，http：//www. qstheory. cn/yaowen/2020-11/03/c_ 1126693429. htm，
2020 年 11 月。

［5］中共中央、国务院：《关于加强技术创新，发展高科技，实现产业化的决定》，
http：//www. moe. gov. cn/s78/A16/s8354/moe_ 790/tnull_ 3148. html，1999 年
8 月。

B.22
中国医药产业的发展现状、挑战和机遇

孙　静　王智涛*

摘　要： 改革开放以来，国民经济快速发展，人民生活水平不断提高，极大地促进了我国医药产业的发展。近十年来，人口老龄化、医药卫生体制改革不断深化、生物医药和数字化医药飞速发展，以及全球经历新冠疫情，给我国医药产业带来了前所未有的变革，也迎来新的发展机遇。本报告总结了我国医药产业的发展现状，分析了在上述背景下，我国医药产业面临的挑战：慢性病发病率上升和国民尚未满足的健康需求与原始创新能力不足之间的矛盾；不断提高的药品监管标准和医保控费政策增加了进入市场的难度和市场竞争的压力；现代信息技术应用于药品研发、生产、流通、使用及患者健康管理，对整个药品供应链的运作效率提升提出了新课题。但从另一方面看，这些挑战也给我国医药产业带来了新的经济增长点和发展机遇。把握好促进医药创新的各项政策以及生物医药和数字化医药发展的机遇，提升核心竞争力，实现战略化产业升级和全球布局，在更广阔的市场实现医药创新价值，是我国医药产业发展的方向。

关键词： 医药产业　医药卫生体制改革　人口老龄化　生物医药

---

* 孙静，北京协和医学院卫生健康管理政策学院副研究员，研究方向为药物流行病学与药物经济学；王智涛，北京协和医学院卫生健康管理政策学院社会医学与卫生事业管理专业硕士研究生。

改革开放以来，特别是加入世界贸易组织以来，我国医药产业实现了从恢复和建设到创新和参与国际竞争的跨越。"十三五"期间，药品销售费用下降，研发投入增长。在国家供给侧结构性改革推动下，医药产业调整力度空前。药品监管体系进一步与国际接轨，药品和医疗器械审评审批制度改革使得医药创新政策环境明显改善，极大地激发了医药创新热情，研发创新模式从"仿创结合"开始向"自主创新"转变。目前，我国创新药已进入全球第二梯队前列，对全球研发管线产品数量的贡献率跃升至14%左右，在全球排名第二[1][2]，我国已成为全球最大的医药市场之一。但目前中国的医药市场整体仍以仿制药为主，医药制造链条上的部分高端研发和产业化所需要的关键仪器、设备、器械、耗材等发展短板突出。在产业发展水平和创新能力方面，与发达国家差距较大。80%以上的高端医疗设备仍然依赖进口[3][4]。

"十四五"时期，我国医药产业转型升级的步伐进一步加快，自主创新能力进一步加强，迈向"医药强国"的步伐进一步加快，将基本形成现代医药产业体系。国家实施健康中国战略，致力于提高国民健康水平，同时加大对生物医药、精准医学和数字医疗等领域的支持力度，推动医药产业向高端、创新和智能化发展。政府职能重心从"重审批"向"重监管"转变。推动创新驱动型医药产业发展的市场准入、公共保障准入和加快进入使用终端的政策措施不断协调和优化，医药创新的顶层设计和生态系统不断完善。随着多项深化医药卫生体制改革政策的持续推进，我国医药行业经历了前所未有的变革，进入结构性调整时代，企业转型压力较大。

一　人口、社会、经济发展环境变化

（一）老龄化日益严重

我国人均期望寿命和超过 60 岁的老年人口不断增加，人口出生率却呈现大幅度下滑趋势[5]。2022 年全年出生人口只有 956 万人[6]，自 1950 年以来，年出生人口首次跌破 1000 万[7]。人口老龄化带来巨大的健康需求。

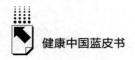
挑战：慢性疾病、老年痴呆、心血管疾病等与年龄相关的疾病发病率上升，对新药、护理、康复和辅助设备产品研发、生产和分销提出更高要求。

机遇：人口老龄化对医药的刚性需求持续增长。医药企业可开发帮助老年人提高生活质量和自理能力的治疗手段和延缓老化进程的创新药物，及更先进、便捷和智能的康复和辅助设备、智能健康监测设备、远程医疗服务和个性化的健康管理方案，以适应人口老龄化。

（二）居民收入水平和健康需求不断提高

2022年，我国居民人均可支配收入达到36883元，较2010年翻了一番多，比上年名义增长5.0%，扣除价格因素，实际增长2.9%[8][9]。人民生活显著改善，对健康日益重视，对高品质医疗服务和药物的需求不断增加。

挑战：高品质医疗服务和创新药物的研发、生产和分销成本较高，既要保证质量又要提供合理的定价策略；产品注册、生产标准和广告宣传等方面的严格监管对企业的运营和管理提出了更高要求；不仅国内医药企业之间的竞争增加，还有国际医药企业的进入，医药市场竞争会更加激烈。医药企业必须不断创新，提供更好的产品和服务，才能保持竞争力。

机遇：随着收入水平的提高，人们对健康更加关注，对疾病预防和治疗的需求呈现多样化，医疗保健支付意愿相应增加，高端医疗服务和创新药市场规模将扩大。医药企业可针对尚未得到满足的健康需求，提供更有效的治疗方案、健康咨询、管理和预防保健等附加服务。

二　医药卫生体制改革

（一）政府不断加大医药卫生投入

我国自2009年以来持续推进医药卫生体制改革，加大对医药卫生的投入，不断完善覆盖城乡居民的基本医疗卫生制度。政府卫生支出由2015年的12533亿元增加到2022年的22542亿元，同比增长17.8%[10]。居民个人基本医疗卫生费用负担得到有效减轻。长期科研经费投入持续增长，对基础研究的支持力度不断加大。《国家中长期科学和技术发展规划纲要（2006-2020年）》[11]确定并实施了16个重大科技专项，其中之一是"重大新药创制"项目[12][13][14]。自2008年启动实施以来，该项目持续支持3000多个课题，中央财政投入233亿元[15]，加上企业投入、地方政府的支持，推动力度前所未有，取得了丰硕成果。2016~2022年这7年间，我国有81款国产上市1类新药，并且上市药品数量呈稳步增多的趋势。2018年中国新增10个1类新药，2019年新增12个，2020年新增15个[15]，2021年新增24个[16]，2022年新增16个[17]。不仅创新药数量在增加，创新水平也在不断提高。

挑战：居民个人基本医疗卫生费用负担的减轻，释放了原来被抑制的医药卫生需求。但满足人民群众尚未满足且日益增长的卫生健康需求，需要有强大的创新和市场供应能力。我国创新药物研发虽然有了明显的进步和发展，但与发达国家相比，还存在明显差距。我国研制的新药聚焦的靶点、新药的作用机制还是发达国家首先发现的，我国在原始创新方面仍需重大突破[5][18]，医药企业仍需不断提高研发和创新能力。

机遇：政府加大对医药卫生的投入，使医疗服务的普及率和医疗保健的水平得到提升，带动了医药市场规模大幅增长[19]，给医药企业通过提供创新的产品和服务来满足不断增长的市场需求带来机遇。政府的投入推动了医药科技创新。税收减免、研发补贴和市场准入便利等相关政策支持，为企业降低了成本并创造了更好的发展环境，国内医药产业的国际地位和影响力也将提升。

（二）药品、医疗器械审评审批制度改革

2015年开始的深化药品、医疗器械审评审批制度改革加快了创新药械的上市审评审批步伐。新修订的《药品注册管理办法》[20]明确提出建立新药械审评审批绿色通道、上市许可人等制度，我国正式加入人用药品技术要求国际协调机制（International Council for Harmonization of Technical Requirements for Pharmaceuticals for Human Use，ICH）[21]，统一了国内外临床试验标准，加强了临床试验机构管理，释放了临床资源。这些措施都使新药审评效率大幅提高，缓解了药品注册申请积压。该办法还确定了突破性治疗药物、附条件批准、优先审评审批、特别审批程序等相关政策，对鼓励药物研发创新，加快临床急需短缺药、儿童用新药、罕见病用药、重大传染病用药等创新药的上市进程，保障公众用药安全、有效、可及，具有战略性、导向性和实践性的重大意义。

挑战：中国药品监管体系和标准与国际先进监管体系和标准的差距进一步缩小，提高了此前尚未采用国际高标准和体系的企业，特别是研发资源有限的企业进入市场的难度。审批制度改革加速了创新药械的上市，为临床急需的突破性治疗产品和具有公共健康重大意义的产品提供了各种优惠条件，极大地激发了医药创新，吸引了更多医药创新投资，同时也增加了市场竞争压力。

机遇：药品、医疗器械审评审批制度改革促使企业提高质量标准、加强技术创新，提供更安全、有效的药品和医疗器械，提升了行业整体水平。改革还提高了市场的透明度和规范性，增加了市场信心，为医药创新企业提供了更稳定、可持续的发展环境。

（三）重大疾病专利到期药物的仿制开发及仿制药质量及临床疗效一致性评价

新分子实体药物研发成本和获批门槛较高，而仿制药研发成本较低，市场需求巨大。随着专利药品保护到期高峰来临，全球"研发与制剂"大规模转移的历史性发展机遇[22]，是治疗重大疾病的专利到期药物的仿制药开发和及早上市的关键时期。为提升仿制药质量，我国从2015年开始全力推进实施仿制药质量与临床疗效一致性评价[23]，旨在提高仿制药的质量和疗效，促进仿制药市场的规范发展。从2020年开始，我国对首个挑战专利成功且首个获批上市的化学仿制药品，给予从获批之日起12个月的市场独占期[23][24][25]。2023年9月，提出了自第一家品种通过仿制药质量和疗效一致性评价后，三年后不再受理其他药品生产企业相同品种的一致性评价申请[26]。

挑战：我国是仿制药大国，但由于信息不对称、技术难度大以及一些罕见病药品市场规模较小等原因，专利过期药物首仿还有待提速。实施仿制药质量及临床疗效一致性评价需要仿制药企业建立完善的技术体系和评价方法，这对于规模较小、技术实力较弱的企业是一个挑战。实施一致性评价后，原研药和仿制药之间的差距将进一步缩小，市场竞争将变得更加激烈。对于那些仅依靠仿制药生产和销售的企业来说，将面临更大的竞争压力。

机遇：一致性评价政策促进了仿制药市场竞争的公平性，鼓励企业进行创新研发，提高了整个医药产业的竞争力。作为全球最大的仿制药生产大国，我国应当加快研发、生产、质量体系与国际接轨，提高首仿药、复杂制剂等高附加值产品比重，提升市场运营能力，培育"中国制造"良好品牌。新兴医药市场极具增长潜力，以仿制药为主体，国内企业应加强对相关市场的研究，通过国际产能合作等各种方式加快产品布局，充分利用境外资源拓展当地市场。

（四）药品公共保障准入与定价、采购、支付和医保管理职能统一

2018年，原来分散在卫生部、国家发改委和人社部的部分职能整合到新成立的国家医疗保障局，统一了药品公共保障准入与定价、采购、支付及医保管理职能，从实质上形成了医疗服务和药品的"超级采购方"[27][28]。国家医保局成立后，目录药品结构发生了较大变化[29][30]。随着临床技术和医药产品的快速进步，调整和优化医保目录，将临床价值高、经济性评价优良的药品纳入医保支付范围，让参保人能够尽早用上有更高临床价值的创新药势在必行。国家对临床急需的高值创新药给予直接挂网、入院采购绿色通道等优惠政策，创新药从上市到纳入公共保障的时间差迅速缩短。2023年发布的医保药品目录中，通过国家药品价格谈判纳入目录的协议期内谈判药品已达2967种[31]。国家医保局正逐步收回地方医保药品报销目录调整权，统一制定国家基本医疗保险药品目录和全国统一的药品、诊疗项目编码，实

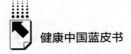

现全国医疗保障一体化。为了让使用周期较长、疗程费用较高的谈判药品更好地服务于临床，国家医保局出台了社会药房参与供应的"双通道"政策，并鼓励各地探索建立单独药品保障机制。

国家通过药械集中采购促进专利过期药品、消耗量大和消耗金额高的药械产品的市场竞争，且采购的范围不断扩大并形成常态。国家医保局还全力推进建立招标、采购、交易、结算、监督一体化的省级招标采购平台，推进构建区域性、全国性联盟采购机制，形成竞争充分、价格合理、规范有序的供应保障体系。一旦条件成熟，国产药品、耗材、设备、仪器和物料质量接近或达到进口产品时，优先选择国产品牌，确保高效快速实现国产化替代[32][33][34]。

挑战：高值创新药品通常研发成本和市场定价较高，需要通过价格谈判和达成协议降低，才能进入医保目录。价格谈判可能影响创新药企业的利润，创新药企业需要对创新研究的投入保持后劲。国家药械集中采购不仅是降价和控费的利器，更重要的是促使医药行业将重心转移到技术创新，提质增效。

创新药物经国家药品价格谈判纳入医保后，要真正惠及患者，还需要医疗机构和零售药店等使用终端"最后一公里"的落地。在使用终端环节，国谈药品还面临着突破医院采购目录、医保预算控制、药品支出控制以及零售药店保障供应参与度低等诸多困难[20]。虽然国家医保局成立后在中央层面统一制定国家基本医疗保险药品目录，实现了全国医保用药范围基本统一[35]，但目前创新药物纳入医保政策在各地的落地力度不同，报销待遇不一，部分地区因省级挂网目录、医院采购目录、卫生和医保部门对医院的用药监管和医保额度等政策未能及时协调和调整，医院采购高值谈判创新药的积极性不高，影响了其临床应用，限制了患者获得先进治疗的机会，也给药企带来了市场定价和推广的困难。

随着越来越多高值创新药纳入公共保障，基本医疗保险今后将面临越来越大的资金压力。随着医保谈判持续推进，高值创新药物谈判准入的难度不断提升，总体呈现"成功率持续降低"和"降幅不断提高"两个趋势。公共保障体系的可持续发展必须考虑基本医保筹资体系以外的其他可靠筹资渠道，用于支持创新医药产品的临床应用。

国家通过专利过期药品的集中采购促进市场竞争，降低药品价格，给药企带来了利润压力。企业必须重新评估产品的定价策略和市场竞争力。国家集中采购的范围今后还将不断扩大并形成常态，对一致性评价的促进力度会越来越大。仿制药质量与临床效果一致性评价和药械集中采购的技术和经济双重压力，可能会使一些抗风险能力较弱的小型仿制药企业被迫离场。

机遇：面对不同地区医保政策的差异，药企可以与各地区的医药部门、医院和医保部门进行合作，共同推动创新药的使用。通过积极参与政策制定和合作机制建设，药企可以更好地适应不同地区的需求，提高创新药的市场覆盖率和使用率。

我国基本医疗保险的总体筹资水平还比较低，随着越来越多的创新药纳入医保，应当为创新药特别是那些高值创新药建立更可持续的筹资模式。创新型医药企业可联合建立创新药物基金，为创新药物建立单独的筹资渠道，与公共保障资金共同负担高值创新药械产品。

国家药械集中采购的中选企业，可以借助集中采购带来的规模效应，以更低的成本生产和供应药品，降低药品价格，从而提高市场竞争力。除了促进竞争，药品集中采购还通过承诺市场份额改变医药企业的销售模式，降低销售成本，促使企业优化供应链管理，提高采购和供应效率。企业可以通过提高生产效率、改进供应链配送等方面的优化，降低成本并提高企业竞争力。

三 增长强劲、前景广阔的新兴领域

（一）生物医药

生物医药是大国战略竞争中仅次于信息产业的第二大重要支柱性产业，是具有战略意义的重点行业[36]。我国生物医药近年来快速发展，从事生物医药研发的企业和在研产品数量众多。全球最新治疗靶点产品我国企业都能

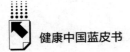

迅速跟进，已有一批产品陆续上市[8]。生物医药产业获得资本市场最多青睐，大量资本投入抗体药物、肿瘤免疫治疗药物和新型疫苗开发[37]。《"十四五"医药工业发展规划》明确了包括生物医药在内的各领域未来五年的发展方向，推动全行业加快"质量+效率+动力"变革，标志着我国医药制造业迈入新的发展阶段[38][39]。《"十四五"生物经济发展规划》强化了对生物医药的支持，明确指出生物经济四大重点发展领域之一是顺应"以治病为中心"转向"以健康为中心"的新趋势，发展面向人民生命健康的生物医药[40]。

挑战：生物医药是一个高度技术密集型领域，我国医药创新存在靶点集聚、同质化创新等现象，其原因主要是受本土原创能力不足的制约和资本投资偏好的影响。

机遇：生物医药领域是一个高度创新的领域，中国政府也将其作为国家战略发展重点之一。政府的支持和投资以及国内外企业的合作为中国医药行业带来了创新发展的机遇。通过完善生物医药产业链，培育更多的中小型企业和相关产业，可以推动整个医药行业的发展。

（二）数字化医药

2015年以来，国家有关部门出台了近10项医药电商行业主要政策。在政策护航、医药零售新趋势下，网上药店的发展进入快车道[41]。2022年，中国实体药店和网上药店（含药品和非药品）销售规模已达8725亿元，同比增长9.7%[42]。2022年，全国医药电商B2C市场销售规模达961亿元，同比增长27%[43]。新兴的互联网医院和网上药店在相关政策助力下取得了爆发式的增长，尽管有所限制，未来仍将有巨大的增长空间。

数字化医药的迅猛发展，深刻改变了我国医药产业的运行模式，推动医药产业快速发展的新技术、新模式不断涌现。国家医保局联合国家卫健委首次提出"将符合条件的'互联网+'医疗服务费用纳入医保支付范围"，并允许"参保人员凭定点医疗机构在线开具的处方，可以在本医疗机构或定点零售药店配药，探索推进定点零售药店配药直接结算"[44]。符合条件的互联网诊疗和药物服务纳入医保范围，推动医保在线支付。通过利用在线提交检查报告、视频问诊、电子处方等方式，尝试物流快递药品结合现场取药，并与医保定点医院和药店、医药健康服务平台等链接，与国家医保信息平台对接。

挑战：数字化医疗、人工智能和大数据等越来越多的现代信息技术整合到药品研发生产、流通、使用及患者健康管理中，需要强大的数据管理、分析和应用能力，为药品研发机构、生产企业判断市场趋势、调整产品结构及医疗机构改进用药选择、加强合理用药提供有价值的数据支撑，提高整个药品供应链的运作效率。医药数字化涉及大量患者和医疗信息，因此保护患者隐私，防止数据泄露和滥用，需要严格的数据保护措施和合规标准。随着"互联网+"和"智能+"在医疗行业中的推进，医院之外的药品销售比例会越来越高。但处方药占据整个药品市场的份额接近90%，且大多数处方药经由医生开具处方后通过医院进行销售，这对医药电商的销售规模是一种较大制约[27]。

机遇：通过利用数据驱动的决策，医药企业可以借此提高医药产品生产和服务效率、优化资源配置，并提供包括在线医生问诊、电子处方、远程监护等更具个性化、更便捷高效的医疗服务。通过使用物联网、区块链等技术，可以实现药物生产、配送和销售的全程监控和管理，提高药品质量和安全性。医药数字化也为创新药物研发和个性化医疗提供了新的机遇。利用大数据和人工智能技术，可以加快药物研发速度，提高研发成功率，并提供更加精准的医疗方案。

（三）新冠疫情给我国医药产业带来的发展变化

新冠疫情的全球暴发给医药行业带来了巨大挑战和深远的影响。疫情期间，全球医药供应链几乎中断，显示出全球医药供应链的脆弱性，部分原料药国际价格上涨，也引发制剂企业的担忧，开始寻求供应链多元化，减少对单一国家或地区的依赖，并加大对医疗设备和药品的自主研发和生产投入。

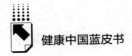

挑战：疫情加剧了全球医药产业的竞争，中国医药企业需要面对来自其他国家技术、品质和市场份额方面的竞争。我国出口的原料药以大宗原料药产品为主，市场竞争激烈，很容易遭到进口国的排挤和反倾销调查[45][46]。医药产业国际化必须推动原料药出口向精深方向发展，提高高附加值的深加工产品、特色原料药所占比重，扩大面向发达国家市场的原料药出口规模，提高高端原料药国际市场份额。中国制造在供应链的某些核心技术方面，还受制于进口，医疗器械的高端领域发展短板仍然突出。

机遇：由于全球医药制造业产业链的彻底解构是很难在短期内发生的，我国制造业最难以替代的地方在于整个制造产业链和生态体系都集中在中国，几乎所有的配套原材料都需要从中国购买。我国是全球最大的原料药生产国和出口国，总体市场规模占全球的比重超过三分之一[47]。我国生产的原料药超过 1500 种（全球生产有 2000 余种）[48]，产能规模和制造优势明显，其他国家取代中国医药制造业大国的地位也非一朝一夕之事。中国医药企业需要加大研发投入，提升生产技术和管理水平，提高质量控制力度和合规标准，提供高质量的产品和服务，获得新的出口机会，建立稳定的供应链。我国的自主医药创新必须技术足够过硬，才能粉碎西方别有用心的谣言，获得广大发展中国家的信赖。

参考文献

［1］ China Pharmaceutical Innovation and Research Development Association（PhIRDA）；R&D-Based Pharmaceutical Association Committee（RDPAC）：《推进创新药同步研发、注册与审评，构建中国医药创新生态系统——重要意义及总体建议》，《中国食品药品监管》2022 年第 7 期。

［2］ 国家药监局：《第六届中国-东盟药品合作发展高峰论坛在广西防城港召开》，https：//www.nmpa.gov.cn/yaowen/ypjgyw/20210909090934179.html，2021 年 9 月。

［3］ 中国医药企业管理协会：《2020 年中国工业发展报告》（行业篇 医药行业），

http：//m. cpema. org/uploadfile/2023/0109/20230109025923845. pdf，2023 年 1 月。

［4］ 中国外商投资企业协会药品研制和开发行业委员会与财新智库：《以高水平开放推动中国医药创新蓝皮书》，http：//www. rdpac. org/index. php？r = site%2Fresource，2022 年 11 月。

［5］ 国家统计局：《第七次全国人口普查公报（第二号）》，http：//www. stats. gov. cn/tjsj/tjgb/rkpcgb/qgrkpcgb/202106/t20210628_181882 1. html，2021 年 5 月。

［6］ 王萍萍：《人口总量略有下降 城镇化水平继续提高》，http：//www. stats. gov. cn/xxgk/jd/sjjd2020/202301/t20230118_1892285. html，2023 年 1 月。

［7］ 原新、范文清：《人口负增长与老龄化交汇时代的形势与应对》，《南开学报》（哲学社会科学版）2022 年第 6 期。

［8］ 方晓丹：《全国居民收入比 2010 年增加一倍 居民消费支出稳步恢复》，http：//www. stats. gov. cn/sj/sjjd/202302/t20230202_1896446. html，2021 年 1 月。

［9］ 国家统计局：《2022 年居民收入和消费支出情况》，http：//www. stats. gov. cn/sj/zxfb/202302/t20230203_1901715. html，2023 年 1 月。

［10］ 中华人民共和国中央人民政府：《2022 年财政收支情况》，https：//www. gov. cn/xinwen/2023-01/31/content_5739311. htm，2023 年 1 月。

［11］ 中华人民共和国中央人民政府：《国家中长期科学和技术发展规划纲要（2006 - 2020 年）》，https：//www. gov. cn/gongbao/content/2006/content_240244. htm，2006 年 2 月。

［12］ 中华人民共和国国务院新闻办公室：《科技部举行重大新药创制国家科技重大专项新闻发布会》，http：//www. scio. gov. cn/xwfbh/gbwxwfbh/xwfbh/kjb/Document/1661711/1661711. htm，2019 年 7 月。

［13］ 刘伟：《医药产业创新驱动与高质量发展的思考》，《北京观察》2022 年第 5 期。

［14］ 张永祥：《"重大新药创制"重大专项十年回顾与展望》，《神经药理学报》2017 年第 2 期。

［15］ 中华人民共和国中央人民政府：《"重大新药创制"科技重大专项收官》，https：//www. gov. cn/xinwen/2021-02/02/content_5584285. htm，2021 年 2 月。

［16］ 国家药品监督管理局：《2021 年度药品审评报告》，https：//www. nmpa. gov. cn/xxgk/fgwj/gzwj/gzwjyp/20220601110541120. html，2022 年 6 月。

［17］ 《2022 年获上市的 1 类新批药盘点：共 16 款，小分子药物亮眼》，https：//www. cn - healthcare. com/articlewm/20221228/content - 1490394. html，2022 年 12 月。

［18］ 宗云岗：《我国药品创新发展趋势分析与建议》，《中国药科大学学报》2023 年第 3 期。

[19] 工信部：《2020 年中国医药工业经济运行报告》，http：//lwzb. stats. gov. cn/pub/lwzb/tzgg/202107/W020210723348608097291. pdf，2021 年 7 月。

[20] 《药品注册管理办法》（国家市场监督管理总局令第 27 号），中华人民共和国中央人民政府网站，https：//www. gov. cn/zhengce/zhengceku/2020 - 04/01/content_ 5498012. htm。

[21] 白洁：《关于加入 ICH 后对中国医药行业影响及其应对策略浅析》，《中国药物经济学》2019 第 3 期。

[22] 赵文、马爱霞：《我国医药行业发展现状研究》，《现代商贸工业》2015 年第 3 期。

[23] 中华人民共和国中央人民政府：《国务院办公厅关于开展仿制药质量和疗效一致性评价的意见》，http：//www. gov. cn/zhengce/content/2016 - 03/05/content_ 5049364. htm，2016 年 3 月。

[24] 《药品专利纠纷早期解决机制实施办法（试行）》（2021 年第 89 号），中华人民共和国中央人民政府网站，https：//www. gov. cn/zhengce/zhengceku/2021 - 07/04/content_ 5622330. htm。

[25] 谭雨欢、胡潇潇：《药品专利链接制度下反向支付协议的规制》，《中国发明与专利》2023 年第 3 期。

[26] 《关于公开征求〈仿制药质量和疗效一致性评价受理审查指南（征求意见稿）〉意见的通知》，国家药品监督管理局药品审评中心网站，https：//www. cde. org. cn/main/news/viewInfoCommon/c2549a490ac77a1ddc81a622333207f4。

[27] 中华人民共和国中央人民政府：《国家医疗保障局正式挂牌，专家解读——三种医保统一管，会带来啥改变》，https：//www. gov. cn/zhengce/2018 - 06/01/content_ 5295242. htm，2018 年 6 月。

[28] 《国务院办公厅关于印发国家组织药品集中采购和使用试点方案的通知》（国办发〔2019〕2 号），中华人民共和国中央人民政府网站，http：//www. gov. cn/zhengce/content/2019 - 01/17/content_ 5358604. htm。

[29] 《人力资源社会保障部关于将 36 种药品纳入国家基本医疗保险、工伤保险和生育保险药品目录乙类范围的通知》（人社部发〔2017〕54 号），中华人民共和国人力资源和社会保障部网站，http：//www. mohrss. gov. cn/SYrlzyhshbzb/shehuibaozhang/zcwj/yiliao/201707/t20170718_ 274153. html。

[30] 中国医药创新促进会：《医保谈判的演进与本土创新药的崛起》，http：//www. phirda. com/artilce_ 23389. html，2021 年 1 月。

[31] 国家医疗保障局：《国家医保局、人力资源社会保障部关于印发〈国家基本医疗保险、工伤保险和生育保险药品目录（2022 年）〉的通知》，http：//www. nhsa. gov. cn/art/2023/1/18/art_ 104_ 10078. html，2023 年 1 月。

[32] 中华人民共和国中央人民政府：《2023 年医药集采工作"划重点"》，

https：//www. gov. cn/zhengce/2023 - 03/02/content_ 5744034. htm，2023 年 3 月。

［33］中华人民共和国中央人民政府：《国务院办公厅关于开展仿制药质量和疗效一致性评价的意见》，http：//www. gov. cn/zhengce/content/2016-03/05/content_ 5049364. htm，2016 年 3 月。

［34］中华人民共和国中央人民政府：《国务院办公厅关于印发〈国家组织药品集中采购和使用试点方案〉的通知》，http：//www. gov. cn/zhengce/content/2019-01/17/content_ 5358604. htm，2019 年 1 月。

［35］中华人民共和国中央人民政府：《2022 年底实现全国医保用药范围基本统一》，https：//www. gov. cn/xinwen/2022-07/23/content_ 5702467. htm，2022 年 7 月。

［36］郑寰、许婕、沈铭慧等：《我国生物医药行业研发的影响因素分析》，《市场周刊（理论研究）》2017 年第 6 期。

［37］武霞、邵蓉：《创新药风险投资现状与分析》，《中国医药工业杂志》2020 年第 8 期。

［38］《关于印发〈"十四五"医药工业发展规划〉的通知》（工信部联规〔2021〕217 号），中华人民共和国中央人民政府网站，https：//www. gov. cn/zhengce/zhengceku/2022-01/31/content_ 5671480. htm。

［39］孙旭然：《生物医药行业发展趋势与机遇分析》，《中国国情国力》2022 年第 8 期。

［40］《关于印发〈"十四五"生物经济发展规划〉的通知》（发改高技〔2021〕1850 号），中华人民共和国中央人民政府，https：//www. gov. cn/zhengce/zhengceku/2022-05/10/content_ 5689556. htm。

［41］冯海洋、刘磊：《药品电商平台的发展策略研究》，《中国市场》2022 年第 16 期。

［42］《重磅！以终端零售价计，中国零售药店市场达 8725 亿，TOP10 畅销品牌和企业超亮眼》，https：//www. menet. com. cn/info/202307/202307040942534253_ 145989. shtml，2023 年 7 月。

［43］《医药数读：我国医药 B2C 规模达 961 亿，汤臣倍健、拜耳、北京同仁堂领跑》，https：//www. cn-healthcare. com/articlewm/20230219/content-1512867. html，2023 年 2 月。

［44］吴政宇、冯杰：《药品福利管理的内在逻辑、发展障碍与经验启示》，《医学与哲学》2020 年第 14 期。

［45］王禛：《中国原料药出口面临的障碍与策略选择》，《对外经贸实务》2017 年第 4 期。

［46］罗芳：《"一带一路"背景下中国出口贸易新发展研究》，《齐齐哈尔大学学报》（哲学社会科学版）2015 年第 12 期。

［47］中华人民共和国中央人民政府：《我国成第一大原料药出口国》，https：//
www. gov. cn/xinwen/2017-07/13/content_ 5210018. htm，2017 年 7 月。

［48］王星丽：《"一带一路"背景下促进我国原料药出口的策略分析》，《价格月
刊》2019 年第 511 期。

B.23
中国中医药产业的发展现状、挑战和机遇

王笑频 *

摘　要： 中医药是中华民族独特的卫生资源和文化瑰宝，中医药产业作为健康产业的重要组成部分，在促进经济发展、推动健康中国建设方面发挥着重要作用。近年来尤其是党的十八大以来，以习近平同志为核心的党中央高度重视中医药事业的传承、创新与发展，中医药发展环境处于历史最佳时期，我国中医药产业取得巨大的发展成就。本报告通过总结近年来我国中医药产业的发展现状及存在的问题，结合新时期中医药国内外发展机遇与挑战，提出中医药产业发展战略，旨在为促进我国中医药产业和中医药事业的高质量发展提供依据。

关键词： 中医药产业　高质量发展　健康中国

中医药是包括汉族和少数民族医药在内的我国各民族医药的统称，是中华民族独特的卫生资源和文化瑰宝，是华夏文明得以延续的保障。中医药产业作为健康产业的重要组成部分，涵盖了第一、第二、第三产业，在提高人民健康水平、拉动经济增长和推动健康中国建设方面发挥着重要作用。近年

* 王笑频，中国中医科学院广安门医院党委书记。先后担任国家中医药管理局国际合作司司长、港澳台办公室主任、一级巡视员、国家中医药管理局新闻发言人、河北省保定市人民政府副市长（挂职）。兼任中国中西医结合学会副会长、中国医院协会副会长、中国医院协会中医医院分会主任委员、国务院医改领导小组专家、《中国卫生经济》理事会常务理事、北京市西城区人大代表、第十四届全国政协委员等。主持和参与了多项中医药对外交流与合作重要规划、政策的起草，组织和落实多项重大中医药对外交流合作活动。

来尤其是党的十八大以来，国家对于中医药产业的扶持力度持续加大，中医药产业正处在历史最佳的发展时期，已成为国民经济和社会发展中一项具有较强发展优势和广阔前景的战略性产业。然而随着大众健康意识的提升，国际一体化进程的加快，中医药细分领域的崛起，以及中医药产业发展不均衡的加剧等，新时期中医药在国际化、现代化进程中发展机遇与挑战并存。本报告通过总结近年来我国中医药产业的发展现状及存在的问题，结合新时期国内外发展机遇与挑战，提出中医药产业发展战略，为促进我国中医药产业高质量发展提供依据。

一　中医药产业发展现状

（一）我国中药工业实现高质量发展

中药工业包括饮片加工及中成药生产，是中药产业的主体。全国医药工业统计表明，2021年中药工业稳步增长，全年营业收入达到6919亿元，同比2020年的6156亿元增长12.4%。其中，中成药主营业务收入4862亿元，同比2020年的4347亿元增长11.8%；中药饮片主营业务收入2057亿元，同比2020年的1809亿元增长13.7%。2021年中药工业利润总额1004.5亿元，同比2020年的733.1亿元增长37%。其中，中成药利润总额755.2亿元，同比2020年的612.6亿元增长23.3%；中药饮片利润总额249.3亿元，同比2020年的120.5亿元增长106.9%。中药工业实现全年营业收入与利润双增长，增速突破两位数，尤其是利润全年增速突破30%的大关，达到37%，反映了整个中药工业保持了良好的增长态势。进一步分析得知，中药产业的增长速度优于化学药产业，但低于生物药和基因工程类产业。进入统计的1551家中成药工业企业，亏损企业数量下降10%，整个行业利润增长23.3%，行业的竞争力在整合中进一步增强[1]。更多的中药企业参与中药配方颗粒的研发与生产，对于中药配方颗粒的发展起到了极大的促进作用，拉动中药饮片产业业绩大幅增长。

与此同时，中药行业在某些地区已成为支柱产业，中药养殖和种植业也成为有广阔前景的产业。数据显示，2020 年全国中药材种植面积超过 4000 千公顷，其中，河南、湖北、内蒙古等省份种植面积均已超过 100 千公顷。280 余种常用中药材实现了规模化种植，基本满足了中医药临床用药以及中药产业和健康服务业快速发展的需要。2020 年，全国中药材市场成交额突破 1790 亿元，同比增长 8.75%[2]。

（二）中医药创新能力不断提升

近年来，我国中医药行业在基础研究、临床研究、新药开发、质量控制、标准化等方面取得了诸多成果，进一步增强了中医药的科学内涵和证据基础。屠呦呦因从传统中草药中发现青蒿素而获得 2015 年诺贝尔生理学或医学奖。在国家政策和资金的支持下，开展了多个细分领域的中医药科研项目，如中医药现代化国家重点研发计划、重大新药创制专项、国家自然科学基金中医药理论基础研究项目等。以此为依托，我国中医药领域共获得 23 项国家级科技奖项[3]。国家中医药管理局会同科技部、国家卫生健康委等部委，建设了 14 个国家重点实验室、2 个中医类国家医学临床研究中心、1 个国家工程技术研究中心、5 个国家工程研究中心、6 个国家工程实验室[4]；2019 年以来，共批准中药新药品种 23 个，2 个中成药品种获欧盟国家传统药注册批准[5]；丹参等 18 种中药材的 55 个标准进入美国草药典，钩藤等 86 种草药专论列入欧盟药典；17 项中药标准已获得国际标准立项，12 项中药标准正在申报国际标准。此外，建立了一系列适应中药复杂体系研究的关键技术平台，突破数字化全程质控等一批核心技术[6]。中医器械产品有效注册数量由 2018 年的 1154 件上升至 2021 年的 2512 件，年复合增长率达 29.6%，中医药科技创新能力持续提升[2]。

（三）中医药科技人才队伍建设不断加强

党的十八大以来，高素质中医药人才队伍逐步壮大。在平台建设方面，建设了 31 个中医药高层次人才培养基地。目前，全国中医药领域专家有 7

人当选为中国工程院院士，1人当选为中国科学院院士。国家中医药局打造了15个国家中医药多学科交叉创新团队和20个国家中医药传承创新团队，遴选了149名战略型领军人才岐黄学者、200名青年岐黄学者，培养了797名中医临床优秀人才和1万多名中医骨干人才[7]。

中医类人才队伍数量稳步提升。截至2021年底，全国中医类医疗卫生机构总数为7.73万个，中医类别执业（助理）医师达73.2万人，相较于2011年的30.9万人，增长了137%。全国中医药卫生从业人员总数达88.4万人，比2012年增长40.7万人，涨幅近1倍。中医药人才队伍的快速发展为中医药产业储备了更多的生力军[2]。

同时中医药人才发展机制不断完善，人才素质不断提高，人才结构不断优化，人才服务能力显著提升。

（四）中医药产品质量和安全性逐步提高

中药是中医药传承创新发展的物质基础，是中医疗效发挥的重要保障。生产质量管理规范（GMP）、良好供应规范（GSP）、良好农业规范（GAP）和良好实验室规范（GLP）等标准的实施，加强了中药产品的质量管理和监督。同时建立了中药产品追溯系统和电子监管系统，可以有效监控中药产品生产、流通、使用的全过程。构建了更加符合中药特点的评价体系，推动完善了2020版《中国药典》等国家标准以及相关行业标准。"十三五"期间，我国主导制定颁布了37项中药国际质量标准，促进了中药产业竞争力和行业治理能力的提升[8]。充分运用第四次全国中药资源普查成果，优化中药材产区布局，建设道地药材良种繁育基地、生态种植基地。国家药监局2021年国家药品抽检年报显示，中药饮片抽检总合格率达98%[9]。深入开展中药安全性研究，构建中药临床安全风险评控系统，促进临床用药安全。针对疾病特定阶段、特定人群，开展中药、中西药联用研究，明确用药指征，发布了52个中西医结合诊疗方案[10]。建立完善中药不良反应监测制度，开展临床医师中药合理用药培训，建立完善中药处方专项点评制度，指导临床医师更加科学合理安全用药。

（五）中医药产业国际影响力日益扩大

中医药开放发展取得积极成效，自深入实施中医药"一带一路"发展规划以来，目前已传播到 196 个国家和地区，建成 30 个较高质量的中医药海外中心和 56 个中医药国际合作基地，中医药内容纳入 16 个自由贸易协定，建设了 17 个国家中医药服务出口基地[8]。中国中药类商品进出口贸易总额大幅增长，由 2021 年的 71.2 亿美元增加至 2022 年的 85.7 亿美元，增速达 20.4%。据世界卫生组织统计，目前 113 个世卫组织成员国认可针灸等中医药诊疗方式，其中 29 个成员国为中医药的规范使用制定了有关法律法规，还有 20 个成员国将针灸等中医药诊疗纳入本国医疗保障体系。全球中医医疗机构达 8 万多家，海外各类中医药从业人员约有 30 万人[11]。同时，中药已在俄罗斯、乌兹别克斯坦、古巴、越南、新加坡、荷兰等国以药品形式注册。

我国主办了"金砖国家"卫生部长会暨传统医药高级别会议，促进传统医学互学互鉴。举办 2020 年上合组织传统医学会议，分享中医药抗疫经验。推动成立秘书处设在我国的国际标准化组织中医药技术委员会。世界卫生组织首次将起源于中国的传统医学纳入第十一版国际疾病分类（ICD11），发布中医药国际标准 63 项[12]。2022 年，世界卫生组织召开了关于中医药抗击新冠肺炎专家评估会议，会议认为中医药治疗新冠肺炎安全、有效，建议各成员国进行借鉴和推广。中医药的独特价值正逐步得到世界认可，我国的中医药服务越来越受到海外的重视和欢迎。

二　中医药产业发展机遇

（一）中医药发展环境处于历史最佳时期

近年来，国家对于中医药事业高度重视，中医药顶层设计日臻完善，政策举措更加健全。尤其是党的十八大以来，以习近平同志为核心的党中央站在党和国家发展全局的高度，强调把发展中医药作为维护人民健康、推进健康中国建设、促进经济社会发展的重要内容纳入"五位一体"总体布局和"四个全面"战略布局之中，全面谋划，系统部署。党和国家领导人就中医药事业发展多次做出重要指示，系统阐释了"为什么发展中医药、发展什么样的中医药、怎样发展中医药"等重大理论和实践问题，为推动中医药振兴发展提供了理论指导和行动指南。

党中央、国务院高度重视中医药事业发展，一系列中医药法规的施行为推动中医药传承创新发展提供了强劲的保证。如 2015 年国务院办公厅印发《中医药健康服务发展规划（2015–2020 年）》，2016 年中共中央、国务院印发《"健康中国 2030"规划纲要》，2017 年 7 月《中华人民共和国中医药法》生效，2019 年中共中央、国务院出台《关于促进中医药传承创新发展的意见》，同年 10 月全国中医药大会召开，2021 年 2 月国务院办公厅印发《关于加快中医药特色发展的若干政策措施》，2022 年 3 月国务院办公厅印发《"十四五"中医药发展规划》，党的二十大报告中明确提出"促进中医药传承创新发展"，2023 年 2 月国务院办公厅印发《中医药振兴发展重大工程实施方案》等，给中医药产业传承创新发展带来了新的历史机遇。

（二）群众对中医药的需求日益加大

随着人们健康观念的深刻变化，中医"治未病"优势深得民心，人们对中医药的需求日益加大。特别是新冠疫情发生以来，坚持中西医结合、中西药并用，中医药全面参与疫情防控救治，做出了重要贡献。目前，人们的健康需求空前释放，对中医药优质服务需求也日益旺盛。

我国传统医学博大精深，治已病、治未病，辨证施治，标本兼治，堪称绿色治疗、个性化治疗。看中医吃中药的患者数量呈上升趋势，越来越多的人愿意接受中医药服务，以强化生命质量、提高幸福指数。近年来，中国中医类医院总诊疗人次数呈增长趋势。2019 年中国中医类医院总诊疗人次数达到 6.75 亿人次，2020 年因疫情有所减少，2021 年中国中医类医院总诊疗人次数上升至 6.89 亿人次，其中中医医院总诊疗人次数为 5.97 亿人次，占中医类医院总诊疗人次数的 86.65%[13]。人民群众对中医药的信任度显著提升，根本原因在于中医药有效，历经千百年积淀和人用验证，疗效可靠，且副作用小，具有鲜明的特色优势。

（三）中医药国际化需求前景广阔

近年来，中医药在海外受到广泛欢迎，中医药已成为向世界宣传和展示中华文化的重要窗口。随着健康观念和医学模式的转变，中医药在预防、保健、养生、治疗、康复中的疗效和作用日益得到国际社会的认可和接受，中医药文化国际传播的深度和广度也不断提升。特别是新冠疫情暴发以来，中医药成为战"疫"的一大亮点。目前，我国与 150 多个国家和地区分享中医药抗疫经验，向 28 个国家派出中医专家协助抗疫，抗疫的中药方剂被多个国家借鉴和使用，为全球抗击疫情发挥了积极作用，进一步加快了中医药国际化的进程，使各国对中医药有了更大的需求。未来我国中医药产业将在政策保障、服务贸易、科技合作、教育培训、医疗合作、文化传播和国际学术交流等方面与国外开展全方位、深层次的战略合作。中医药将借助数字技术，依托千年传承优势和"一带一路"倡议的推动，成为未来国际医药舞台上不可或缺的重要角色，为增进人类健康福祉做出更大的贡献。

三 中医药产业发展挑战与对策

（一）中药全产业链发展质量需不断提高

中药材是中药产业乃至行业发展的基础和保障。近年来中药工业实现了快速发展，但中药全产业链依然存在诸多需要解决的关键问题，如中药材良种繁育水平较低，栽培药材良种推广率不足 10%，基本以"自繁自育自用"为主；中药材生产技术相对于大农业明显落后，大肥大水，滥用农药，重产量轻质量问题突出；采收加工随意性较大，产地清洗、加工条件落后，加工不规范、不及时；储存条件虽有改善，但技术仍然较为原始，导致中药材品

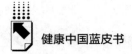

质下降；经济利益的驱动，使得药材的种植出现无序引种的现象；中药材产业信息不对称，中药材价格波动较大，不少资本进入药材领域，导致供求关系更加复杂；中药产业自动化程度低；中药新产品发展迟缓，产业延伸动力不足等。

中药材品质是中药行业高质量发展的基础，建立从"地头"到"床头"全过程质控与可追溯是必需的。为更好地促进中药材质量的提升，要统筹规划，加强源头和过程监管，提出产业发展指导规划和监管措施，分阶段实现产业升级。具体措施如下：建设规范化的药材种植基地，构建中药全过程追溯体系；制定中药材产地加工规范，扩大产地加工品种目录；开展中药药效物质研究，建立符合中药特点的 GMP 体系；推动中药第三方质量检测，实现中药生产自动化；加强建设生产信息服务平台，搭建全国性道地药材生产信息采集网络；加强前瞻研判，形成相应的药材储备机制；促进中药健康产业发展，不断延伸现代中药产业链等[14-16]。

（二）中医药创新能力需不断提升

中医药临床优势显著，但科学研究薄弱，科学表达面临很大困难，临床疗效"说不清"，作用机理"讲不明"。加快中医药科技创新不仅是建设健康中国的要求，还是建设创新型国家的重要组成部分。目前中医药科技创新能力不强成为突出问题，主要表现在中医的理论基础和科学证据不足、中医药科研机构数量不足、高水平的国家级科技创新平台缺乏、中医药企业研发投入占比不高、中医药产业发展协同创新能力和竞争力不强等，严重影响了我国中医药品牌的塑造、中药材质量的提高和中医药产业总体竞争力的增强[2,14]。

因此，提升中医药产业科技创新能力首先要坚持继承与创新并重，尊重传统与科学，理论与实践相结合，中西医结合，探索中医药的本质和机理，为提高创新能力提供理论依据；其次是落实中医药振兴发展重大工程、科技创新工程等重大项目，启动中医药防治优势病种和重大疑难疾病高级别循证研究、名老中医学术思想及临床经验传承、中医药制剂研发转化与科研平台建设等重点任务，不断汇聚创新要素，优化科研资源配置，持续推进中医药原理科学解读工作。再次是提高中医药科研机构和企业的自主创新意识，支持中医药生产企业与中医药科研机构开展合作，实现中医药生产技术和方法的革新。最后要加强中医药产业知识产权保护，不断提高我国中医药产业的科技创新能力；同时需要建立符合中医药特点的中药研发技术体系，不断推进中成药上市后的再评价和创新中药的研发，进一步加大中医药科技创新投入，加强中医基础理论与实践创新，加快中医药科技成果转化与应用，加强中医药全产业链监管。

（三）中医药服务能力需不断增强

党的十八大以来，通过持续实施基层中医药服务能力提升工程，我国基层中医药服务体系不断健全，中医药服务能力明显提升，但中医药发展仍不充分、不平衡。突出表现在中医药优质资源区域分布不均衡、中西医协同不够、中医中药协同仍需加强。目前国家已将基层中医药服务能力建设作为重点项目纳入"中医药振兴发展重大工程"。提升中医药服务能力，一是围绕优势病种，实现学科互补，着力构建符合中医药发展规律的服务模式；二是完善应急处置体系，强化中医药公共卫生防控救治能力建设的优势和关键作用；三是推动优质中医药资源扩容下沉和区域均衡布局，发挥全国辐射和示范引领作用；四是促进中西医协同发展，充分发挥中医药"简便验廉"特点，提升社会医疗效能，减轻群众疾病负担；五是加强学科专科建设，落实名医培育名药，探索多维诊疗模式，整合开拓互联网医疗，完善中医药价格和医保政策，提升中药药事服务能力等，更好地满足广大人民群众对中医药的服务需求。

（四）中医药人才培养需不断加强

人才是中医药发展的第一资源。只有建设高质量的中医药人才队伍，才能为中医药传承创新发展提供坚实的人才保障。目前中医药人才队伍建设取得长足发展，但还存在一些不足，如人才总体规模不够，结构布局不够优化，人才分布不均衡，中医药领域的战略科学家、领军人才、青年拔尖人才等高层次人才不足，基层人才缺乏，符合中医药特点的人才发展体制机制尚需健全完善，等等。为加快中医药高质量人才队伍建设，国家中医药管理局组织制定了《"十四五"中医药人才发展规划》，包括加强中医药高层次人才队伍建设、加强基层中医药人才队伍建设、推进中医药专业人才队伍建设、统筹加强其他重点领域中医药人才培养、加强高水平中医药人才发展平台建设、完善中医药人才培养体系等。尤其是应注重坚持中西医并重，着力打造领军人才和后备人才队伍，形成名医传承、国际化人才培养、研究生教育、继续教育、西学中班等多层级人才培养体系[2,14]。

（五）中医药文化传播能力需不断加强

中医药文化蕴含着丰富的人文科学和哲学思想，是中华民族优秀传统文化的重要组成部分，是中国文化软实力的重要标签。中医药文化国际传播对增强中医药文化自信、推动中医药国际化发展、促进与其他国家的文化互鉴和民心相通有着重要的意义。尽管中医药文化国际传播的深度和广度在不断提升，但仍存在话语体系面临跨文化障碍、受到国际关系影响、传播主体间的创新协同机制不完善、新兴传播方式应用和监测不足等问题。为更好地促进中医药文化国际传播，需从以下几方面着力。第一，国家应当从战略层面统筹规划，发挥中医药独特文化价值；第二，应推动协同创新平台建设，提升中医药文化传播效能；第三，应构建中医药对外传播人才培养模式，加强国际合作人才培养；第四，加强舆情监测研判，引导中医药文化传播舆论走势；第五，要不断深化实施中医药国际交流合作，推动中医中药国际标准制定，积极参与国际传统医学相关规则制定，健全中医药文化国际传播机制，使中医药文化成为我国参与国际合作、实现共赢的亮丽名片[14,17]。

综上所述，中医药学包含着中华民族几千年的健康养生理念及实践经验，是中华文明的瑰宝，凝聚着中华民族的博大智慧。党的十八大以来，党和国家已经构建了越来越丰富的政策体系，为中医药产业打造了前所未有的发展环境。从"遵循中医药发展规律，传承精华，守正创新"，到"说明白、讲清楚中医药的疗效",再到"促进中医药传承创新发展",国家已为中医药产业的发展指明了方向。站在新的历史起点上,作为中医药人,应大兴调查研究,"望闻问切"中医药产业,坚持问题导向、目标导向、结果导向,解决好痛点、难点问题,破解制约发展的瓶颈问题,促进中药产业和中医药事业高质量发展。

参考文献

［1］国家药品监督管理局:《2021 国家中药监管蓝皮书》,中国医药科技出版社,2023,第 46~55 页。

［2］董晓娜:《新时代我国中医药产业发展探析》,《亚太传统医药》2023 年第 19 卷第 3 期,第 4~8 页。

［3］《坚持"四个面向"推进中医药现代化——来自第八届中医科学大会的观察》,新华网,2022-11-06,http：//www.xinhuanet.com/2022-11/06/c_1129106455.htm。

［4］张宵:《科技创新,让中医药焕发时代活力》,中国中医药网,2022-10-24,https：//www.cntcm.com.cn/news.html?aid=209985。

［5］国家中医药管理局:《自信自强 守正创新 奋力推进新时代中医药传承创新发展》,中国中医药网,2022-10-26.https：//www.cntcm.com.cn/news.html?aid=210140。

［6］顾金辉:《科技创新支撑中医药高质量发展》,中国中医药网,2023-04-06.http：//www.cntcm.com.cn/news.html?aid=220409。

［7］国家中医药管理局党组:《新时代中医药高质量发展迈出坚实步伐》,《旗帜》,2022-11-03,https：//www.cntcm.com.cn/news.html?aid=210617。

［8］《国家卫生健康委就党的十八大以来中医药科技创新和"走出去"有关情况举行新闻发布会(实录全文)》,http：//www.natcm.gov.cn/bangongshi/gongzuodongtai/2022-09-23/27747.html。

［9］《2021 年我国中药饮片抽检总合格率达到98%》,新华社,2022-09-07,http：//www.xinhuanet.com/2022-09/07/c_1128984408.htm。

［10］《中国中西医结合学会、中华中医药学会、中华医学会关于联合发布 52 个中西医结合诊疗方案的公告》,https：//www.cacm.org.cn/2023/05/31/23420/。

［11］王青云:《中医药昂首阔步迈向世界》,《中国中医药报》2022 年 9 月 15 日第一版。

［12］余艳红:《传承精华 守正创新 大力发展中医药事业》,https：//www.gov.cn/xinwen/2021-02/09/content_5586217.htm。

［13］《2022 年中国中医类医院机构数量、总诊疗人次数及预约诊疗人次数分析》，https：//gov. sohu. com/a/674034864_ 121388254。

［14］《"十四五"中医药发展规划》（国办发〔2022〕5 号），中华人民共和国中央人民政府，https：//www. gov. cn/zhengce/content/2022-03/29/content_ 5682255. htm。

［15］杨洪军、李耿：《中药大品种科技竞争力研究报告》（2019 版），人民卫生出版社，2020，第 1~9 页。

［16］黄菊、李耿、张霄潇等：《新时期下中医药产业发展的有关思考》，《中国中药杂志》2022 年第 47 卷第 17 期，第 4799~4813 页。

［17］尹璐、徐荣、高昂、高学成、王笑频：《中医药文化国际传播的现状分析及研究》，《中国医药导报》2022 年第 19 卷第 12 期，第 124~128 页。

B.24
中国健康产业创新发展研究

马卓然　刘远立*

摘　要： 加强医药技术创新和提升产业发展水平是《"健康中国2030"规划纲要》对促进医药产业发展提出的两大要求。目前，以创新药和创新医疗器械为主体的中国健康产业处于快速发展阶段。本研究从国内创新药和创新医疗器械的众多优秀生产企业中，根据公司规模和创新程度，结合多方的数据和报告，筛选出两个具有代表性的企业进行深入分析。研究发现，新时代的健康产业公司在国家政策的大力扶植下，加速创新和高质量发展，提升产业发展水平，并获得了国际认可。中国正处于从医药制造大国向医药创新强国迈进的重要历史节点，需要医疗卫生体系的四个子系统（医疗卫生监管、医疗卫生保障、医疗卫生服务和医疗卫生资源提供）协同发展，通过更深层次改革、更高水平开放及国际合作实现更高质量发展，以医药创新强国的姿态，推动人类健康共同体的建立。

关键词： 健康产业　医药技术创新　卫生体系

2016年，中共中央、国务院印发了《"健康中国2030"规划纲要》，对促进医药产业发展提出了两个方面的要求：加强医药技术创新和提升产业发

---

* 马卓然，北京协和医学院卫生健康管理政策学院博士生，研究方向为健康产业发展、商业保险与公立医院高质量发展；刘远立，国务院参事，北京协和医学院卫生健康管理政策学院卫生政策与管理学长聘教授，博士生导师，研究方向为卫生政策与管理等。

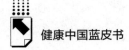

展水平。到 2030 年，药品、医疗器械质量标准全面与国际接轨，具有自主知识产权新药和诊疗装备国际市场份额大幅提高，高端医疗设备市场国产化率大幅提高，实现医药工业高速发展和向中高端迈进，跨入世界制药强国行列[1]。

为贯彻落实党中央国务院关于发展健康产业的重大部署和《"健康中国 2030"规划纲要》等政策性文件中有关健康产业发展的要求，科学界定健康产业统计范围，全面了解健康产业发展状况，引导和支持健康产业发展，推动《"健康中国 2030"规划纲要》等相关政策落实落地，国家统计局同国家发展改革委、国家卫生健康委以《国民经济行业分类》（GB/T4754－2017）为基础，共同研制《健康产业统计分类（2019）》[2]。在 2017 年初，张毓辉等在《中国卫生经济》发表的《中国健康产业分类与核算体系研究》一文对健康产业的定义和分类进行了讨论[3]。《健康产业统计分类（2019）》中进一步明确了概念界定和分类范畴，将健康产业定义为"以医疗卫生和生物技术、生命科学为基础，以维护、改善和促进人民群众健康为目的，为社会公众提供与健康直接或密切相关的产品（货物和服务）的生产活动集合"。并将健康产业范围确定为医疗卫生服务，健康事务、健康环境管理与科研技术服务，健康人才教育与健康知识普及，健康促进服务，健康保障与金融服务，智慧健康技术服务，药品及其他健康产品流通服务，其他与健康相关服务，医药制造，医疗仪器设备及器械制造，健康用品、器材与智能设备制造，医疗卫生机构设施建设，中药材种植、养殖和采集 13 个大类[2]。

健康产业涵盖第一、第二、第三产业，包括以中药材种植养殖为主体的健康农业、林业、牧业和渔业，以医药和医疗器械等生产制造为主体的健康相关产品制造业，以医疗卫生、健康保障、健康人才教育及健康促进服务为主体的健康服务业[2]。第三产业部分保留了《健康服务业分类（试行）》的主体内容，结合健康服务业新业态、新模式等相关发展和政策要求，丰富调整健康服务业内容。以医药和医疗器械等生产制造为主体的健康相关产品制造业（第二产业）以新增内容为主，是本研究探讨的重点。

　　此外，秦祖智等在《中国卫生经济》发表的《范畴与范式：健康产业研究的逻辑起点与分析框架》对健康产业和健康事业的范畴界定进行了讨论，将体制内的医疗服务归类为健康事业。之所以如此归类，主要是由于体制内医疗服务属于社会保障的重要组成部分，事关大众民生，必须由政府统筹协调并在财政安排上给予支持，而不是由市场机制来确保医疗服务的供给，政治属性强于其经济属性[4]。《"十三五"健康产业科技创新专项规划》（国科发社〔2017〕149号）指出，以创新药物、高端医疗器械为主体的医药产业持续增长和快速发展，医药产业在重塑未来经济产业格局中的引领性作用和支柱性地位不断增强。同时，新一代信息、生物、工程技术与医疗健康领域的深度融合日趋紧密，远程医疗、移动医疗、精准医疗、智慧医疗等技术蓬勃发展，以主动健康为方向的营养、运动、行为、环境、心理健康技术和产品正推动健康管理、健康养老、全民健身、健康食品、"互联网+"健康、健康旅游等健康产业新业态、新模式蓬勃兴起，健康产业整体发展呈现跨界融合、集群发展、快速放大、强劲增长之势，并在推动医疗服务模式变革、构建院内外连续性服务和医疗健康一体化体系等方面展现出广阔前景，广受科技界、产业界和投资界的关注，成为新一轮国际科技和产业竞争的前沿焦点。健康产业也是发展健康事业的基础和保障，健康产业的创新是健康事业发展的重要推力，实现健康事业与健康产业的协调发展和相互促进是推进健康中国建设的必然要求和战略重点[5]。

　　由此可见，健康产业和健康事业相伴而生、共同发展。从医疗卫生体系学的角度出发，健康产业的第一产业和第二产业部分归属于医疗卫生资源提供体系，健康事业归属于医疗卫生服务体系和医疗卫生保障体系。本研究以医疗卫生体系的四个子系统（医疗卫生监管、医疗卫生保障、医疗卫生服务和医疗卫生资源提供）[6]为视角，探讨医疗卫生监管体系、医疗卫生保障体系和医疗卫生服务体系对健康产业（尤其是以创新药物、高端医疗器械为主体的医药产业）的影响和国情现状，并筛选了《"健康中国2030"规划纲要》等国家战略和相关政策的影响下成长的创新药企和高端医疗器械公司作为案例进行深入探讨。

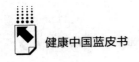

一 我国健康产业现状及驱动因素分析

（一）医疗卫生监管

《"健康中国2030"规划纲要》中提出，加快创新药（医疗器械）和临床急需新药（医疗器械）的审评审批，重点部署创新药物开发[1]。随着药品审评审批制度改革（突破性治疗药物审批、附条件审批、优先审评审批、特别审批通道加速药品上市注册程序）[7]，我国获批的新药数量不断增多，药品获批的速度不断加快。2017年6月，中国国家食品药品监督管理总局宣布正式加入ICH（国际人用药品注册技术协调会），于2018年成功当选管委会成员并于2021年连任管委会成员，为中国同步研发创造了关键条件，是实现全球同步研发、注册与审评的重要基础。我国创新药核心临床试验开展数量在2017年超越日本，在2019年超越欧洲，成为仅次于美国的第二大市场[8]。2021年，同类首创（First-in-class，FIC）药品开展临床研究项目数量达到42个（见图1）。中国创新药上市申请审评时间（递交申请到获批上市时间）由2012~2016年期间平均557天降低到2017~2022年期间平均140天（见图2）[8]。国产创新药在2017年后迎来爆发式增长，每年有超过两位数的创新药上市，2021年达到了38个（见图3）[8]。

自2014年开始实施《创新医疗器械特别审批程序》[9]以来，我国共批准注册创新医疗器械189件[10]。2018年，为贯彻落实中共中央办公厅、国务院办公厅《关于深化审评审批制度改革鼓励药品医疗器械创新的意见》（厅字〔2017〕42号），鼓励医疗器械研发创新，促进医疗器械新技术的推广和应用，推动医疗器械产业高质量发展，国家药品监督管理局组织修订了《创新医疗器械特别审查程序》。注册数量快速增加。2022年，55项创新医疗器械获得注册审批（见图4）[11]。

在加速药品审评审批的同时，国家药品监督管理局出台多项政策，不断提升药品创新的质量。2021年，在国家药品监督管理局的部署下，药品审

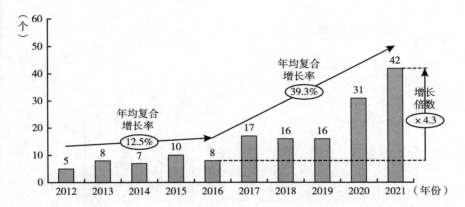

图1 2012~2021年首次申请/开展临床的中国FIC药品项目数量

注：数据统计截至2022年6月14日FIC的定义是指相同作用机制药品中首个上市的药品，或者在研药品中进度处于全球领先/同步的药品。

资料来源：医药魔方PharmaGo数据库。

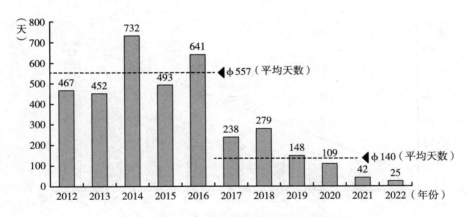

图2 2012~2022年创新药上市申请审评时间

资料来源：医药魔方PharmaGo数据库。

评中心组织制定了《以临床价值为导向的抗肿瘤药物临床研发指导原则》，落实了以临床价值为导向、以患者为核心的研发理念，促进抗肿瘤药物的有序开发[12]。随着《中华人民共和国药品管理法》（2019年修订版）的发布实施，药品上市许可持有人（MAH）制度正式以法律的形式在中国建立。

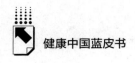

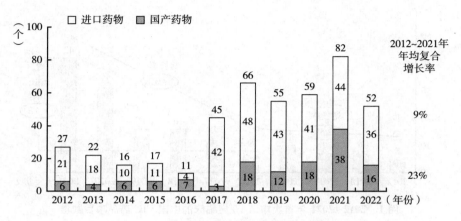

图3　2012~2021年中国上市新药数

注：中国上市新药主要是指国家药品监督管理局（NMPA）首次批准在中国上市的药品，包括新分子实体（以及包含有新分子实体的复方）、生物药、中药和疫苗。

资料来源：医药魔方 PharmaGo 数据库。

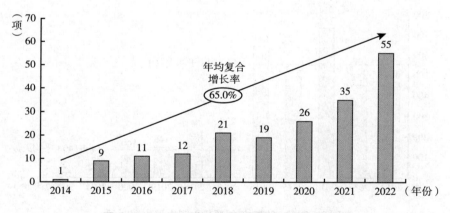

图4　2014~2022年创新医疗器械注册审批数量

资料来源：国家药品监督管理局数据库。

中国现行上市许可持有人制度中对于许可持有人的资质要求、与生产的关系、与销售的关系，以及上市许可持有人属于境外企业的情况做出明确要求。MAH 制度下生产许可和上市许可实现分离，可更好地激发市场资源配置的主动性和灵活性，鼓励创新。在医疗器械方面，监管体系改革不断深化，加快了医疗器械监管法规体系建设。国家药品监督管理局配合司法部积极推动《医疗器械监督管理条例》修订，同步开展与该条例配套的有关规章的规范性修订工作。联合国家卫健委印发的《定制式医疗器械监督管理规定（试行）》，以满足临床罕见个性化需求。出台了《医疗器械生产质量管理规范附录独立软件》，明确软件质量管理体系要求。发布了《医疗器械附条件审批上市指导原则》等 57 项指导原则，强化了对医疗器械研发的指导。此外，国家进一步健全医疗器械标准体系，启动了医疗器械唯一标识系统，推进医疗器械分类界定[13]。

（二）医疗卫生保障

近几年，国家通过医保支付方式改革，动态调整国家医保药品目录，让更多更好的药品能够尽早上市、尽早纳入医保支付范围、尽早让患者获益。2017~2022 年，有 398 个创新药物获批上市不久甚至获批就经过谈判纳入医保。2021~2022 年两年期间，80%以上的创新药自上市后 2 年以内经谈判进入国家医保报销目录，而 2017 年这个数字仅为 2.8%（见图 5）[8]。

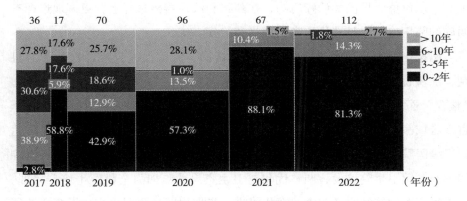

图 5　医保谈判新增药品自上市到经谈判进医保的时间分布

资料来源：医药魔方 PharmaGo 数据库。

在医疗器械方面，2022 年，国家卫健委发布《关于印发使用阶段性财政贴息贷款购置设备相关建议和参考资料的通知》，进一步明确使用财政贴

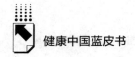
息贷款更新改造医疗设备在医院端落地实施的政策[15]。2022 年 8 月，国家医保局发布了《国家医疗保障局对十三届全国人大五次会议第 8013 号建议的答复》，指导各地及时将符合条件的创新医用耗材按程序纳入医保支付范围[14]。

（三）医疗卫生服务

在我国整个医疗服务体系中，公立医院是主体。2021 年，公立医院床位数占全国医院床位数的 70.2%，诊疗人次占医院总诊疗人次的 84.2%[16]。为推动公立医院高质量发展、更好满足人民日益增长的医疗卫生服务需求，《国务院办公厅关于推动公立医院高质量发展的意见》（国办发〔2021〕18号）提出以建立健全现代医院管理制度为目标，加快优质医疗资源扩容和区域均衡布局，为更好提供优质高效医疗卫生服务、防范化解重大疫情和突发公共卫生风险、建设健康中国提供有力支撑[17]。公立医院发展方式从规模扩张向提质增效转变，运行模式从粗放管理向精细化管理转变，资源配置从注重物质要素转向更加注重人才技术要素。这些变革推动了医院以患者为中心、以价值为导向的诊疗行为，在药物和医疗器械选择上，更多地选择有明确的临床价值，且性价比高的药物和治疗方式。

国家正在构建有序的就医和诊疗新格局，完善促进分级诊疗的体制机制，加快优质医疗资源扩容和区域均衡布局，更加关注"体系"建设和"整合"医疗。在"十四五"期间，建立 50 个国家区域医疗中心、120 个省级区域医疗中心，每个地级市都有三级甲等医院，至少 1000 家县医院达到三级医院医疗服务能力水平[17]。对于基层医疗卫生机构，加强社区医院和中心乡镇卫生院建设，调整优化村卫生室设置，加强全科医生培养培训，完善家庭医生签约服务。这些变化将进一步加快医疗资源扩容，提高资源利用和分配效率。高质量的科研及科研转化中心、临床研究中心数量将进一步增加，基层医疗机构的诊疗能力和患者管理能力得到进一步改善，这也有助于创新药物和高端医疗器械的临床使用。

2018 年 4 月，国务院办公厅印发《关于促进"互联网+医疗健康"发展的意见》[18]。随后在 2019~2022 年，国家出台了多项政策，推进新一代信息技术在医药卫生领域的应用，促进医药卫生管理和服务模式的重塑。医疗信息集成化等需求提升，使医疗器械的数字化迎来了更快的发展。

二 国内创新药市场现状及经典案例

（一）国内创新药市场现状

在中国已经实现商业化的制药企业中，有 186 家研发、生产和销售创新制药企业（包括生物制药公司）[19]。我们从创新产品国内外获批和医保准入情况[8]、产品/技术转让情况、研发投入[20]、管线药物数量[21]和正在开展的注册临床试验数量[22]五个维度进行了分析。已经上市（可以获得公开信息，并且从另一个侧面证明公司获得了资本市场的认可）且创新药品的销量排名靠前的创新制药企业中，恒瑞医药、先声药业、百济神州、通化东宝、贝达药业、四环医药、信达生物等本土制药企业的创新药品获得了市场的认可。其中，百济神州的创新产品在国内外获批数量〔3 个国内 1 类新药和 6 个美国食品药品监督管理局（FDA）、6 个欧洲药品管理局（EMA）、4 个日本药品和医疗器械管理局（PMDA）获批产品〕、产品/技术转让案例和金额（7 个技术/产品转让，69 亿美元交易金额）、研发投入（2022 年研发投入 1.1 亿美元）等方面表现突出。同时，百济神州是唯一一家在美国纳斯达克、港交所和上交所三地上市的创新药企，我们可以获得充足的信息，因此作为案例进行深入分析。

（二）经典案例——百济神州

百济神州成立于 2010 年，专注于开发和商业化创新可负担的抗肿瘤药物。在过去的十几年中，快速发展为一家全方位一体化的全球性生物科技公司，为患者提供具有影响力、可及且可负担的创新药物[23-24]。

百济神州建立了全球规模最大、最具效率和成本优势的肿瘤研究团队之

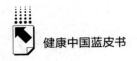

一，拥有超过 1100 名科研人员。取得的商业化上市批准、临床数据集合作项目均证明了其实力，其中合作项目为百济神州带来了 14 亿美元的合作付款[24]。

百济神州目前有 3 款自主研发并获批的上市药物，包括百悦泽（泽布替尼，一款用于治疗多种血液肿瘤的 BTK 小分子抑制剂）、百泽安（替雷利珠单抗，一款用于治疗多种实体瘤及血液肿瘤的抗 PD-1 抗体免疫疗法）和百汇泽（帕米帕利，一款具有选择性的 PARP1 和 PARP2 小分子抑制剂）[24]。百悦泽是中国本土研发的抗癌药物，首次获得 FDA 批准，堪称"零的突破"，已在全球超过 65 个国家和地区获批上市。在医保准入方面，这三款药物均在上市后 1 年内进入国家医保目录[24]。

百济神州设计的研究项目均具备差异化的生物学假设和同类首创的作用机制。以核心产品百悦泽为例，其广泛的临床项目包括在 29 个市场进行 35+项试验，入组超过 5000 例患者。与伊布替尼头对头对比开展的 ALPINE 终期试验数据显示，泽布替尼是首个且唯一一个在无进展生存期（PFS）和总缓解率（ORR）方面的有效性均优于伊布替尼的 BTK 抑制剂，该试验数据也入选了 2022 年末美国血液学会（ASH）年会的最新突破板块，同时获《新英格兰医学杂志》刊发。另一款核心产品百泽安® 是全球首个经过 Fc 段改造的 PD-1 药物，可减少 T 细胞消耗，潜在抗肿瘤效果更好[23-24]。

百济神州的产品管线中包括具备同类最佳（Best-in-class）或同类首创（First-in-class）潜力的差异化创新药物，包括 BCL-2 抑制剂 Sonrotoclax、潜在首个 HPK1 抑制剂 BGB-15025、靶向 TIGIT 人源化单克隆抗体欧司珀利单抗、在早期数据中显示出潜力的靶向 BTK 蛋白降解（CDAC）药物 BGB-16673，以及针对 OX40、LAG-3、TIM-3 等靶点的多个早期管线药物（见图 6）。百济神州还投入建设了包括 CDAC 蛋白降解、双特异性抗体、三特异性抗体、ADC、CAR-NK、mRNA 等在内的技术平台。

百济神州建立了一支由 3000 名员工组成的全球化临床开发团队，可以基本不依赖第三方研究机构（CRO）开展临床研究，进而降低试验成本、加快入组速度；自有临床开发也能够让百济神州在更多地区设立临床研究中心，增加临床研究中心数量，从而提升临床试验中的患者多样性[24]。百济

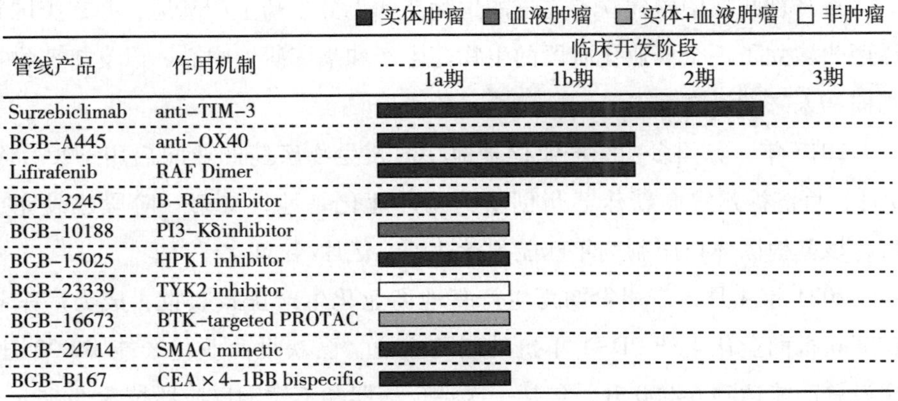

管线产品	作用机制	临床开发阶段			
		1a期	1b期	2期	3期
Surzebiclimab	anti-TIM-3				
BGB-A445	anti-OX40				
Lifirafenib	RAF Dimer				
BGB-3245	B-Rafinhibitor				
BGB-10188	PI3-Kδinhibitor				
BGB-15025	HPK1 inhibitor				
BGB-23339	TYK2 inhibitor				
BGB-16673	BTK-targeted PROTAC				
BGB-24714	SMAC mimetic				
BGB-B167	CEA×4-1BB bispecific				

■ 实体肿瘤　■ 血液肿瘤　■ 实体+血液肿瘤　□ 非肿瘤

图6　百济神州自主研发早期管线药物

神州的研发实力也受到了跨国制药企业的认可和青睐，先后与 Celgene、SpringWorks Therapeutics、Novartis 达成合作，对公司核心创新产品海外开发及商业化权利进行交易，交易金额屡创新高（见表1）[8]。

表1　百济神州产品转让情况

转让方	受让方	交易时间	交易总金额（百万美元）	交易项目
百济神州	Novartis	2021年	2895	欧司珀利单抗(Ⅲ期 TIGIT 单抗)非大中华区开发、生产与商业化权利
百济神州	Novartis	2021年	2200	替雷利珠单抗(已上市抗 PD-1 单克隆抗体)非大中华区开发与商业化权利
百济神州	Medison	2020年	0	泽布替尼(已上市抗 PD-1 单克隆抗体)以色列商业化权利
百济神州	SpringWorks Therapeutics	2019年	0	BGB3245(临床前 BRAF)亚洲以外国家和地区(包括日本)开发及商业化权利
百济神州	Celgene	2017年	1393	替雷利珠单抗(Ⅱ期 PD-1)亚洲以外国家开发与商业化权利

注：与 Celgene 和 SpringWorksTherapeutics 的交易目前已经终止。

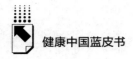

百济神州在中国建立了先进的生物药和小分子药生产基地，并在美国新泽西州建立了一个商业化阶段的生物药生产和临床研发中心，以支持药物在当前和未来的潜在需求。

2017年，苏州多功能产业化基地在苏州生物医药产业园启用。2021年6月，百济神州宣布新建苏州创新药物产业化基地，待第一阶段建设完成后，该基地固体口服制剂年产能预计达到6亿片/粒剂次[24-25]。

2021年4月，广州生物药生产基地商业化生产正式获批，成为广东省首家获批商业化生产PD-1单抗的制药企业，已获批商业化产能16000升，建设总产能达到64000升，包括一次性反应器和不锈钢反应器技术[26]。

2022年4月，位于美国新泽西州霍普韦尔的普林斯顿西部创新园区的全新生产基地和临床研发中心正式破土动工，生物制剂规划产能将达16000升。初期建设约3.7万平方米商业化阶段的生物制剂生产用地，并预留超过9.3万平方米的可开发用地，以备未来的拓展[27]。

百济神州拥有一支国际化商业化团队，规模超过3500人。2022年，百济神州产品收入为84.80亿元，上年同期产品收入为40.90亿元[28]。中国商业化团队正在积极推动3款自主研发药物及14款合作引进药物的上市销售，以进一步扩大在实体瘤和血液学领域的应用（见表2）。百悦泽和百泽安已经分别在中国取得了市场领先地位。百悦泽目前已在超过65个国际市场获批，并有其他正在审评中或计划递交的上市申请[24]。

表2　获授权许可药物及合作方

商品名	通用名	适应症	作用机制	商业授权	合作方
Xgeva	Denosumab	骨巨细胞瘤，骨相关事件	Anti-RANK ligand antibody	中国大陆	Amgen
Blincyto	Blinatumomab	复发/难治急性淋巴细胞白血病	Anti-CD19 x anti-CD3bispecific T-cell engager	中国大陆	Amgen
Kyprolis	Carfilzomib	复发/难治多发性骨髓瘤	Proteasome inhibitor	中国大陆	Amgen

续表

商品名	通用名	适应症	作用机制	商业授权	合作方
Revlimid	Ienalidomide	复发/难治成人多发性骨髓瘤、新诊断的多发性骨髓瘤、治疗过的滤泡性淋巴瘤	Anti-angiogenesis，immuno-modulation	中国大陆	Bristol Myers Squibb *
Vidaza	Azacitidine	骨髓增生异常综合征、急性髓系白血病、慢性粒单核细胞白血病	DNA hypomethylation	中国大陆	Bristol Myers Squibb *
Sylvant	Siltuximab	特发性多中心型 Castleman 病	IL-6 antagonist	大中华区	EUSA Pharma
Qarziba	Dinutuximab	高危神经细胞瘤	Anti-GD2 antibody	中国大陆	EUSA Pharma
Pobevcy	Bevacizumab	结直肠癌、肺癌、胶质母细胞瘤、卵巢癌、宫颈癌	Anti-VEGF antibody	大中华区	百奥泰
Tafinlar	Dabrafenib	黑色素瘤和 BRAF 突变非小细胞肺癌	BRAF inhibitor	中国广阔市场	Novartis
Mekinist	Trametinib	黑色素瘤和 BRAF 突变非小细胞肺癌	MEK inhibitor	中国广阔市场	Novartis
Votrient	Pazopanib	晚期肾细胞癌	VEGFR inhibitor	中国广阔市场	Novartis
Afinitor	Everolimus	晚期肾细胞癌、神经内分泌肿瘤、室管膜下巨细胞星形细胞瘤、乳腺癌	mTOR inhibitor	中国广阔市场	Novartis
Zykadia	Ceritinib	ALK 阳性非小细胞肺癌	ALK inhibitor	中国广阔市场	Novartis
BAITUOWEI	Goserelin Microspheres for Injection	雄激素去势治疗的前列腺癌	GnRH agonist	中国大陆	绿叶制药

注：* Revlimid 和 Vidaza 的授权合作将于 2023 年底终止。

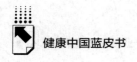

三 国内创新医疗器械市场现状及经典案例

（一）国内创新医疗器械市场现状

中国医疗器械行业在过去的 10 年中快速发展。根据国家药品监督管理局的统计，截至 2022 年，全国注册或备案的医疗器械生产企业有 32632 家（见图 7）[29]，其中 101 家是 A 股上市公司[30]。《"健康中国 2030"规划纲要》中要求医疗器械企业加速转型升级，提高具有自主知识产权的医学诊疗设备、医用材料的国际竞争力。大幅提高高端医疗设备市场国产化率，实现医药工业高速发展和向中高端迈进[1]。根据同花顺 iFinD 数据，101 家上市公司的医疗器械研发投入不断增加（见图 8）[30]。我国正在大力发展医疗健康服务贸易，推动医药企业"走出去"和国际产业合作，提高国际竞争力。近些年，进出口贸易额显著提升，达到 974 亿元（见图 9）[31]。

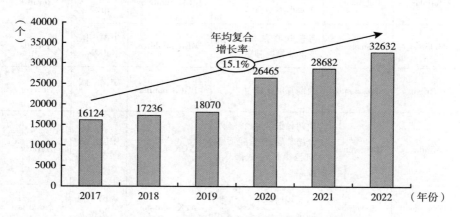

图 7 2017~2022 年我国医疗器械生产企业数量统计

资料来源：国家药品监督管理局：《药品监督管理统计年度数据》，2015~2022 年。

医疗器械行业是一个知识密集且学科交叉的行业，企业数量大，品类繁多，市场上并没有一个统一的数据源能够进行分析。为筛选出有代表性的医

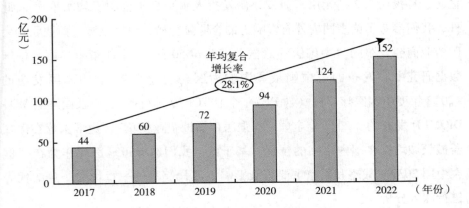

图8 2017～2022年上市公司的医疗器械研发投入情况

资料来源：同花顺 iFinD 数据库。

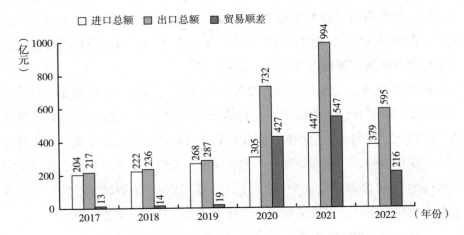

图9 2017～2022年我国医疗器械进出口贸易情况

资料来源：中国医保商会相关资料。

疗器械企业，我们对上市的101家医疗器械生产企业进行了分析，2022年营业收入排名前5的分别是迈瑞医疗、九安医疗、迪安诊断、达安基因和万泰生物，研发投入前5名的分别是迈瑞医疗、乐普医疗、万泰生物、达安基因和迪安诊断[30]。其中，排名双第一的迈瑞医疗2022年营业收入达到303

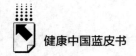

亿元，且投入 3.2 亿元用于研发，研发投入水平高于全国平均水平[30]。此外，我们参考了诸多国内外有影响力的企业排行榜，包括全国工商业联合会医药业商会发布的"中国医疗器械上市公司 50 强"、中国董事局网与中国数据研究中心发布的"中国最具影响力医药企业百强"、内米网发布的"2022 年度中国医疗器械（含 IVD）企业 TOP20 排行榜"，以及国际上 MD+DIQMED 发布的"2022 年全球 100 强医疗器械企业榜单"，迈瑞医疗在医疗器械领域均排在国内第一的位置。基于此，我们选择迈瑞医疗作为在"健康中国 2030"战略和国家重要政策影响下成长起来的一批优秀企业的代表进行深入分析。

（二）经典案例——迈瑞医疗

迈瑞医疗主要产品覆盖三大领域——生命信息与支持、体外诊断以及医学影像，拥有国内同行业中最全的产品线，以安全、高效、易用的"一站式"产品和 IT 解决方案满足临床需求。历经多年的发展，迈瑞医疗已经成为全球领先的医疗器械以及解决方案供应商[32]。

截至 2022 年，迈瑞医疗产品覆盖中国近 11 万家医疗机构和 99%以上的三甲医院。据统计，生命信息与支持领域的大部分子产品如监护仪、呼吸机、除颤仪、麻醉机、输注泵、灯床塔和体外诊断领域的血球业务等市场占有率均是国内第一。国际市场上，在北美洲、欧洲、亚洲、非洲、拉丁美洲等地区的约 40 个国家设有 51 家境外子公司，国际收入突破 110 亿元。全球设有十大研发中心，形成了庞大的全球化研发、营销及服务网络[32]。

1.研发模式和创新体系

迈瑞医疗采取自主研发模式，十大研发中心共有 3927 名研发工程师。2022 年，迈瑞医疗研发投入 319097.30 万元，同比增长 17.06%。截至 2022 年 12 月 31 日，迈瑞医疗共计申请专利 8670 件，其中发明专利 6193 件；共计授权专利 3976 件，其中发明专利授权 1847 件[32]。

迈瑞医疗构建了国际领先的医疗产品创新体系（Medical Product Innovation，MPI）。通过医疗产品创新体系（MPI）的建设以及产品平台建设流程和产品生命周期管理电子平台系统（PLM）的落实，系统而规范地保证了源源不断的创新动力。同时，迈瑞医疗还将全球 100 多个国家的产品注册工作纳入 MPI 中，打造创新高效的国际注册全生命周期管理平台。MPI、PLM 等研发创新体系平台的搭建，使产品在满足临床需求的基础上，保证符合质量以及法规要求，能有效缩短审批时间，提升上市速度和效率[32]。

产学研合作是迈瑞医疗技术创新的重要形式。2020 年，由中国科学院深圳先进技术研究院、深圳迈瑞生物医疗电子股份有限公司等单位联合牵头组建成立的广东省高性能医疗器械创新中心，获工信部批复同意，升级为国家高性能医疗器械创新中心。2021 年，迈瑞医疗与大连理工大学团队共同研发的"血液细胞荧光成像染料的创制及应用"项目获得 2020 年度国家技术发明二等奖[32]。

2. 生态打造

迈瑞医疗不仅进行产品的底层技术开发创新和融合创新，还在优势疾病领域积极打造生态系统，开创了"瑞智联""瑞影云++""瑞智检"，合称"三瑞"生态 IT 解决方案，服务于医院日益凸显的信息化建设需求，助力医院构建智慧诊疗生态系统[32]。

3. 智能制造与供应链打造

迈瑞医疗产品的生产主要集中在深圳和南京的生产基地进行，目前拥有超过 30 万平方米的生产基地。生产体系通过美国 FDA、欧洲 CE 等认证[32]。

供应链是迈瑞医疗提供产品和服务的重要基础，迈瑞医疗已实现在供应链系统引入医疗产品创新流程。通过全生命周期的管理和电子平台，全面提升研发效率，实现研发和制造联动。制造基地通过智能化管控，让每个环节的管理可视化、标准化、可溯源[32]。

目前，在部分原材料领域，迈瑞医疗已经实现自主研发生产。迈瑞医疗正在与上游供应链合作，共同为国产医疗器械供应链的安全发展努力，帮助国产医疗器械供应链实现自主可控[32]。

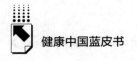

4. 政策响应

迈瑞医疗积极响应国家带量采购政策，陆续参加了多个体外诊断和骨科领域的带量采购项目。作为医疗器械产品解决方案和 IT 生态方案供应商，迈瑞医疗深刻洞察医疗机构在公立医院高质量发展和按疾病诊断分组（DRG）/病种分值（DIP）支付方式改革政策执行过程中面临的挑战和需求，通过定制化产品和 IT 解决方案、"一站式"采购、资源协同的方式，助力医疗机构开源节流、提高运营效率、服务质量和可持续发展[32]。

5. 全球化

目前，迈瑞医疗在北美洲、欧洲、亚洲、非洲、拉丁美洲等地区设立了51 家境外子公司和 4 大海外研发中心，建立了覆盖全球的研发、营销及服务网络，国际业务收入突破 110 亿元。2022 年，国际高端空白客户的突破仍在继续，迈瑞在国际市场上树立的全球领先的医疗器械以及解决方案供应商形象愈加坚实。这一形象，也深深地印刻在中国智造出海的新名片上[32]。

四　中国健康产业面临的挑战与政策建议

健康事业是以人民健康需要（Need）为导向，强调公平性和可及性。发展目标是到 2035 年，形成与基本实现社会主义现代化相适应，体系完整、分工明确、功能互补、连续协同、运行高效、富有韧性的整合型医疗卫生服务体系，医疗卫生服务公平性、可及性和优质服务供给能力明显增强，促进人民群众健康水平显著提升。而健康产业是以需求（Demand）为导向，强调质量与效率。

目前深化医疗改革更多是存量改革，加强健康产业尤其是医药产业的发展，有助于促进增量的改革，将整个市场做大，解决瓶颈问题。习近平总书记强调发展是第一要务，人才是第一资源，创新是第一动力。在健康产业中，创新能力是重中之重，"坚持创新驱动发展"将成为中国未来的核心战略。我国医药产业发展迅速，创新生态系统初步形成，医药创新产业蓬勃发展并与全球创新产业链不断融合。

虽然健康产业近些年来被频繁提及，但是目前其范畴和研究范式仍待完善，且没有统一的行政部门管理。中国正处于从医药制造大国向医药创新强国迈进的重要历史节点，需要医疗卫生体系的四个子系统（医疗卫生监管、医疗卫生保障、医疗卫生服务和医疗卫生资源提供）协同发展，通过更深层次改革、更高水平开放及国际合作实现更高质量发展，以医药创新强国的姿态，推进人类健康共同体的建立。

（一）医疗卫生监管

1.完善监管审批制度

截至 2022 年底，国际人用药品注册技术协调会（ICH）63 个指导原则已实施 55 个[33]。稳步推进 ICH 技术指南在中国实施和转化的同时，积极参加国际规范和标准的研究制定极为重要。需要监管部门、企业和研究机构建立有效的沟通交流机制和及时的诉求反馈机制，通力配合，在药物全球研发过程的早期临床试验阶段就将中国纳入，通过临床研究各阶段的同步进行，实现创新药在中国的同步注册上市。

进一步优化注册监管流程和要求，提高遗传资源申请要求的合理性并提升流程效率。扫清跨境上市许可持有人制度（MAH）在落实的行政路径上存在的障碍，加快境外检查员队伍建设，在跨境 MAH 实施的同时，保证监管到位。这对于国内创新药企全球化布局管线尤为重要。

2.上市后再评价和监测

加强药品和医疗器械上市后再评价和药物警戒工作，提升监管体系的能力。鼓励开展上市后四期临床以及真实世界数据研究，以增强对创新药物和医疗器械安全性和有效性的把控，并加强临床应用指导。

3.加强知识产权保护

建立和完善药品和医疗器械知识产权保护法律体系，确保专利及试验数据在各部门、各环节得到切实的保护。明确新药和创新医疗器械（如数字疗法）的定义，使其在临床试验、上市许可及使用条件上与仿制药和常规医疗器械有显著区分。

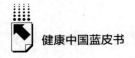
（二）医疗卫生保障

1. 完善基本医保药品目录机制

国家基本医疗保险在过去几年中取得诸多成就，在整个国家医疗保障体系中有清晰的地位，在确保覆盖的同时，不断提高医保的质量。未来在以下几个方面改进，可以更好地促进健康产业的发展。一是提升统筹层次，建立国家调剂基金，稳步提升居民医保筹资水平，加大门诊保障力度。二是进一步提升价格测算和医保支付标准制定框架、方法的科学性与透明性，加大药物创新性在评估中的权重。三是探索风险共担的创新支付方式。四是针对肿瘤药物、罕见病用药，探索建立基金等保障机制。

2. 发挥商业保险的重要作用

作为多层次医疗保障体系的重要组成部分，商业健康险在我国仍处于初级发展阶段。2020年2月25日，中共中央、国务院印发《关于深化医疗保障制度改革的意见》，提出要坚持以人民健康为中心，发挥医保基金战略性购买作用，推进医疗保障和医药服务高质量协同发展。到2030年，全面建成以基本医疗保险为主体，医疗救助为托底，补充医疗保险、商业医疗保险、慈善捐赠、医疗互助共同发展的医疗保障制度体系[34]。在"十四五"期间，有效落实公立医院高质量发展、深化医保制度改革、推动健康产业创新发展等目标的实现存在诸多挑战。例如，医疗保障制度的改革（包括实行DRG/DIP等打包式付费方式改革）主要目的还是控制医疗费用，缺少对创新药品和医疗器械的支持；社会医疗保险和商业医疗保险（央企为主）虽都是政府主导，但二者之间尚没有建立起有效的协作协同机制，制约了医患双方连续性、个性化的医保和医疗服务的提供及享受；行业发展面临公众认知不足、产品同质化严重、风险与成本管控能力有待提升等问题。国家可以考虑明确社保和商保在三大功能维度（筹集资金、福利设计、支付方式）上的责任分工、协作机制以及探索保方与需方（包括投保者和患者）、供方（公立医院、企业）良性互动过程中所需要的技术创新（如信息化手段）和制度创新（如对高质量发展的"战略性购买"机制）。

3. 加大对创新药品的支付力度，激励企业持续进行研发投入

医药产业投资大、周期长、风险高。而人类攻克疾病唯有通过创新，提供突破性的预防、诊断和治疗方法。因此应给予一类创新药合理的溢价，让创新医药产业能获得合理回报，从而鼓励创新产业持续地保持高投入用于药品的研发，最终惠及中国及全球人民，这是中国成为全球医药创新高地的必要条件。此外，中国作为原创国，药品的国内价格往往被视为海外市场的价格基础，但中国医保的价格在国际上处于"洼地"，一定程度上使创新药品在海外市场失去了定价主动权，影响了本土创新药出海的定价和市场拓展。基于此，建议探索建立多方共付新机制，对中国医保支付价保密。同时，建立医保药品过低价格保护机制。对于已经在医保谈判中经过至少两次降价，或价格显著低于同疾病领域其他产品的药品，建立价格保护机制，参考国际经验，通过量价挂钩的"折扣价格"或"慈善赠药"来代替医保单一降价，在节约资金、减少患者支出的同时，也不影响药企价格体系。

（三）医疗卫生服务

1. 促进创新药物临床使用

进一步理顺新药和创新医疗器械从上市到临床使用的中间环节，增加药品和医疗器械进药审评的机会，简化创新药品进院流程，优化"一品双规"、药占比、处方金额限制等措施，拓展"双通道"和直接面向患者提供更有价值的专业服务的药房（Direct to Patient，DTP）渠道。

提升诊断水平、医生能力、患者依从性，确保患者最大限度享受医疗技术进步带来的红利，提升患者获得感。创新药行业也应继续立足于疾病领域的专业经验，助力诊疗水平的提升，并践行"以患者为中心"的价值观，为患者打造"端到端"的解决方案。

2. 提升临床研究和转化能力

完善临床研究机构网络，落实临床研究鼓励机制，加强临床研究主要相关方（包括临床研究申办方、研究机构、监管机构等）之间的相互配合，提高沟通效率，提高方案设计水平和安全性、有效性评价能力。加强药物临床

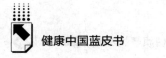

试验质量管理规范（GCP）实施全过程管理，提升风险管控能力。建立完善有效的伦理协作审查和中心审查制度。促进第三方服务机构的健康有序发展，规范合同研究组织（CRO）的管理，完善诚信体系建设，构建高水平、国际化的 CRO 集群。持续推动临床研究人才的培养和支撑方的能力提升，鼓励医院设置专职临床试验部门，培养科研方向的医生（如医生科学家）。

3. 提高医务人员薪酬待遇

中国的公立医院具有更高的复杂性。国家对公立医院的高质量发展提出了明确的目标，调整收支结构，增加医疗服务性收入，增加人员支出，限制药耗支出。但是目前都是关注存量市场，亟待出台政策提升医生合法合理收入水平。例如，医联体内对带教工作支付薪酬，研究型医院医生可以从研究费用中拿出一部分费用作为劳务费，增加非技术性的收入，等等。

（四）医疗卫生资源提供

1. 强化基础研究体系

在快速发展的同时，创新药企面临诸多挑战。例如，在研发方面，国内领先的药企相对于领头跨国药企来说研发投入相对不足[35]，研究靶点集中，基础研究相对薄弱。我国医疗器械行业仍然呈现"小而散"的局面。根据深圳市医疗器械行业协会的数据，2021 年全球医疗器械营业收入前 100 名的公司占全球整体市场的比例为 91%，而同期我国医疗器械营业收入前 100 名的上市公司占中国整体市场的比例为 20%[36]。另外，高端医疗器械市场仍被外资医疗器械占据。

医药基础研究是各国高度重视的战略前沿方向，发达国家纷纷制定生物医药或生命科学的国家战略，持续投入资金，建立研究统筹体系，加速抢占科技制高点。基础研究具有极大的开放性和不确定性，需要借助政府长期持续的科研经费支持。中国研发总体投入占 GDP 比重为 2.1%，大体上与欧盟平均水平相当，与美国 2.8% 的水平也相差不大。但是以基础研究在研发总投入中的比例来衡量，2020 年中国投入比例为 6%，同美国和欧盟国家普遍在 15% 以上的水平相比还有明显差距。另外，发达国家均已具备生物医药研究管理与统筹体系，中国缺乏统一规划的集中管理架构以保证医学研究的先进性和高效性。以美国为例，美国国立卫生研究院（NIH）每年管理近400亿美元的资金，其中80%是通过24个细分学科领域的研究所统筹资助院外研究机构，推动美国在医疗前沿的研究。法国国家健康与医学研究院（INSERM）牵手法国国家生命与健康科学联盟，通过协调研究方向、研究项目、经费资源，提高法国生命与健康科学研究的一致性、创造性、先进性[37]。

因此，在要求企业把利润更多投入基础研究的同时，呼吁国家引导布局前瞻性的研发战略方向，并投入资金，推动颠覆性的原始创新。强化科研经费统筹，引导前瞻性、战略性的研发和资金投入，给予科研人员稳定的支持（包括合理的报酬）和充分的耐心。国家和机构层面搭建转化中心和产业生态，促进科研成果转化。

2. 加快应用新兴科技

人工智能和大数据将有助于提升医药创新研发效率，覆盖靶点发现、药物筛选、医疗设备技术更新、数字疗法的设计、临床研究等多个环节。新兴技术的应用对于中国医药健康数据的完整性、合法性和质量提出了更高要求，也有待制度层面的进一步改革突破。

参考文献

［1］ 中共中央、国务院：《"健康中国 2030"规划纲要》，https：//www.gov.cn/zhengce/2016-10/25/content_ 5124174.htm，2016 年 10 月。

［2］《健康产业统计分类（2019）》（国家统计局令第 27 号），https：//www.gov.cn/gongbao/content/2019/content_ 5421550.htm。

［3］ 张毓辉、王秀峰、万泉等：《中国健康产业分类与核算体系研究》，《中国卫生经济》2017 年第 36 卷第 4 期。

［4］ 秦祖智、宗莉：《范畴与范式：健康产业研究的逻辑起点与分析框架》，《中国卫生经济》2019 年第 38 卷第 11 期。

［5］ 科技部　发展改革委　工业和信息化部　国家卫生计生委　体育总局　食品药

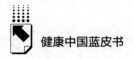
品监管总局：关于印发《"十三五"健康产业科技创新专项规划》的通知，
https：//www. most. gov. cn/xxgk/xinxifenlei/fdzdgknr/fgzc/gfxwj/gfxwj2017/201706/
t20170614_ 133528. htm，2017 年 5 月。

［6］刘远立：《什么是合理的医疗卫生体系》，《中国卫生经济》2007 年第 26 卷
第6 期。

［7］国家市场监督管理总局：《药品注册管理办法》，2020 年 7 月。

［8］医药魔方 PharmaGo 数据库。

［9］《食品药品监管总局关于印发创新医疗器械特别审批程序（试行）的通知》（食药
监械管〔2014〕13 号），国家药品监督管理局网站，https：//www. nmpa. gov. cn/
directory/web/nmpa/xxgk/fgwj/gzwj/gzwjylqx/20140207154501788. html。

［10］国家药品监督管理局数据库。

［11］《国家药监局关于发布创新医疗器械特别审查程序的公告》（2018 年第 83
号），国家药品监督管理局网站，https：//www. nmpa. gov. cn/ylqx/ylqxggtg/
ylqxqtgg/20181105160001106. html。

［12］《以临床价值为导向的抗肿瘤药物临床研发指导原则》（2021 年第 46 号），国
家药品监督管理局药品审评中心网站，https：//www. cde. org. cn/main/news/
viewInfoCommon/ef7bfde96c769308ad080bb7ab2f538e。

［13］《中国医疗器械行业发展报告》，社会科学文献出版社，2020。

［14］国家医疗保障局：《国家医疗保障局对十三届全国人大五次会议第 8013 号建
议的答复》，http：//www. nhsa. gov. cn/art/2022/8/24/art_ 110_ 8885. html，
2022 年 8 月。

［15］国家卫健委：《关于印发使用阶段性财政贴息贷款购置设备相关建议和参考资
料的通知》，http：//zw. china. com. cn/2022－10/18/content_ 78471879. html，
2022 年 9 月。

［16］国家卫生健康委：《2021 中国卫生健康统计年鉴》，http：//www. nhc. gov. cn/
mohwsbwstjxxzx/tjtjnj/202305/304a301bfdb444afbf94b1a6c7f83bca. shtml，2023 年 5 月。

［17］国务院办公厅：《国务院办公厅关于推动公立医院高质量发展的意见》（国办发
〔2021〕18 号），http：//www. gov. cn/zhengce/content/2021－06/04/content_
5615473. htm，2021 年 6 月。

［18］国务院办公厅：《关于促进"互联网+医疗健康"发展的意见》（国办发
〔2018〕26 号），中华人民共和国中央人民政府网站，https：//www. gov. cn/
zhengce/content/2018-04/28/content_ 5286645. htm。

［19］MIDAS 数据库，数据截至 2022 年 6 月。

［20］东方财富 Choice 数据库。

［21］CDE，中国申报药品库。

［22］CDE，中国临床试验数据库。

［23］百济神州 2023 年度 NASDAQ 财报。

［24］百济神州 2023 年度港交所财报。

［25］苏州工业园区管理委员会：《全球布局再提速 百济神州在园区新建创新药物产业化基地》，http：//www.sipac.gov.cn/szghjswyh/gzdt/202106/60cb4d10722442329a09ac092c18c39c.shtml，2021 年 6 月。

［26］《百济神州广州生物药生产基地获批商业化生产》，https：//gd.chinadaily.com.cn/a/202104/09/WS606ff757a3101e7ce9748619.html，2021 年 4 月。

［27］美通社：《百济神州在美国新泽西州的全新生产基地和临床研发中心破土动工》，https：//www.prnasia.com/story/359851-1.shtml，2022 年 4 月。

［28］百济神州 2022 年度上交所财报。

［29］国家药品监督管理局：《药品监督管理统计年度数据》，2015～2022 年。

［30］同花顺 iFinD 数据库。

［31］中国医保商会相关资料。

［32］迈瑞医疗 2022 年度深交所财报。

［33］中国医药创新促进会：《ICH 五周年：中国药品监管与开发的国际化之路》，http：//www.phirda.com/artilce_28044.html？cId=1，2022 年 6 月。

［34］中共中央、国务院：《关于深化医疗保障制度改革的意见》，http：//www.gov.cn/zhengce/2020-03/05/content_5487407.htm，2020 年 2 月。

［35］MichaelChristel，"2022PharmExecutive50"，Pharmaceutical Executive 42，2022：20-25。

［36］深圳市医疗器械行业协会相关数据。

［37］RDPAC：《构建中国医药创新生态系统》，2021 年 6 月。

Abstract

Healthy China Construction (HCC) is a crucial national strategy in the new era. The release of the Outline of the Healthy China 2030 Plan in October 2016 provided a grand blueprint and action plan for advancing HCC. In October 2022, the General Secretary Xi Jinping emphasized in the Report to the 20th National Congress of the Communist Party of China (CPC) the importance of "Advancing the Healthy China Initiative", underscoring that "We must give strategic priority to ensuring the people's health and improve policies on promoting public health." The report also stated that "To build a modern socialist country in all respects, we must, first and foremost, pursue high-quality development." The year 2023 marks the beginning of the comprehensive implementation of the spirit of the 20th National Congress of the CPC and is a crucial year for the implementation of the 14th Five-Year Plan. In this context, the research team has invited relevant experts and scholars to compose the "Blue Book of Healthy China" 2023 Annual Report, titled "Annual Report on Healthy China Construction (2023)." This report is a phased achievement of the Chinese Academy of Medical Sciences (CAMS) Innovation Fund for Medical Sciences—A Strategic Study on Healthy China Development and Health System Reform (2021-I2M-1-046).

This report focuses on the "High-Quality Development of the Health System" and reviews the implementation of Healthy China Strategy from the perspective of health system Science. The report is divided into five main sections: general report, health services reports, support and guarantee reports, proactive health reports, and health industry reports.

General report, from the perspective of health system, elucidates the profound understanding and effective implementation of the construction of Healthy China through the improvement and synergy of the three major subsystems: medical care, medical insurance, and proactively enhancing health. Health services reports, summarizes the high-quality development of public hospitals in China, governance reform of the public health system, the practice of buliding an efficient primary health care system in Xiamen, the establishment of a smart multi-point triggering warning system for infectious diseases in Guangdong, and the high-quality development path of the three major specialties (maternal and child health, mental health, and elderly health) services, and then analyzes the challenges faced in the new era and presents future prospects. Support and guarantee reports, explores the high-quality development path of multi-level medical security system from the perspectives of the development of China's medical insurance system, reform and practice in the system of medical insurance payouts, the development status of long-term care insurance and commercial health insurance in China. It also introduces the strategies for reforming the compensation system in public hospitals in Sanming, Fujian Province, and discusses the challenges and opportunities in building China's medical and technological support system. Proactive health reports, summarizes the current status of China's efforts in constructing a healthy environment and healthy county areas. It introduces the practical experience of healthy city initiatives in Yangzhou, Jiangsu Province, analyzes the trends of residents' health literacy in China, reviews the current development of the integration of sports and medicine in China, and provides future prospects. Health industry reports, firstly emphasizes the importance and optional approaches to promoting high-quality development of the health industry in China from a policy perspective. It then examines the current development, challenges, and opportunities in China's pharmaceutical industry and traditional Chinese medicine industry, and focuses on the establishment of an innovative ecosystem in China's health industry.

This book is based on a summary of the 13th Five-Year Plan, review the development of HCC and put forward the keys to HCC's success are both functional strengthening of three major systems (healthcare provision, healthcare financing, and proactive health promotion) and better coordination among them. This book provides decision-making foundations and references for promoting the

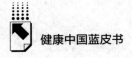

健康中国蓝皮书

comprehensive and high-quality development of HCC during the 14th Five-Year Plan period (2021-2025) and beyond.

Keywords: Healthy China Construction; High-Quality Development; Health System

Contents

I General Report

Abstract: Thanks to health's multi-dimensional definition and determinants, Healthy China Construction is bound to be a complex undertaking. We first reviewed definition of health and major factors affecting health. Then we reviewed the major national and international background for both formation and implementation of Healthy China Construction from 2016 to 2023. An introduction to health system research framework is provided for understanding the major approaches to achieving HCC goals defined and enumerated by China's 14th Five-Year Plan. From health system's point of view, the keys to HCC's success are both functional strengthening of three major systems (healthcare provision, healthcare financing, and proactive health promotion) and better coordination among them.

Keywords: Healthy China Construction; Health System Science; Proactive Health

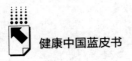

II Health Services Reports

B.2 Evaluation System and Plan of Building World-Class Hospital

Liu Tingfang / 027

Abstract: With the rapid development of China's socio-economic status, the level of domestic medical has made great progress. However, despite notable progress in the establishment of high-level hospitals domestically, there still exists a significant disparity when compared to top-tier international hospitals. To comprehensively implement the spirit of President Xi Jinping's directive in promoting the establishment of a global community of health for all, it is imperative to conduct extensive scientific research on the creation of world-class hospitals within public healthcare institutions. This research should fully leverage the international prominence and influence of China's medical achievements to facilitate the high-quality development of public hospitals. The construction of world-class hospitals necessitates an understanding of the key practices and experiences employed by top-ranked institutions worldwide, encompassing areas such as management and operation, medical education and research collaboration, healthcare quality and safety, industrial focus, and influences. This entails analyzing and comparing existing international and domestic rating systems and evaluation criteria for high-level hospitals, with the aim of formulating standards specific to the creation of world-class hospitals in China. Moreover, it involves proposing an overall approach, model paths, and policy support for cultivating and constructing world-class hospitals in China, while also providing research assistance in advancing the development of national medical centers and fostering the establishment of several globally influential world-class hospitals in the field of medicine.

Keywords: Health System; World-Class Hospital; Hospital Evaluation System

Contents ⌐⟩

B.3 Xiamen Practice of Building High-Quality and Efficient

Primary Health Care System *Yao Guanhua* / 041

Abstract: According to the guidelines of the Healthy China strategy, the Xiamen government has implemented a series of actions to develop a high-quality and efficient Primary Health Care (PHC) system to meet the healthcare needs of the residents. These actions include: (1) enhancing collaboration among government departments and promoting the integration of disease prevention and treatment in the refined management of chronic diseases; (2) continuously improving the quality of PHC services and the proficiency of physicians in PHC; and (3) establishing city-based medical alliances to integrate medical resources with a tiered healthcare delivery system that shares healthcare information. These measures contribute to the establishment of a "neighbor-healthcare" model that ensures convenient, comfortable, and accessible healthcare for the residents, ultimately positioning Xiamen as one of the leading cities in terms of healthcare quality in China.

Keywords: Primary Health Care; Integration of Prevention and Treatment; Xiamen

B.4 Reform of the Public Health Governance System Taking a

People-Centered Approach *Cai Yuanqing, Hu Yinglian* / 053

Abstract: Since the promulgation of the Outline of the Healthy China 2030 Plan, China's public health service supply has been increasing in scale and improving in level. Based on discussing the connotation of people-centered public health governance, this paper profoundly analyzes the remarkable achievements made by China's public health undertakings in terms of public health governance structure and governance capacity and the challenges faced by China's public health governance reform in the new development stage and puts forward the following

385

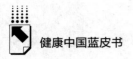

suggestions: In terms of governance structure, build a high-quality and efficient integrated public health governance system; In terms of governance capacity, strengthen the construction of public health personnel, optimize the public health input structure, enhance the governance capacity of the public health system with digital intelligence, and continue to promote the reform of the public health governance system centered on people's health.

Keywords: Public Health Governance; Healthy China; Digital Intelligence Empowerment

B.5 Establishment of Smart Multi-Point Trigger System for Diseases Surveillance and Early Warning : Practice in Guangdong

Deng Huihong, Lin Lifeng, Yan Weina,

Luo Huanjin and Zhang Mei / 065

Abstract: Guangdong Province took the initiative in establishing an intelligent multi-point trigger system for disease surveillance and early warning in China, as a decisive measure to implement President Xi Jinping's instruction that "strengthening epidemic surveillance and early warning capabilities should be a top priority for enhancing the public health system." The system has successfully transitioned from passive to active surveillance model by effectively monitoring diseases of unknown origin and abnormal health incidents. It also collects multi-channel, multi-dimensional, and multi-level data by integrating information from diverse departments and industries, enabling automated issuance of early warnings by correlating information of multiple channels. The implementation of this intelligent multi-point trigger system in Guangdong Province can serve as a model for the development of provincial and regional information systems for epidemic surveillance, early warning, and emergency response command nationwide.

Keywords: Multi-Point Trigger; Smartization; Surveillance and Early Warning; Guangdong

B . 6　High-Quality Development of China's Maternal and Child

Health Service System　　*Ma Jing*, *Pei Chenyang and Qiu Jie* / 074

Abstract: The Chinese government has maintained a longstanding commitment to the health of women and children, consistently designating it as a paramount area within governmental operations. Since the inception of the People's Republic of China, significant strides have been made in the realm of maternal and child health. This progress has been marked by a gradual refinement of pertinent legal and regulatory frameworks, continuous reinforcement of the service system, deepening of service provisions, innovative alterations in management paradigms, and the equalization of maternal and child health service. Particularly noteworthy are the substantial accomplishments in reducing maternal and neonatal mortality rates, garnering global acclaim. This report provides an overview of the current status of China's maternal and child health service system, conducts an analysis of prominent issues and challenges confronting the development of maternal and child health. Emphasis is placed on the imperative to enhance service equity and accessibility, refine funding mechanisms, and address challenges arising from the comparatively deficient state of information technology construction and utilization. China aims to intensify top-tier strategic planning, sustain the BALANCED development of maternal and child health services, fortify a stable and sustainable funding mechanism for maternal and child health, elevate the level of information-based management, and propel harmonized development and implementation of various measures. This endeavor seeks to advance the maternal and child health service system into a phase of high-quality development during the 14th Five−Year Plan period and beyond.

Keywords: Maternal and Child Health; Equalization OF Maternal and Child Health Service; High−Quality Development

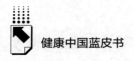

B.7   High-Quality Development of China's Mental Health Service

System   *Jiang Feng* / 092

Abstract: This study systematically reviewed the development process of China's mental health service system and analyzed the core principles of high-quality development in the new era. These principles encompass proactive health orientation, innovative development, and coordinated coexistence. Additionally, suggested development paths were also proposed, including cultivating a perception of proactive health, reshaping the value orientation of the mental health service system, optimizing resource allocation, promoting the coordinated development, innovating diversified service models, and creating an ecological environment for the mental health service.

Keywords: Mental Health; Proactive Health; High-Quality Development

B.8   High-Quality Development of China's Health Service

System for Older People

Hu Linlin, Jia Liuliu and Li Yiling / 103

Abstract: In order to cope with the challenge of rapid aging, China has been actively promoting the construction of an elderly healthcare system with the goal of "healthy aging". This paper provides an overview of the evolution of China's elderly health care system, assesses the current status, identifies key shortcomings, and offers recommendations for promoting the high-quality development of the elderly health care system. The study reveals that China's elderly healthcare system has undergone a systematic and standardized transformation through four developmental stages. However, it still faces issues such as inadequate service capacity, structural imbalance, insufficient integration and continuity, etc. In the future, the system should adopt a people-centered approach and address its deficiencies and weaknesses to ensure comprehensive, continuous, high-quality, and efficient health services for all the elderly.

Keywords: Healthy Aging; Elderly Health; Health Service; High-Quality Development

Ⅲ Support and Guarantee Reports

Abstract: The construction of medical security system should prioritize high-quality development at present and in the future. The essence of high-quality development in the construction of medical security system lies in its commitment to being "low-cost, effective, benefiting the whole people, and promoting health". The construction of China's medical security system has made certain achievements, including the establishment of a multi-level medical security system, strengthening of the top-level design of deepening reform, significant progress of basic medical insurance schemes in providing universal health coverage, prominent development of supplementary medical insurance and commercial health insurance, the initial strategic purchasing role of basic medical insurance schemes, and the great progress in promoting people's health level. However, the medical security system still faces challenges such as imbalanced development, inadequate coverage, and insufficient coordination among the three health subsystems. With the ever-evolving economic and social landscape, the medical security system needs to gradually attain high-quality development by enhancing the basic medical insurance schemes, fostering balanced development across multi-level medical security system, establishing coordination among the three health subsystems, and nurturing consensus within society.

Keywords: Medical Security System; High-Quality Development; Coordination among Three Health Systems

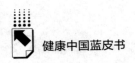

B.10　Reform of Basic Medical Insurance Payment System in China

Guo Moning, Chen Yin / 141

Abstract: The core of China's medical insurance payment system reform is the payment method, which has transitioned from fee-for-service to various complex methods such as DRG/DIP, capitation payment, and per diem payment. This shift has successfully controlled expenses, reduced insurance fund expenditures, and improved hospitalization efficiency. However, challenges still remain in implementing multi-sectoral coordination and optimizing incentive mechanisms. Under the core guiding principle of "the People－Centered healthcare", this report posits that the reform of the medical insurance payment system should gradually shift towards value-based payment. This is manifested concretely through the enhancement of inter-departmental collaboration and the promotion of a transition in medical insurance from quantity－based settlement to a progressively value-oriented approach.

Keywords: Basic Medical Insurance; Medical Insurance Payment System; Health Reform

B.11　Jinhua Exploration of Medical Insurance Payment Reform in the Post-Acute Period　　*Zhi Mengjia, Hu Linlin and Liu Yuanli* / 155

Abstract: Due to factors such as an aging population, evolving disease spectrum, economic and social development, among others, the demand for and financial burden of rehabilitation and nursing services in China are rapidly escalating. Consequently, there is an urgent need to investigate and establish an appropriate medical insurance payment method tailored to these services. Drawing from the advanced international experience of the Post-Acute Care (PAC) payment system, Jinhua City of Zhejiang Province combined with China's national conditions and built a case-mix grouping model suitable for China's post-acute rehabilitation and nursing patients based on the American Patient-Driven Payment Model (PDPM). On this basis, a new medical insurance payment reform and innovation plan for post-acute rehabilitation and nursing service was proposed. In addition, the impact of the implementation of the new medical insurance payment method on the satisfaction of patients' medical needs and the allocation efficiency of medical resources was scientifically evaluated to provide a decision-making basis and reference for the reform and innovation of the medical insurance payment system for post-acute rehabilitation and nursing service at the national level. The forward-looking exploration of Jinhua City will provide referential experience for the reform of medical insurance payment methods in other cities in China and will also offer a reference point for furthering the reform of medical insurance payment methods and enhancing the medical insurance payment framework in China.

Keywords: Medical Insurance Payment Method; Post-Acute Care; Patient Driven Payment Model; Jinhua

B.12 Development Status, Challenges and Future Direction of China's Long-Term Care Insurance System

Zhu Minglai, Shen Yupeng / 172

Abstract: The basic framework of the long-term care insurance has been established in various pilot regions in China, and the care needs of elderly people with disabilities have been met to a certain extent. In this context, this report comprehensively reviews and summarizes the current development status of China's long-term care insurance system, and has identified several remaining issues, including the need for improvement in funding mechanisms, adjustment to benefit provisions, optimization of disability assessments, refinement of administrative processes, and the need for further enhancement of the service systems. Based on this, this report proposes development related suggestions such as establishing

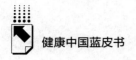
independent and multi-channel financing mechanisms, establishing dynamically adjusted treatment guarantee mechanisms, clarifying management principles and positioning, improving disability assessment and handling management mechanisms, and improving nursing guarantee and service systems.

Keywords: Long-Term Care Insurance; Nursing Needs; Population Aging

B.13 The Development Status of Commercial Health Insurance in China　　　　　*Hu Yuhan, Yu Qingyuan and Liu Yuanli* / 186

Abstract: Commercial health insurance is an important component of China's multi-tiered healthcare security system. This report analyzes the current development status of commercial health insurance by incorporating quantitative indicators such as insurance depth, insurance density, financing and compensation level. Through comparing development models of commercial health insurance in various countries and combining with China's specific national conditions, this paper outlines the complementary role of China's commercial health insurance in current situation, as well as its incremental space in launching non-standard insurance products and innovative services. Furthermore, it identifies challenges and issues that commercial health insurance will encounter in its further development, including product homogeneity, unclear boundaries with basic medical insurance, and lack of in-depth integration with the healthcare system. Finally, policy recommendations from perspectives of industry, policy and consumption are put forward to optimize commercial health insurance.

Keywords: Commercial Health Insurance; Multi-Tiered Healthcare Security System; Insurance Industry

B. 14　Reform of the Compensation System for Healthcare Workers in

　　　Public Hospitals: The Experience of Sanming City

Zhan Jifu / 207

Abstract: The design of healthcare workers' compensation system is crucial for motivating and guiding their behaviors, as it relates to the dynamic balance of fairness and efficiency in healthcare resource allocation, as well as the health benefits and economic gains for patients. In China's healthcare service system, there are currently issues such as financial reliance leading to financial pressure on public hospitals, the pursuit of revenue growth through excessive medical treatments, distorted medical pricing resulting in an irrational income structure for public hospitals, contradictory growth of healthcare workers' compensation and the improvement of people's health levels, excessive competition among healthcare institutions exacerbating the imbalance in healthcare resource allocation, and the problems of nominal difficulty and high cost in seeking medical treatment due to the imbalance in healthcare resource allocation. The compensation system reform in public hospitals implemented in Sanming City has achieved certain results by taking two major measures: eliminating pharmaceutical kickbacks as a disincentive for doctors and correcting the inverse incentive of medical performance based on excessive medical treatments. This reform has led to a win-win situation, benefiting the general public, inspiring healthcare workers, optimizing the income structure of hospitals, improving the efficiency of fund utilization, and fostering harmonious doctor-patient relationships.

Keywords: Public Hospitals; Compensation System Reform; Sanming City

B. 15　The Technological Support Strategy for

　　　Healthy China Construction

Li Qing / 223

Abstract: Scientific and technological innovation not only serves as the primary driver for achieving high-quality development in the healthcare sector but

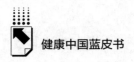
also provides substantial support for the realization of the Healthy China strategy. Over the past five years, China has made remarkable strides in scientific and technological innovation within the healthcare domain. This progress has been marked by enhancements in governance systems and policy frameworks, the reinforcement of innovation ecosystems and infrastructure, and the attainment of significant scientific and technological breakthroughs that have significantly contributed to industry development and the control of the novel coronavirus infection. In light of the imperative task of comprehensively advancing into a modern nation and realizing a healthy China, as outlined in the 14th Five-Year Plan period (2021−2025) and beyond, it is crucial for China's health science and technology innovation efforts to enhance their overall planning and top-level design further. Additionally, continued investment in fundamental healthcare research is vital, along with the effective deployment of scientific and technological innovations to improve people's lives and health. Moreover, there is a pressing need to bolster policies related to talent development, investment, scientific research integrity management, etc. Notably, the refinement of China's medical science and technology innovation system and the fortification of core research facilities are paramount. Through these measures, China can elevate its overall level of health science and technology to align with international benchmarks and effectively support the comprehensive realization of the Healthy China strategy.

Keywords: Healthy China Strategy; Health; Scientific and Technological Innovation Strategy

Ⅳ Proactive Health Reports

B.16 Progress and Challenges in Continuously Building a Healthy
Environment

Guan Tianjia, Liao Zirui, Tian Xueqing and Yang Linghe / 239

Abstract: This report focuses on the four major objectives proposed in the

Outline of the Healthy China 2030 Plan, regarding the establishment of a healthy environment. It provides an overview of the advancements made in the patriotic health campaign, the enhancement of governance concerning health-related environmental issues, the assurance of food and drug safety, as well as the enhancement of the public safety system. Additionally, it summarizes the challenges encountered by China throughout its practical endeavor to build a healthy environment. In alignment with the pursuit of a healthy China, this report puts forth suggestions to continuously reinforce and significantly improve the health and environmental literacy of residents. It also emphasizes the utilization of digital means for bolstering the monitoring and assessment of health and environmental risk, persistently exploring strategies for health and environmental management, and establishing a team of proficient professionals dedicated to health and environment.

Keywords: Healthy China; Healthy Environment; Residents' Health Literacy

B.17 Chinese Practice of Healthy County Construction in the
Context of Rural Revitalization   *You Lili* / 253

Abstract: From the dual perspectives of the rural revitalization strategy and the Healthy China strategy, the establishment of "healthy counties" emerges as an inevitable intersection of these two strategies. Grounded in health promotion theory, Health county should include a wider range of content, involving health related environment, culture, medical services, society, economy and other aspects. From the perspective of healthcare service provision alone, county-level healthcare reform is a crucial component of the construction of a healthy county-level system. By prioritizing the establishment of healthy counties, fostering the comprehensive development of health in rural areas, and cultivating a health governance model that integrates counties and rural regions, significant practical implications can be achieved in attaining rural revitalization within underdeveloped areas of China.

Keywords: Healthy County; County-level Medical Reform; Rural Revitalization

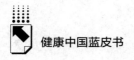

B.18　The Practice of Healthy China Construction in Yangzhou

Zhao Guoxiang / 264

Abstract：Health is an important symbol of national prosperity, as well as a shared aspiration of the people. The Yangzhou Municipal Party Committee and Government recognize the significance of public health and have made pivotal arrangements for the establishment of a healthy Yangzhou. Their pioneering efforts have led to the creation of a "Yangzhou model of a healthy China" nationwide, with a focus on fostering a conducive environment and cultivating a health-conscious lifestyle among the people. The municipality actively implements health interventions and enhances the public health emergency management system. Moreover, there is a continual drive to optimize health services, fostering the development of a high-quality and efficient integrated medical and healthcare system. Significant attention is also given to advancing health maintenance and introducing comprehensive measures to address the health concerns of both the elderly and young individuals. The municipality fervently promotes the growth of the health industry to harness new catalysts for urban development, thus augmenting the city's allure. Through sustained efforts in recent years, Yangzhou City has achieved notable progress in the realm of health and well-being. Major health indicators, including the maternal mortality rate and infant mortality rate, surpass the national and Jiangsu Province averages. The creation of the "Yangzhou model of a healthy China" not only stimulates ongoing advancements in major projects within Yangzhou but also facilitates the implementation of new health initiatives to meet the evolving healthcare needs of the population. This endeavor comprehensively aligns with the construction requirements of "Healthy China" and "Healthy Jiangsu", while showcasing the distinctive practices and characteristics of Yangzhou. Therefore, it exemplifies a replicable, influential, and promotable success story.

Keywords：Healthy City; Healthy Yangzhou; Yangzhou Sample

B.19   The Current Status of Chinese Residents' Health Literacy

Li Yinghua , Li Changning / 278

Abstract: Health literacy plays a critical role in determining the health status and serves as a comprehensive indicator of economic and social development. Enhancing the health literacy of the general population is among the most fundamental, cost-effective and efficient approaches to promote public health. Moreover, the "residents' health literacy level" has become an evaluative index of effectiveness *in the Outline of the Healthy China* 2030 *Plan* and *Healthy China Action* (*2019-2030*) . Beginning in 2012, national monitoring of residents' health literacy has been conducted annually, with 11 consecutive years of monitoring completed by the end of 2022. The monitoring results reveal a steady improvement in the health literacy level of both urban and rural residents in China, rising from 8. 80% in 2012 to 27. 78% in 2022. However, there is still significant room for improvement in health literacy, and disparities persist among urban and rural areas, regions, and different population groups. Effective strategies and measures to enhance public health literacy encompass conscientiously implementing decisions and directives issued by the Central Committee of the Communist Party of China, robustly advancing the development of Healthy China strategy, actively engaging in health promotion and education involving the collaboration of government, society and individuals, firmly integrating health into all policies, proactively establishing health-oriented communities and environments, widely disseminating health-related knowledge, executing impactful initiatives for health literacy promotion, expanding research and the assimilation of appropriate technologies, and strengthening professional system and capabilities for health education, among others.

Keywords: Health Literacy Level; Health Literacy Monitoring; Health Promotion; Health Education

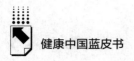
B.20   Theory, Practice and Development Path of the Integration of Sports and Medicine in China

Guo Jianjun, Guo Chuyi, Chen Zanxiong,
Shi Jiaqing and Lu Xiaoyu / 295

Abstract: The integration of sports and medicine is an important pathway for the comprehensive development of national fitness and health within the context of Healthy China 2030. Theoretically, it involves applying the scientific and technological achievements from competitive sports and the latest research findings in sports medicine to enhance national fitness and address the health needs of specific populations, including the elderly, the infirm, the disabled and pregnant, and disease management for chronic disease groups. Practically, sports resources and technologies should be introduced into the health service and disease management process to facilitate collaborative assessment, diagnosis, and intervention by experts and teams from sports and medicine. This study presents an overview of the discipline construction, practical experience, development status, and challenges associated with the integration of sports and medicine. Additionally, relevant recommendations are proposed, including increasing investment in research, tailoring exercise plans, fostering mutual collaboration between hospitals and sports venues, establishing the integrative healthcare guidance teams, and providing personalized healthcare services.

Keywords: Integration of Sports and Medicine; Healthy China; National Fitness

V   Health Industry Reports

B.21   Policy Research on Promoting High-Quality Development of the Health Industry   *Liu Dan, Wang Hao / 309*

Abstract: Promoting the high-quality development of the health industry is a crucial measure for implementing the Healthy China strategy, deepening the structural reform of the supply side, and building a modern economic system. It is imperative to fully understand the significance of high-quality development in the health industry in terms of serving people's wellbeing, driving development, fostering innovation, and promoting openness. In addition to enhancing the overall volume and quality, optimizing the layout structure, and achieving integrated and concentrated development, it is essential to emphasize the policy system that guides the high-quality development of health industry through innovation. Drawing from the core policies, exemplary experiences, and practices in the innovation and development of the health industry both domestically and internationally, it is crucial to place further emphasis on improving the new governance system of health industry, enhancing new sources of development momentum, cultivating new platforms for agglomeration, and establishing new advantages in terms of factor protection, in order to accelerate the high-quality development of the health industry.

Keywords: Health Industry; High-Quality Development; Industrial Innovation

B.22 Current Status, Challenges, and Opportunities of the Pharmaceutical Industry in China *Sun Jing, Wang Zhitao* / 328

Abstract: The reform and opening-up policies, coupled with the rapid growth of the national economy, has continuously improving the living standards of the Chinese people and significantly contributing to the rapid development of the domestic pharmaceutical industry. Over the past ten years, the Chinese pharmaceutical industry has witnessed unprecedented transformations and encountered new development opportunities due to the aging population, the deepening reforms in the pharmaceutical sector and the overall health systems, the revolutionary advancements in bio-medicines and digital medicine, and the global COVID-19 pandemic. This chapter provides an overview of the development status of the Chinese pharmaceutical industry, analyses the contradiction between

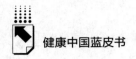

the increasing prevalence of chronic diseases, the unmet health needs and insufficient original innovation capacity of China's pharmaceutical industry against the above background; the continuously improved medicines regulatory standards and tight cost control by the health insurance which have been bringing difficulties for entering the market and pressures of market competition; and the application of modern information technology to R&D, production, distribution, use and patient health management, which also pose challenges for increasing operational efficiency of the entire medicines supply chain. On the other hand, these difficulties and challenges also bring new development growth and opportunities to the Chinese pharmaceutical industry. Seizing the opportunities offered by various pro-pharmaceutical innovation policies and the development of bio-medicine and digital medicine, enhancing the core competences, implementing strategic industrial upgrading and global layout, and acquiring the value of pharmaceutical innovation in the global market, are the development directions for the Chinese pharmaceutical industry.

Keywords: Pharmaceutical Industry; Health System Reform; Aging Population; Bio-medicine

B.23 Current Status, Challenges, and Opportunities of the

Traditional Chinese Medicine Industry in China

Wang Xiaopin / 343

Abstract: Traditional Chinese Medicine (TCM) represents a distinctive health resource and cultural treasure of the Chinese nation. As a vital component of the health industry, it plays a significant role in fostering economic development and advancing the Healthy China strategy. In recent years, particularly after the 18th National Congress of the Communist Party of China, the Party Central Committee, led by president Xi Jinping, has placed great emphasis on the inheritance, innovation, and development of TCM. The present era offers an unprecedented development environment of TCM, leading to substantial advancements in the Chinese medical industry. This article provides an overview of the current development status and prevailing challenges within China's TCM industry, while suggesting a development strategy that capitalizes on both domestic and international opportunities and challenges in the new era. The aim is to establish a foundation for promoting the high-quality development of the TCM industry in China.

Keywords: Traditional Chinese Medicine (TCM) Industry; High-Quality Development; Healthy China

B.24　Research on Innovative Development in
　　　China's Health Industry　　　　　*Ma Zhuoran, Liu Yuanli* / 355

Abstract: Strengthening technology innovation and improving the level of industrial development are two requirements for promoting the development of the health industry proposed by the Outline of the Healthy China 2030 Plan. China's health industry, with innovative drugs and medical devices as the mainstay, is in a rapid development stage. Among many outstanding domestic companies in the field of innovative drugs and medical devices, two representative companies were selected for in-depth analysis based on company size and level of innovation, combined with various data and reports. In the new era, health industry companies, supported by strong national policies, are accelerating innovation and high-quality development, improving the level of industrial development, and gaining international recognition. China is at an important historical juncture of transitioning from a major manufacturing country to an innovation powerhouse. It is necessary to achieve higher quality development through the coordinated development of the four subsystems of the health system (governance, financing, service delivery and resource generation), and to build a global community of health for all through deeper reforms, higher-level opening up, and international cooperation.

Keywords: Health Industry; Medical Technology Innovation; Health System

社会科学文献出版社

皮书

智库成果出版与传播平台

❖ 皮书定义 ❖

皮书是对中国与世界发展状况和热点问题进行年度监测，以专业的角度、专家的视野和实证研究方法，针对某一领域或区域现状与发展态势展开分析和预测，具备前沿性、原创性、实证性、连续性、时效性等特点的公开出版物，由一系列权威研究报告组成。

❖ 皮书作者 ❖

皮书系列报告作者以国内外一流研究机构、知名高校等重点智库的研究人员为主，多为相关领域一流专家学者，他们的观点代表了当下学界对中国与世界的现实和未来最高水平的解读与分析。截至 2022 年底，皮书研创机构逾千家，报告作者累计超过 10 万人。

❖ 皮书荣誉 ❖

皮书作为中国社会科学院基础理论研究与应用对策研究融合发展的代表性成果，不仅是哲学社会科学工作者服务中国特色社会主义现代化建设的重要成果，更是助力中国特色新型智库建设、构建中国特色哲学社会科学"三大体系"的重要平台。皮书系列先后被列入"十二五""十三五""十四五"时期国家重点出版物出版专项规划项目；2013~2023 年，重点皮书列入中国社会科学院国家哲学社会科学创新工程项目。

权威报告·连续出版·独家资源

皮书数据库
ANNUAL REPORT(YEARBOOK)
DATABASE

分析解读当下中国发展变迁的高端智库平台

所获荣誉

- 2020年，入选全国新闻出版深度融合发展创新案例
- 2019年，入选国家新闻出版署数字出版精品遴选推荐计划
- 2016年，入选"十三五"国家重点电子出版物出版规划骨干工程
- 2013年，荣获"中国出版政府奖·网络出版物奖"提名奖
- 连续多年荣获中国数字出版博览会"数字出版·优秀品牌"奖

皮书数据库

"社科数托邦"
微信公众号

成为用户

登录网址www.pishu.com.cn访问皮书数据库网站或下载皮书数据库APP，通过手机号码验证或邮箱验证即可成为皮书数据库用户。

用户福利

- 已注册用户购书后可免费获赠100元皮书数据库充值卡。刮开充值卡涂层获取充值密码，登录并进入"会员中心"—"在线充值"—"充值卡充值"，充值成功即可购买和查看数据库内容。
- 用户福利最终解释权归社会科学文献出版社所有。

数据库服务热线：400-008-6695
数据库服务QQ：2475522410
数据库服务邮箱：database@ssap.cn
图书销售热线：010-59367070/7028
图书服务QQ：1265056568
图书服务邮箱：duzhe@ssap.cn

社会科学文献出版社 皮书系列
SOCIAL SCIENCES ACADEMIC PRESS (CHINA)

卡号：586457252222
密码：

S 基本子库
SUB DATABASE

中国社会发展数据库（下设 12 个专题子库）

紧扣人口、政治、外交、法律、教育、医疗卫生、资源环境等 12 个社会发展领域的前沿和热点，全面整合专业著作、智库报告、学术资讯、调研数据等类型资源，帮助用户追踪中国社会发展动态、研究社会发展战略与政策、了解社会热点问题、分析社会发展趋势。

中国经济发展数据库（下设 12 专题子库）

内容涵盖宏观经济、产业经济、工业经济、农业经济、财政金融、房地产经济、城市经济、商业贸易等 12 个重点经济领域，为把握经济运行态势、洞察经济发展规律、研判经济发展趋势、进行经济调控决策提供参考和依据。

中国行业发展数据库（下设 17 个专题子库）

以中国国民经济行业分类为依据，覆盖金融业、旅游业、交通运输业、能源矿产业、制造业等 100 多个行业，跟踪分析国民经济相关行业市场运行状况和政策导向，汇集行业发展前沿资讯，为投资、从业及各种经济决策提供理论支撑和实践指导。

中国区域发展数据库（下设 4 个专题子库）

对中国特定区域内的经济、社会、文化等领域现状与发展情况进行深度分析和预测，涉及省级行政区、城市群、城市、农村等不同维度，研究层级至县及县以下行政区，为学者研究地方经济社会宏观态势、经验模式、发展案例提供支撑，为地方政府决策提供参考。

中国文化传媒数据库（下设 18 个专题子库）

内容覆盖文化产业、新闻传播、电影娱乐、文学艺术、群众文化、图书情报等 18 个重点研究领域，聚焦文化传媒领域发展前沿、热点话题、行业实践，服务用户的教学科研、文化投资、企业规划等需要。

世界经济与国际关系数据库（下设 6 个专题子库）

整合世界经济、国际政治、世界文化与科技、全球性问题、国际组织与国际法、区域研究 6 大领域研究成果，对世界经济形势、国际形势进行连续性深度分析，对年度热点问题进行专题解读，为研判全球发展趋势提供事实和数据支持。

法律声明